中国教育学会0～3岁早期教育研究课题项目

复旦卓越·全国0～3岁婴幼儿早期教育系列教材

0～3岁 婴幼儿营养与喂养

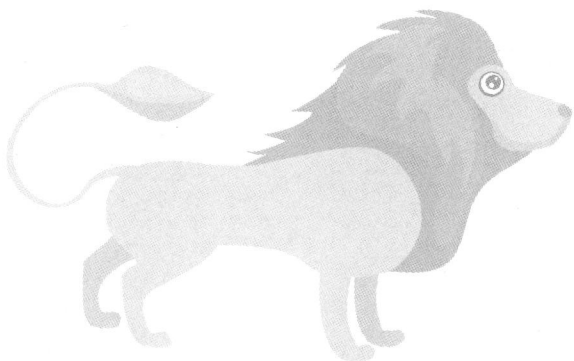

主　编　蒋一方

副主编　贺永琴　徐　燕

编　委　林钟芳　乔芳玲
　　　　史静敏　居美芳

复旦大学出版社

全国 0～3 岁早期教育系列教材及读物
编 纂 成 员

总　顾　问：孟吉平　桂永浩

专家委员会主任：刘湘云　朱家雄

副　主　任：黄　琼　周念丽

委　　　员：刘湘云　朱家雄　黄　琼　周念丽　郭志平

　　　　　　邵玉芬　王世雄　冯玲英　姚蓓喜　姚国英

　　　　　　张佩鸣　沈月华　张劲松

编审委员会主任：彭世华　马　梅

副　主　任：王风野　王凤霞　贺永琴　孙　杰　郭亦勤

编　委：（以姓氏笔画为序）：

　　　　　　于承洁　万迪人　马　梅　王小萍　王风野

　　　　　　王凤霞　王明晖　王珑玫　孔宝刚　卢新予

　　　　　　皮军功　左志宏　乔芳玲　任志勇　孙　杰

　　　　　　麦少美　杨丽华　李丽惠　严碧芳　张丹枫

　　　　　　陈　莺　陈志超　陈雅芳　金扣干　郑健成

　　　　　　赵　放　祝泽舟　贺永琴　唐　敏　郭亦勤

　　　　　　彭世华　蒋一方　蒋振声　谢天壬　谢　庆

　　　　　　龚　谨

前　言

　　现代科学发展表明,0～3岁是人生发展的关键时期,对人的智力发展、性格培养起着十分重要的作用。随着婴幼儿教育越来越受到社会和父母的重视,能够对婴儿生理、心理、营养、保健、动作技能、智力开发、行为培养和人格培养等诸多方面的健康成长提供科学育儿指导的0～3岁早期教育师资需求及亲子活动方案的需求越来越迫切。鉴于此,复旦大学出版社邀请中国教育学会0～3岁早期教育研究课题组成员和全国幼儿师范学校、早期教育机构教师及医学专家组织成立"0～3岁早期教育系列教材及读物编纂委员会"(下设专家委员会和编委会),根据各校教学及市场需求,开发相关教材和读物。首批开发了3套系列:师资培训教材、婴幼儿教养活动、家庭亲子教养读本。师资培训教材7本:0～3岁婴幼儿语言发展与教育、0～3岁婴幼儿动作发展与教育、0～3岁婴幼儿认知发展与教育、0～3岁婴幼儿社会性发展与教育、0～3岁婴幼儿营养与喂养、0～3岁婴幼儿卫生与保育、0～3岁婴幼儿早期教育事业发展与管理。0～3岁婴幼儿教养活动5本:0～6个月、7～12个月、13～18个月、19～24个月、25～36个月婴幼儿教养活动(均配DVD光盘)。家庭亲子教养读本4本:0～3岁婴幼儿音乐启蒙、语言启蒙、智力启蒙和0～3岁婴幼儿照顾(均配光盘)。

　　《0～3岁婴幼儿营养与喂养》是师资培训教材之一,共九章,从不同侧面系统讲述了科学育儿的最新实用知识,以及操作技能。对婴幼儿常见喂养问题作了较为系统介绍,总结了喂养不当的三方面原因。对常见的营养性疾病如佝偻病、缺铁性贫血、营养不良、厌食症以及肥胖症等也作了全面阐述。对营养评估指标作了分析,介绍了各种营养评估的方法,其中重点是掌握婴幼儿体格评估与膳食营养评估。本教材还介绍了各类辅食制作以及烹饪学知识与技能,从简单的辅食加工,到高质量辅食制作,再发展到家庭餐桌食品。婴幼儿的食物加工制作只有在相应的理论指导下,才能适应其发育的不同阶段,提供合理的营养,满足生长发育所需。重点是掌握不同年龄儿童的食物制作技能,以及全天食谱设计。

　　编者将国内外的最新知识整合在本书中,是幼儿教师、保育人员、保健工作者、儿科医生,以及家长的实用参考书。但限于学识水平,不足之处在所难免,诚望读者不吝指教。

编　者

2011年6月

目　录

第三章　婴幼儿消化系统特点及能量来源 / 44

第七章　家庭膳食管理 / 125

第一章
人体所需的七大营养素

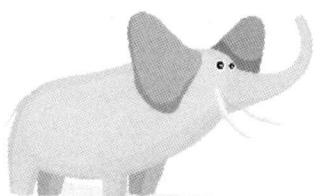

★ **学习要点：**

1. 熟悉七类营养素的功能；
2. 熟悉碳水化合物的组成与分类；
3. 掌握必需氨基酸、蛋白质互补的概念及其应用；
4. 掌握必需脂肪酸的概念及其应用；
5. 掌握各种维生素的食物来源，及其缺乏与过量的表现；
6. 掌握常量及微量元素的食物来源及其影响因素。

　　人体为了维持生命和健康，保证正常的生长发育和从事各类活动，每天必须从食物中获得足够能量和营养物质。食物中的营养物质就是营养素，是指食物内能够被人体消化、吸收和利用的有机与无机物质，可分为六大类：蛋白质、脂肪、碳水化合物、维生素、矿物质和水，其中碳水化合物、脂肪和蛋白质又被称为"三大营养素"。近年来又把人体不能吸收利用，但有一定生理功能的膳食纤维称为第七营养素。

　　营养素还可以按能否在体内合成，或合成量是否能够满足人体所需，分为必需营养素和非必需营养素。宝宝的必需营养素共有 40 余种，因此，正确喂养是宝宝获得合理营养的基础。

第一节　三大营养素

一、蛋白质

1. 蛋白质与必需氨基酸

　　蛋白质是生命的物质基础，是营养素中的第一要素。没有蛋白质就没有生命，它是任何其他营养物质所不能替代的。蛋白质是由许多氨基酸以肽键连接在一起而构成。由于氨基酸的种类、数量、排列次序和空间结构的千差万别,就构成了无数种功能各异的蛋白质。

氨基酸是组成蛋白质的基本单位,其中必需氨基酸的含量和种类与蛋白质的营养价值密切相关。成人的必需氨基酸有8种:异亮氨酸、亮氨酸、赖氨酸、苏氨酸、色氨酸、蛋氨酸、苯丙氨酸、缬氨酸。宝宝的必需氨基酸除上面8种外,还包括组氨酸。它们在人体内不能合成或合成速度不够快,不能满足机体需要,必须由食物供给。

2. 蛋白质的分类

(1) 完全蛋白质:必需氨基酸种类齐全、数量充足、比例适当,如奶类的酪蛋白、乳白蛋白,蛋类的卵白蛋白等。

(2) 半完全蛋白质:含各种必需氨基酸,含量多少不均,比例不适合,如小麦和大麦的麦胶蛋白。

(3) 不完全蛋白质:所含必需氨基酸种类不齐全,如玉米胶蛋白、动物胶质蛋白等。

3. 蛋白质的生理功能

(1) 构成和修补人体组织:如肌肉,心,骨骼,牙齿,指、趾甲等。人体的蛋白质约占体重的1/5,除脂肪和骨骼外,其他组织蛋白质含量比糖类和脂类都多,是构成各种组织的主要有机成分。

(2) 构成酶和激素的成分:酶参与人体各种各样的生命活动,如消化酶与消化功能有关;激素与调节人体生理功能有关,如生长激素与宝宝的生长发育有关,甲状腺激素与婴儿的大脑发育有关。

(3) 构成抗体:如免疫球蛋白A(IgA)。

(4) 调节渗透压:蛋白质缺乏时会发生营养不良性水肿。

(5) 供给能量:蛋白质与脂肪、碳水化合物都是产能物质。

如果宝宝不爱吃荤菜,蛋白质吃得少,激素和抗体水平偏低,构筑身体的原料不足,不仅影响身高,还会降低机体的抵抗力,容易生病。

4. 蛋白质质量与限制氨基酸

蛋白质质量的好坏可按照食物蛋白质生物价的高低来判断。所谓生物价,是指食物蛋白质被吸收后储留氮(即被利用的氮)占吸收氮的百分比。这里列举一些食物的生物价:鸡蛋94,全脂牛奶87,鱼83,牛肉76,大米77,白菜76,扁豆72,熟大豆64,小麦67,白面粉52,蚕豆58,小米57,玉米60。其中鸡蛋的生物价最高,所含的蛋白质利用率最高;其次牛奶的生物价也很高。所以这两种食物是宝宝天天需要摄取的。而杂粮中小米、玉米的生物价都很低,宝宝不宜大量食用。

食物中所含的蛋白质,如一种或几种必需氨基酸相对含量较低,导致其他的必需氨基酸在体内不能充分利用,使蛋白质营养价值降低,这种含量低的必需氨基酸就叫做限制氨基酸。它使食物蛋白质合成为机体蛋白质的过程受到阻碍,限制了食物的营养价值,其中含量最低的限制氨基酸叫做第一限制氨基酸。在植物性食物中,限制氨基酸有赖氨酸、苏氨酸、色氨酸、蛋氨酸。粮谷类的第一限制氨基酸是赖氨酸,大豆类则为蛋氨酸。

5. 蛋白质的互补作用

如将两种或两种以上食物蛋白质混合食用,其中所含的必需氨基酸就会发挥取长补短、相互补充的作用。将玉米与大豆(大豆粉)混合食用,大米与大豆(豆制品)混合食用,以及大米、豆制品、蛋类或肉类混合食用都会增加蛋白质的利用率。如白面粉的生物价较低,但面条与肉类一起吃时,肉类中赖氨酸含量高,两者就起到了蛋白质的互补作用。为了达到更好的蛋白质互补作用,应遵循以下 3 个原则。

(1) 食物的生物学种属愈远愈好:如动物性食物＋植物性食物就大于单纯性植物性食物的生物价。

(2) 搭配的种类愈多愈好:如米饭＋豆制品＋荤菜,蛋白质的生物价明显增加,互补作用最大。因为大豆中含有较高的赖氨酸,肉类、蛋类中含有较高的赖氨酸和甲硫氨酸,与含较少赖氨酸的米饭和面条一起食用时,就可提高人体对蛋白质的利用率。

(3) 荤菜要分散吃效果好:注意荤菜不要集中在一顿吃,要分散在三餐吃效果好。

总之,要保证宝宝的膳食质量,应落实好科学育儿的基本原则。首先要贯彻落实食物多样化原则,吃得杂一些,将各类食物混在一起食用;第二,每餐都要荤素搭配;第三,要按比例地吃各种营养性食品组食物,不要多吃,也不要少吃。

二、脂肪

1. 脂肪的生理功能

(1) 供给人体热量:脂肪产热高,由脂肪产生的热量约为等量的蛋白质或碳水化合物的 2.2 倍,每克脂肪产热为 37.674 千焦(9 千卡),而每克蛋白质或碳水化合物为 16.744 千焦(4 千卡)。由此可见脂肪是身体内热量的重要来源。宝宝年龄越小,脂肪的每日需要量相对越大,因此婴幼儿不应喝脱脂奶。膳食中也应供应足量的脂肪。体内的脂肪可作为身体储存的"燃料",在机体需要时可以氧化提供能量。

(2) 构成身体组织和生物活性物质:在体内脂肪与其他重要物质构成的类脂是构成身体细胞的重要成分之一,如脂蛋白是细胞膜的重要成分,脑磷脂参与神经冲动的传导,胆固醇是所有体细胞的构成成分,是生理活性物质和一些激素的前体物质。

(3) 促进脂溶性维生素吸收:脂溶性维生素不溶于水而只溶于脂肪,包括维生素 A、维生素 D、维生素 E、维生素 K。脂肪有助于它们的吸收。

(4) 维持体温,保护脏器:因为脂肪的导热性差,所以皮下脂肪组织起到了对身体隔热保温的作用。皮下脂肪组织还起到固定、支撑作用,防止内脏受到外力的伤害。

此外,脂肪还可提高膳食感官性状,增加食欲和饱腹感。

2. 必需脂肪酸的重要性

脂肪酸是组成脂肪的重要成分。可分为以下 3 类:饱和脂肪酸、单不饱和脂肪酸和多不饱和脂肪酸。在这些脂肪酸中,人体自身不能合成,必须从食物中摄取的脂肪酸,称为必需脂肪酸。以前认为亚油酸、亚麻酸和花生四烯酸属必需脂肪酸,它们都是不饱和脂肪酸。近年来研究表明,亚油酸可以在人体内转化为花生四烯酸。所以只有在亚油酸缺乏时,花生四烯酸才被认为是一种必需脂肪酸,而且在一定程度上亚油酸还可以替代和节约亚麻酸,因此目前已经肯定的必需脂肪酸是亚油酸和亚麻酸。

植物性食物包括植物油中的主要多不饱和脂肪酸是 n-6 系列亚油酸及 n-3 系列的亚麻酸,鱼及海鲜中主要的多不饱和脂肪酸是二十碳五烯酸(EPA)和二十二碳六烯酸(DHA)。在体内,亚麻酸可以转化为 EPA 和 DHA。人们通常吃的豆油、花生油、葵花籽油、玉米油、芝麻油中含亚油酸较高,豆油和菜油中亚麻酸的含量较高,荤油中以饱和脂肪酸为主。

必需脂肪酸对人体有许多重要的生理功能:

(1) 是细胞内重要结构线粒体和细胞膜的极为重要的组成成分;

(2) 是合成磷脂和前列腺素的必需原料;

(3) 与胆固醇结合成酯,从而促进胆固醇代谢,防止胆固醇在肝脏和血管壁上沉积,故对预防心血管疾病有利。

(4) 可防止放射线与辐射引起的皮肤损害,对皮肤有保护作用。

必需脂肪酸在体内易氧化产生过氧化脂质,对人体内细胞及组织可造成一定的损伤,而且 n-3 系列多不饱和脂肪酸还有抑制免疫功能的作用,所以在日常生活中既要防止动物性脂肪摄入量过多,也要防止过多摄入植物油。宝宝在出生后可从母乳或添加了 DHA 的配方奶中获得必需脂肪酸。当宝宝 6~7 个月学会吃高质量菜粥或烂面条后,可以从添加的植物油中获得必需脂肪酸,就没有必要再额外补充 DHA。

3. 必需脂肪酸的食物来源

从表 1-1 可以看出,在常用油脂中,豆油、花生油、菜油、芝麻油、葵花油含不饱和脂肪酸比例较高,其中豆油和葵花籽油富含必需脂肪酸。在常见坚果中(表 1-2),核桃、山核桃、松子含不饱和脂肪酸比例较高,但其中必需脂肪酸含量较高的为核桃、葵花籽、松子和榛子。宝宝膳食中应选择不同的植物油,如大豆油与花生油、玉米油等轮换着吃。坚果所含能量很高,宝宝不宜吃得过多。

表 1-1　常用油脂中必需脂肪酸的含量(%)

种　类	饱和脂肪酸	不饱和脂肪酸	必需脂肪酸
豆油	13	87	56~63
花生油	20	80	13~27
菜籽油	6	94	22
麻油	14	86	42
葵花籽油	13	87	52~64
橄榄油	15	85	4.9~14.9

续　表

种　类	饱和脂肪酸	不饱和脂肪酸	必需脂肪酸
棉籽油	25	75	35
椰子油	92	8	8
奶油	60	40	4.1
猪油	42	58	5～11.1
牛油	53	47	3～7
羊脂	57	43	1.1～5

表1－2　常见坚果中必需脂肪酸的含量（%）

种类	饱和脂肪酸	不饱和脂肪酸	必需脂肪酸	种类	饱和脂肪酸	不饱和脂肪酸	必需脂肪酸
核桃	4.8	51.6	42.8	芝麻	6.3	37.3	20.9
山核桃	3.6	44.7	8.7	花生仁(生)	8.3	32.6	16.3
松子	7.4	48.5	25.5	葵花籽(炒)	6.9	43.1	33.0
榛子	10.0	37.1	25.7	白瓜籽(炒)	7.9	36.3	19.8

三、碳水化合物

1. 碳水化合物的组成与分类

碳水化合物是由碳、氢、氧3种元素组成的一大类化合物,因为氢和氧的比例与水一样,故名碳水化合物,也叫糖类。根据化学结构不同,分为单糖、双糖和多糖。

单糖的碳原子不多,在自然界里分布最广的是6个碳原子的己糖,如葡萄糖、半乳糖是己醛糖,果糖是己酮糖。宝宝每天吃的饭,消化吸收后就分解为葡萄糖。因此只要宝宝能吃饭,就不要额外补充葡萄糖。果糖甜度高于蔗糖,多存在于水果中。蜂蜜中含量最多,吸收后也可转变为葡萄糖。半乳糖是乳糖的分解产物,乳糖在奶中含量高。有些宝宝喝奶会拉肚子,可能是乳糖不耐症。

经常在奶中加的蔗糖,属于双糖,在甘蔗、甜菜中含量高,由1分子的葡萄糖和1分子的果糖组成。白糖、红糖和砂糖都是蔗糖,2分子葡萄糖结合就组成麦芽糖。我们慢慢咀嚼米饭或馒头时,所感到的甜味就来自麦芽糖,或被分解的葡萄糖。乳糖是由1分子葡萄糖和1分子半乳糖组成。酸奶中部分乳糖被分解为半乳糖,乳糖不耐症的宝宝可以尝试吃。

在谷类、豆类、坚果类和薯类中含有丰富的淀粉,这就是多糖,是由数百或数千个葡萄糖分子组成。淀粉消化后就转变为葡萄糖。大部分葡萄糖用来产生热量,超过机体需要时就转变为脂肪储存在体内;还有一部分可转变为糖原,储存在肝脏及肌肉组织中。葡萄糖是人体大脑唯一的热量来源。宝宝饥饿时,大脑就会缺乏热量,表现出无精打采的样子。

2. 碳水化合物的生理功能

(1)供给能量:碳水化合物是三大产能物质之一。神经系统主要依赖葡萄糖来提供能量。如果血液中葡萄糖浓度降低时,可出现精神不振、注意力不能集中,严重时出现昏迷、休克。宝宝如果早饭没有吃好,到中午前就会感到疲乏、头晕、学习能力明显下降。肌糖原是肌肉活动最有效的能量来源。

(2)构成神经组织的成分:所有神经组织都含有碳水化合物,它也是细胞中遗传物质的重要成分,如核糖核酸(RNA)中的核糖、脱氧核糖核酸(DNA)中的脱氧核糖。

(3)保肝解毒功能:肝糖原储备较充足时,肝脏对某些化学毒物和各种致病微生物感染引起的毒血症有较强的解毒能力。因此保证进食足量的淀粉类食物,不仅能维持肝脏中肝糖原的水平,也在一定程度上可保护肝脏免受有害因素的损害,以利于发挥正常解毒功能。

(4)抗生酮作用:如果摄取少量的碳水化合物,机体就会利用脂肪氧化来提供热量。当脂肪氧化不充分时,就会产生酸性的酮体,这些物质在体内积存过多可引起酸中毒。所以不应光吃菜,或吃大量荤菜,而不吃或少吃粮食类。长此以往,宝宝就会变成酸性体质,使健康水平大大降低。

(5)节约蛋白质:如宝宝少吃粮食类食物,机体就会分解蛋白质来提供能量,这就等于把宝贵的蛋白质资源当柴而白白燃烧掉,且会增加宝宝肝脏和肾脏负担。所以宝宝的早餐不能光喝奶和吃鸡蛋,也要吃粮食类的食物,如全麦面包、小点心,自制的馄饨、饺子等。

第二节 维 生 素 类

一、维生素与宝宝健康

维生素是维持人体正常生理功能所必需的营养素。它们在机体内不提供能量,也不是机体的构造成分,每天只需要极少的数量就可以满足人体的生理需要,但它们绝不能缺少。大部分维生素是人体自己不能合成的,少数维生素虽然可以由人体自身合成,但合成量不足,需要靠膳食来提供。

按溶解性来分,维生素可以分为脂溶性和水溶性两类。脂溶性维生素必须靠脂肪的帮助才能吸收,它们可以在体内贮存较长时间。如果摄入过量,很容易引起中毒,如维生素 A和维生素 D。水溶性维生素可溶解于水,大多数与蛋白质、脂肪和碳水化合物的代谢有关,但不能被机体贮存,因而容易出现缺乏症状。

维生素与宝宝的健康密切相关,表现如下。

（1）维生素与儿童的生长发育密切相关：例如缺乏维生素 D 会引起佝偻病，影响骨骼的生长；维生素 A 与蛋白质合成有关，因此缺乏时也会出现生长迟缓；缺乏叶酸会使胎儿发育畸形等。维生素对儿童的智力发育也十分重要。

（2）维生素与儿童免疫力有关：在缺乏维生素 B_1、维生素 B_2 和维生素 C 时，都会影响白细胞的杀菌能力。缺乏维生素 A 时，呼吸道上皮对细菌的屏障功能减弱，易发生上呼吸道感染。

（3）缺乏维生素时，还会影响儿童的食欲：缺乏维生素 B_1、维生素 B_2 和叶酸等会使孩子食欲不佳，若长期摄入不足，会导致儿童营养不良，其生长发育也受到影响。

因此，维生素与儿童的健康关系十分密切，家长应为宝宝提供平衡膳食，并从小培养他们良好的饮食习惯，使他们从膳食中获得充足的维生素。

二、维生素 A

1. 主要生理功能

（1）参与眼睛的视觉功能，增强眼的暗适应能力。

（2）促进蛋白质生物合成及骨骼细胞分化。

（3）增强机体免疫功能，提高上呼吸道抗感染能力。缺乏维生素 A 时，可引起干眼病、夜盲，皮肤干燥，骨骼、牙齿发育障碍，生长迟缓等症状。因此，维生素 A 对儿童来说尤其重要，父母应注意从膳食中提供充足的维生素 A，以满足儿童健康成长的需要。

2. 维生素 A 的需要量及其食物来源

0～3 岁儿童每天需维生素 A 400 微克。它的食物来源有两种：一为动物性食品，提供视黄醇，这在动物肝脏、乳制品和蛋类中含量较丰富，禽、畜肉类食品中含量略少；二为植物性食品，提供胡萝卜素，它可以在体内转化为维生素 A，在深绿色、绿色及红色蔬菜和水果中含量较丰富。

宝宝缺乏维生素 A 的原因主要是由于挑食、偏食的不良饮食习惯，如不爱吃蔬菜、不爱吃动物肝脏，或饮食过于清淡、膳食中脂肪太少等。如果挑食、偏食习惯严重，则引起维生素 A 缺乏的可能性更大。

为了保证食物维生素 A 的供应，父母应首先纠正儿童挑食、偏食的不良饮食习惯，并组织好家庭平衡膳食，每天提供孩子足够的蔬菜，做到深色蔬菜与浅色蔬菜合理搭配；每周提供 1～2 次富含维生素 A 的食物，如猪肝，不爱吃猪肝的孩子也可用鸡肝或鸭肝代替。家长要学会肝肴的烹调方法，让孩子喜欢。此外，也有一些儿童因患有寄生虫病或胃肠功能紊乱，影响了维生素 A 的吸收，对于这些孩子要积极予以治疗，改善他们的消化吸收功能，以免发生维生素 A 缺乏症。富含维生素 A 的食物见表 1－3。

表1-3　富含维生素 A 的食物　　　　　　　　　　　　　　（微克/100 克）

食物名称	维生素 A 含量	食物名称	维生素 A 含量	食物名称	维生素 A 含量	食物名称	维生素 A 含量
西红柿	92.0	鹅蛋	192.0	香菜	193.0	鸡蛋	194.0
河蚌	202.0	兔肉	212.0	松花蛋*	215.0	紫菜	228.0
韭菜	235.0	苋菜	248.0	茼蒿	252.0	蓊菜	253.0
鸭蛋	261.0	干蘑菇	273.0	橘子	277.0	生菜	298.0
配方奶粉	303.0	金针菜	307.0	枸杞	330.0	鹌鹑蛋	337.0
马兰头	340.0	奶油	345.0	河蟹	389.0	鸡毛菜	393.0
辣酱	417.0	荠菜	432.0	鸡蛋黄	438.0	草头	440.0
菠菜	487.0	白脱	534.0	胡萝卜	688.0	豌豆苗	827.0
鸡心	910.0	鸡肝	2 867	猪肝	4 972		

注：如选松花蛋必须是无铅的。

3. 谨防维生素 A 中毒

维生素 A 对宝宝的健康很重要，但如果过量摄入，会蓄积于人体组织内，导致中毒。1～4 岁小儿每天维生素 A 需要量为 400 微克，如果每天口服 600～1 200 微克，则 1～3 个月后可发生慢性中毒，表现为食欲减退、烦躁、呕吐、前囟隆起、皮肤瘙痒等。

目前婴儿配方奶中都添加一定量的维生素 A，如日本明治奶粉每 100 毫升含维生素 A 178（53.4 微克）国际单位，雀巢力多精奶粉每 100 毫升含 270 国际单位（81 微克）。如果每天饮用 600～800 毫升，那么一天所需的维生素 A 量已够。若再额外添加维生素 A，就会造成过量。

要预防宝宝维生素 A 中毒，首先要确定是否需要额外添加。一般来说，反复出现上呼吸道感染、视力不良、皮肤干燥等情况的宝宝，以及膳食中很少提供深色蔬菜，或不爱吃蔬菜的宝宝需服用维生素 A。服用时一定要按照医生嘱咐，严格掌握剂量，不可擅自用药。其次，要选择配比适宜的鱼肝油制剂。单纯鱼肝油制剂包括浓缩鱼肝油滴剂、鱼肝油丸、伊可欣、贝特令等。贝特令中含维生素 A 540 微克，维生素 D 15 微克，每天一粒就符合小儿每天所需量。每粒小施尔康中含维生素 A 1 500 微克，故 1 岁内婴儿不适宜服用。

另外，还要注意不要重复使用维生素制剂。目前大多数多种维生素制剂，含相似配方，如小施尔康、小儿善存。尚有一些开胃药也含维生素成分，如冠迪等。如果在吃鱼肝油制剂的同时服用小施尔康或冠迪，长此以往，就有可能造成维生素 A 中毒。同时不要忽略在吃了足够的配方奶时，可适当减少或不额外补充维生素 A。为了预防维生素 A 中毒，家长要认真阅读配方奶及维生素类制剂外包装上标记的维生素 A 含量，然后计算补充量，核对无误后才能吃。乱吃、多吃会给孩子健康造成严重损害，父母切不可粗心大意。

三、维生素 D

1. 主要生理功能

维生素 D 是脂溶性维生素之一，主要功能是促进钙的吸收及调节钙、磷代谢。儿童如缺乏维生素 D 会导致佝偻病。人体内维生素 D 的主要来源有两种：一是在阳光照射下，皮肤中存在的一种化学物质在紫外线的作用下转化为维生素 D；二是来自于食物，其中海鱼、蛋黄和动物肝脏中含量较高。所有的维生素 D 都要经过肝、肾的转化后，才能成为活性物质发挥生理作用。

我国北方寒冷地区日照时间短，大气污染较严重，紫外线被空气中的尘埃、烟雾遮挡，再加上儿童户外活动时间较少，所以佝偻病的发病率较高。为了预防佝偻病，应采取以下措施。

（1）提倡母乳喂养：对于婴儿来说，母乳中钙、磷比例合适，易被吸收，故婴儿应提倡母乳喂养。

（2）维生素 D 的额外补充：因母乳中维生素 D 含量并不多，因此母乳喂养的足月儿应于生后第 3 周起每天补充维生素 D 400 国际单位（相当于 10 微克）至 2～3 岁；早产儿和低体重儿出生后 1～2 周起即可每天补充维生素 D 800 国际单位（相当于 20 微克），至 3 个月后改为每天 400 国际单位。人工喂养婴儿奶量在每天 400 毫升者左右，可以每周补充 3～4 次维生素 D；奶量达到 750 毫升或以上者，则不必补充。

（3）及时添加含维生素 D 的辅食：满 5 个月婴儿可添加鸡蛋黄，满 7 个月婴儿可添加鸡肝泥或猪肝泥，让宝宝从食物中获取维生素 D。

（4）1～3 岁幼儿应经常进行户外活动，接触阳光，但应选择每天上午 10 点以前和下午 4 点以后，每次 30 分钟左右。要注意避免太阳猛烈直射的正午，否则会引起皮肤晒伤。此外，玻璃会阻挡部分的紫外线，所以隔着玻璃晒太阳是无效的，一定要在户外活动。

2. 维生素 D 的需要量及其食物来源

0～3 岁儿童每天需维生素 D 400 国际单位（相当于 10 微克）。天然食物所含的维生素 D 不多，脂肪含量高的海鱼、动物肝脏、蛋黄、奶油和干酪中相对较多（表 1 - 4），瘦肉和奶中含量较少。

表 1 - 4　富含维生素 D 的食物　　　　　　　　（微克/100 克）

食物名称	维生素 D 含量	食物名称	维生素 D 含量	食物名称	维生素 D 含量	食物名称	维生素 D 含量
黑鱼*	1.00	带鱼	1.25	刀鱼	1.25	鲤鱼	2.25
猪肝	2.75	鲫鱼	3.50	黄鳝	3.75	奶油	90.00
大马哈鱼	5.25						

注：＊黑鱼不宜多食，因为黑鱼吃其他鱼类，会有重金属聚集的可能。

3. 谨防维生素 D 中毒

维生素 D 每天需要量为 10 微克。如果每天服用 500～1 250 微克,连续数周或数月可发生中毒,连续注射过量维生素 D 也会引起中毒。一般维生素 D 针剂(30 万单位/支)注射不超过 2 次,且间隔为一个月。发生维生素 D 中毒时,可表现为厌食、精神不振、恶心、呕吐、多饮、多尿等。由于血钙过高,钙盐沉积于身体各组织器官而引起中毒症状。如钙盐沉着于支气管、肺泡,可破坏上皮细胞,易患呼吸道感染。大量钙自肾排出,使肾小管细胞变性坏死、肾钙化,产生泌尿道症状。

婴幼儿由于饮食品种较为单调,食物中维生素 D 含量少,母乳或牛乳喂养的孩子必须补充鱼肝油制剂,但不能过量。合理补充维生素 D 要掌握以下几个要点:①要注意剂量,如浓缩鱼肝油滴剂,每 5 滴就含维生素 D 20 微克,所以服用时不能超过 5 滴。②要注意选择好的产品。滴剂容易氧化失效,因此尽量使用胶囊包装的产品,如贝特令、伊可欣等。③在治疗佝偻病时,注意在给幼儿注射维生素 D 针剂后 1 个月内,不给幼儿服用鱼肝油。症状改变不明显时,过一个月再注射第二针。④不能同时服用多种维生素 D 类制剂。

为了避免维生素 D 中毒,还应注意以下几点:①在夏季、晚春和早秋季节,幼儿户外活动较充裕,可适当减少甚至不吃鱼肝油。②配方奶喂养儿可根据外包装上标明的维生素 D 含量及婴儿的食量,来决定是否需要额外补充维生素 D,以及补充的剂量。例如明治奶粉每 100 毫升含维生素 D 1 微克,力多精每 100 毫升含 1.5 微克,每天如果饮用 600 毫升奶,就已接近每天需要量了。所以,家长要认真阅读配方奶及维生素类制剂外包装上标记的维生素 D 含量,然后计算维生素 D 制剂的补充量,核对无误后才决定补、不补或补多少。③已补充维生素 D 制剂的婴儿,不要再选购维生素 D 强化食品。④添加富含维生素 D 的辅食后(如猪肝、鸡蛋等),应根据实际情况减少额外补充的维生素 D 量(每 100 克猪肝含维生素 D 2.75 微克,相当于 110 国际单位;每 100 克鲫鱼含维生素 D 3.5 微克,相当于 140 国际单位)。

四、维生素 B₁ 及维生素 B₂

1. 主要生理功能

维生素 B_1 及维生素 B_2 均为水溶性维生素。维生素 B_1 的功能主要为参与糖代谢、心肌及神经代谢,促进胃肠蠕动和消化液分泌。儿童如缺乏维生素 B_1,会出现食欲不振、兴奋不安、便秘、肌肉酸痛,甚至萎缩、呼吸困难、心力衰竭,有时可能危及生命。维生素 B_2 的功能主要为参与糖类、脂类和氨基酸代谢,维持皮肤、口腔和眼的健康。儿童如缺乏维生素 B_2,会出现口角糜烂、舌炎、脂溢性皮炎、眼畏光、流泪、视觉模糊和生长迟缓等症状。

2. 维生素 B_1 及维生素 B_2 的需要量及其食物来源

1～3 岁儿童每天维生素 B_1 及维生素 B_2 的需要量均为 0.6 毫克,维生素 B_1 主要来源于粮谷类、干果类、猪肉和动物内脏(心、肝、肾)等。维生素 B_2 主要来源于禽畜肉类、动物内脏、乳类、蛋类,以及植物性食物中的蘑菇、草菇、桂圆、木耳、豌豆等,其他新鲜蔬菜中维生素 B_2 虽然含量要少一些,但如每天吃这些蔬菜 300～400 克,也可获取 0.3～0.4 毫克维生素 B_2。

宝宝缺乏维生素 B_1 的原因有以下几种:①主食过精,只吃精米、精面,不吃粗杂粮;②爱吃甜食,增加了维生素 B_1 的消耗;③主食制作过程中不合理的方法使维生素 B_1 遭到流失,如淘米时反复淘洗或者把米长时间浸泡,或煮粥时加碱,这样就会使原本在精制粮中含量就不高的维生素 B_1 在煮饭的过程中进一步遭到破坏;④有些孩子有不爱吃肉和动物内脏的挑食、偏食习惯,而主食又过精,从而引起维生素 B_1 缺乏。

宝宝缺乏维生素 B_2 的原因,主要是因为挑食、偏食的不良饮食习惯,如不爱吃荤菜,尤其是动物内脏,不吃或少吃新鲜蔬菜,不爱喝牛奶等。有些孩子不爱吃多种食物,则更容易引起维生素 B_2 缺乏。

为了预防儿童发生维生素 B_1 及维生素 B_2 缺乏,父母应首先改变主食内容,使之多样化,做到粗杂粮与细粮的合理搭配,在以精米、面为主要粮食的基础上再为孩子提供杂粮,如麸皮面包、多谷面包、杂粮面包、燕麦片、小米粥、绿豆米仁粥、赤豆粥、粟米羹等。同时要讲究合理的烹调方法,淘米时应尽量少搓洗、少浸泡、不用热水,煮粥不要加碱,以减少维生素 B_1 的流失。其次要纠正孩子挑食、偏食的不良饮食习惯,少吃甜食,并要组织好家庭平衡膳食,每天提供 1～2 瓶牛奶和 1 只鸡蛋,以及足够的新鲜蔬菜、水果和禽畜肉类,每周吃 1～2 次富含维生素 B_1 及维生素 B_2 的食品(如猪肝、鸡肝等),还可提供核桃、葵花籽等干果。这样才能满足机体对维生素 B_1 及维生素 B_2 的需要。富含维生素 B_1 及维生素 B_2 的食物分别见表 1-5、表 1-6。

表 1-5　富含维生素 B_1 的食物　　　　　　　　　　　　(毫克/100 克)

食物名称	维生素 B_1 含量	食物名称	维生素 B_1 含量	食物名称	维生素 B_1 含量	食物名称	维生素 B_1 含量
鲜豌豆	0.20	鲜玉米	0.21	炒花生米	0.26	高粱米	0.26
标准粉	0.26	鸡蛋黄	0.27	山芋干	0.28	标准粉馒头	0.31
核桃	0.32	猪心	0.34	切面	0.35	脱脂奶粉	0.35
干玉米	0.35	大麦米	0.36	金针菜	0.36	猪肾	0.38
鸡肝	0.38	猪肝	0.40	米仁	0.41	赤豆	0.43
干紫菜	0.44	枸杞子	0.52	绿豆	0.53	瘦猪肉	0.53
小米	0.57	燕麦片	0.60	螺蛳	0.61	干辣椒	0.61
黄豆	0.79	炒葵花籽	0.88	花生	1.07	干酵母	6.56

表 1-6　富含维生素 B_2 的食物　　　　　　　　　　　　（毫克/100 克）

食物名称	维生素 B_2 含量	食物名称	维生素 B_2 含量	食物名称	维生素 B_2 含量	食物名称	维生素 B_2 含量
鸡蛋黄	0.29	猪舌	0.30	梭子蟹	0.30	麦乳精	0.30
鹌鹑	0.32	鸡蛋	0.32	枸杞	0.32	淡菜	0.32
草菇	0.34	鸭蛋	0.35	鲜蘑菇	0.35	鱼片干	0.39
桂圆	0.39	蛇	0.40	木耳	0.44	枸杞子	0.46
猪心	0.48	鹌鹑蛋	0.49	草头	0.73	全脂奶粉	0.73
酵母	0.81	奶酪	0.91	黄鳝	0.98	紫菜	1.02
鸡肝	1.10	干蘑菇	1.10	猪肾	1.14	母乳化奶粉	1.16
干香菇	1.26	脱脂奶粉	1.96	猪肝	2.08		

五、维生素 C

1. 主要生理功能

维生素 C 是水溶性维生素之一。主要功能是作为还原剂,参与体内各种代谢反应,如促进胶原合成、促进铁的吸收、参与胆固醇的代谢等。此外,它还能增强机体免疫力。缺乏维生素 C 可导致坏血病,表现为疲劳、牙龈肿胀出血、关节肌肉疼痛、易骨折、伤口愈合缓慢、儿童骨骼发育受阻。因此,维生素 C 是一种重要的营养素。

2. 维生素 C 的需要量及其食物来源

1~3 岁儿童每天维生素 C 的需要量为 60 毫克,主要来源为水果和蔬菜。儿童缺乏维生素 C 的主要原因是挑食、偏食,不爱吃蔬菜、水果。父母在烹调蔬菜时烧煮时间太长,使维生素 C 被氧化而受到破坏;或者虽然父母给孩子吃水果,但所吃水果中维生素 C 的含量不高,如西瓜、桃和葡萄。维生素 C 含量较高的水果包括:柑橘类、猕猴桃、新鲜大枣、木瓜等;维生素 C 含量较高的蔬菜包括:甜椒、花椰菜、土豆、豌豆、白菜等。番茄中维生素 C 不多,但富含有机酸,可以保护维生素 C 的有效性。

因此,为了预防维生素 C 缺乏,父母应首先纠正孩子挑食、偏食的习惯,每天提供丰富的新鲜蔬菜;烹调蔬菜时应注意先洗后切、急火快炒,尽量不要加盖,以减少维生素 C 在清洗、烹调时流失或被破坏;水果要在吃时再削皮,避免在空气中被氧化;洗好的蔬菜不宜搁置时间太长;烹调时加少量淀粉,可保护维生素 C 不被氧化;合理使用调料,如醋可保护蔬菜中 B 族维生素和维生素 C。据研究,番茄炒蛋的维生素 C 损失率为 44%,而糖醋白菜的维生素 C 损失率仅为 14%。此外,父母还需学会制作新鲜蔬菜色拉的技能。人工喂养或混合喂养的宝宝满 4 个月后,就可以按照辅食添加的原则与正确顺序,添加富含维生素 C 的蔬菜与水果,如菜汁、橘汁、橙汁等;母乳喂养的乳母要增加摄取维生素 C 含量多的蔬菜与水果,以增加乳汁中维生素 C 的含量。富含维生素 C 的食物见表 1-7。

表 1-7　富含维生素 C 的食物　　　　　　　　　　　　　（毫克/100 克）

食物名称	维生素 C 含量	食物名称	维生素 C 含量	食物名称	维生素 C 含量	食物名称	维生素 C 含量
土豆	27.0	蕹菜	28.0	甘薯	30.0	干桂圆	34.0
枸杞子	34.0	黄岩橘子	34.0	心里美萝卜	34.0	草莓	35.0
熟栗子	36.0	马兰头	36.0	藕	37.0	鲜豌豆	38.0
苋菜	38.0	菠菜	38.0	柠檬	40.0	油菜	40.0
苤蓝	41.0	香菜	41.0	柚	41.0	蒜苗	42.0
菜苔	42.0	鸡毛菜	46.0	大白菜	46.0	豌豆苗	53.0
广柑	54.0	荠菜	55.0	韭菜	56.0	卷心菜	60.0
青菜	70.0	塔菜	75.0	尖辣椒	75.0	青蒜	77.0
苦瓜	84.0	草头	85.0	花椰菜	88.0	青椒	89.0
山楂	89.0	番茄	19				

第三节　矿　物　质

一、概述

1. 矿物质的共同特点

矿物质是构成人体组织及维持正常生理活动所必需的各种元素。它们有以下共同特点：①随着年龄增长，在体内的含量逐渐增加，但各元素间的比例没有多大变化；②在体内的分布极不均衡；③与其他营养素不同，既不能在体内生成，也不能在体内消失，除非被排出体外；④各元素之间在体内存在互相拮抗或协同作用，因此各元素之间应有一个适当比例。当某种元素过多或过少时，都可能影响其他元素的吸收利用。

2. 矿物质的分类

人体内的矿物质可以分为两类：常量元素和微量元素。常量元素又称宏量元素，是指人体中含量大于 0.01% 的各种元素。微量元素是指人体中含量小于 0.01% 的各种元素，微量元素对人体不可缺少，但多了却有害。

3. 矿物质的生理功能

（1）构成机体组织的重要组分，如蛋白质中的氮、硫、磷，骨骼和牙齿中的钙、磷、镁等。

（2）细胞内、外液的重要成分，如钠、钾、氯等，使机体组织能贮留一定量的水分，并维持机体酸碱平衡。

（3）组织液中的无机离子，特别是钠、钾、钙、镁离子保持一定比例，是维持神经肌肉兴奋性及细胞正常功能的必要条件。

（4）构成机体某些特殊功能物质的重要成分，如血红蛋白中的铁、甲状腺素中的碘、糖耐量因子中的铬等。

（5）酶系统中的活化剂或组成成分，如盐酸对于胃蛋白酶原、氯离子对于唾液淀粉酶、镁离子对于氧化磷酸化酶等。

（6）各种矿物质在人体新陈代谢过程中，每天都有一定的量通过各种途径排出体外，如粪、尿、汗的排泄，头发、指甲的脱落等，因此必须通过膳食来补充。

二、常量元素——钙

1. 钙的分布与代谢

钙是人体不可缺少的重要元素。人体中的钙99％存在于骨骼和牙齿中，1％存在于体液和软组织中，与神经冲动传递、肌肉收缩、凝血功能、激素的分泌等有关。

新生儿出生时体内含钙总量约为28克，以后随着生长发育，体内的总钙量也不断增加。婴儿期是人体生长发育的第一高峰期，尤其是生后第一年的增长值几乎相当于以后5年的总增长值。而且身高每增加1厘米，体内平均含钙量要增加20克。因此婴儿期对钙的需求量更大。

人体内的钙并不是一成不变的，而是在不断更新中，即新的钙质不断加入到骨骼中，骨骼中原有的钙质也不断溶解进入血液。幼儿期骨骼中的钙每1～2年要全部更新一次。以后随年龄增长，这种更新才逐渐变慢，大约每年更新骨骼中总钙量的2％～4％。因此小儿从出生后就需要不断补充钙，才可以促进骨骼和牙齿的生长发育。

宝宝一旦缺钙，首先是骨组织的钙化降低，骨骼发育不完全。缺钙的常见症状表现为烦躁不安、易发脾气、夜惊多汗等，严重时会发生肌肉痉挛、手足抽搐。另外，宝宝近视可能与缺钙也有关系。当眼内缺钙时，眼球弹性降低，晶状体压力升高，使眼的前后径拉长，产生近视。缺钙还对宝宝智力发育有影响。因此，钙与宝宝生长发育关系密不可分。家长要注意从膳食中提供充足的钙源，满足宝宝生长发育的需要。

2. 钙的需要量及其食物来源

1～4岁幼儿每天需钙量为600毫克。钙的食物来源以乳和乳制品为最好，乳中钙的含量高，而且人体容易吸收利用。此外，豆类特别是大豆及其制品也是钙的优质来源。芝麻酱、虾皮中钙含量也很高。富含钙的食物见表1-8。

表1-8　富含钙的食物　　　　　　　　　　　　　　　　　　　　（毫克/100克）

食物名称	钙含量	食物名称	钙含量	食物名称	钙含量	食物名称	钙含量
苋菜	178.0	燕麦片	186.0	黄豆	191.0	黄豆粉	207.0
虾皮	991.0	豆腐	164.0	芝麻酱	870	炼乳	242.0

续　表

食物名称	钙含量	食物名称	钙含量	食物名称	钙含量	食物名称	钙含量
奶酪	799.0	母乳化奶粉	251.0	青菜	262.0	紫菜	264.0
梭子蟹	280.0	荠菜	294.0	腌雪菜	294.0	香干	299.0
金针菜	301.0	豆腐脑	301.0	河蚌	306.0	豆腐干	308.0
百叶	313.0	素鸡	319.0	河虾	325.0	脱脂奶粉	1 299.80
虾米	555.0	全脂奶粉	676.0	草头	713.0	芝麻	780.0

3. 促进钙吸收的影响因素

(1) 维生素 D 可以促进小肠对钙吸收,并促进钙在骨骼的沉积。

(2) 乳糖对钙的吸收也有促进作用。

(3) 饮食中蛋白质供应充足有利于钙的吸收,这可能是由于蛋白质消化产生的氨基酸可以与钙结合,形成可溶性的钙盐,因而促进钙的吸收。

(4) 饮食中适量的脂肪对钙的吸收也是有利的。

(5) 机体对钙的需要量增多时,食物钙的吸收率会有提高。例如成人仅能吸收膳食中钙的 20%,而婴儿和孕妇对膳食钙的吸收率可高达 50% 左右。

4. 抑制钙吸收的因素

(1) 食物中含草酸或植酸过多时,不仅食品本身所含钙不易被吸收,而且还会影响其他食物中钙的吸收,如菠菜、竹笋、苋菜、蕹菜、毛豆、茭白、洋葱、草头等。因此在烹调这些蔬菜之前,可先将这些菜在沸水中焯一下,以去除其中的草酸和植酸。

(2) 脂肪进食过多时,消化后产生的游离脂肪酸在肠道来不及吸收,也容易与钙结合而随粪便排出,使钙的吸收减少。

(3) 膳食蛋白质摄入过多时,会增加尿中钙的排出量。研究表明,当蛋白质摄入量每天为 95 克时,每天摄入 800 毫克钙,可呈现钙平衡;如摄入量为 500 毫克钙,则明显不足。因此要注意合理的膳食结构,避免摄入过多的脂肪和蛋白质。

(4) 饮食中若摄入过量的磷,大量的钙会随尿流失。

(5) 膳食纤维摄入过多时,其中的成分与钙结合也会降低钙的吸收,因此膳食纤维的摄入要适量。

(6) 当膳食钙的摄入量大于需要量时,机体会根据钙的需要量进行调节,减少吸收,增加排泄,从而使机体处于钙平衡状态。

三、微量元素——铁

1. 铁的生理意义与代谢

铁是人体红细胞中血红蛋白的主要成分,也是肌红蛋白及含铁酶类的组成成分。人体中的铁总量为4～5克,其中60％～70％存在于血红蛋白中,3％存在于肌红蛋白中,约1％存在于各种酶系统中,其他26％～36％则以运铁或贮铁的形式存在于体内。铁蛋白主要存在于肝脏、脾脏和骨髓的网状内皮系统中。铁在体内代谢过程中可被反复利用,丢失很少。一般在合理喂养和没有偏食、挑食的情况下,身体是不会缺铁的。

但儿童时期,尤其是婴幼儿正处于生长发育的快速阶段,身高、体重增长较快,血容量也明显增多,对铁的需要量就相对较多。如不能从膳食中提供足够的铁来满足生长发育的需要,则会引起缺铁和缺铁性贫血,从而影响健康。

2. 缺铁的表现

(1)体格发育:出现毛发生长迟、出牙迟,说话、站立和行走迟。在患病早期,可出现口唇、指甲和皮肤苍白,并缺乏光泽,脆薄易裂,出现反甲;有头晕、眼花,头发无光泽,且枯黄。

(2)消化系统功能降低:舌乳头萎缩、舌苔无、舌质红,有时舌会有烧灼感,口腔黏膜变薄,易患口腔炎、舌炎、唇炎、口角破裂。食欲减退,胃酸分泌减少,严重者可出现萎缩性胃炎,以及吸收不良综合征。部分患儿还会出现异食癖,如嗜食泥土、砖块、粉笔、石灰、铅笔等。

(3)神经系统:除了烦躁不安、乏力、疲倦外,幼儿的智力发育迟缓,逻辑思维能力差,还会出现注意力不集中、反应慢、易激动、记忆力下降等症状,严重影响了他们的学习,用脑强度增大时(如考试前期)表现更明显。婴幼儿可出现屏气发作等。

(4)免疫力下降,白细胞杀菌能力降低,常合并感染,如感冒及上呼吸道感染等。有时一年中数次发病。

(5)心血管系统:心慌、心悸、气喘、胸闷,运动能力降低。长期严重贫血患儿可能出现心脏扩大,甚至心力衰竭。此外,严重贫血患儿肝、脾、淋巴结可轻度肿大。年龄越小,病程越久,贫血越重,肝、脾肿大越明显。

3. 影响铁吸收的因素

影响铁吸收的因素有以下几点。

(1)食物种类:植物性食物中铁的形式为非血红素铁,吸收较差,动物性食物中铁的形式为血红素铁,吸收较好。一般植物性食物铁吸收率<10％;动物性食物中,鱼类为11％,肉与内脏为22％,血为25％;禽蛋类因含有卵黄高磷蛋白,可干扰铁的吸收,其吸收率仅为3％。大豆中含铁较多,但吸收率不高,且会抑制同时食用的其他食物中铁的吸收;但如经过发芽、发酵或制作为豆腐,可有效提高铁的吸收率。人乳中的铁较牛乳铁容易吸收。

(2)酸碱性:酸性条件下铁容易吸收,胃酸缺乏或过多服用抗酸药物及碱性药物时,可阻碍铁的吸收。

(3)还原性物质:维生素C可将三价铁还原为二价,而且可与铁形成可溶性物质,有利于铁的吸收。动物蛋白质中的半胱氨酸也具有还原性,有利于铁的吸收。

(4)铁的溶解状态:膳食中有较多磷酸盐、草酸盐、植酸盐时,可与铁形成不溶性的铁盐而抑制铁的吸收。茶叶中的鞣酸也可与铁形成不溶性的铁盐影响其吸收。食物中蛋白质的分解产物可与铁形成可溶性的铁盐而利于吸收。

（5）铜的营养状态：铁吸收入血后，必须先被铜蓝蛋白氧化为三价铁，再以运铁蛋白的形式进行运输，而铜是铜蓝蛋白的组成成分之一。如果铜长期摄入不足，使铁不能被氧化，继而不能与运铁蛋白结合并被运送至骨髓，影响铁的利用和红细胞生成，导致贫血。

4. 铁的需要量及其食物来源

1～4 岁幼儿每天需铁量为 12 毫克。俗话说"药补不如食补"，铁的补充主要是通过食物的摄入来获得。食物中的铁有两种存在形式，即血红素铁和非血红素铁。血红素铁存在于动物性食物中，如动物肝、血、肉类、禽类、鱼类等，在体内的吸收好，生物利用率高，不易受膳食中其他成分的影响，因此儿童补铁宜首选富含血红素铁的动物肝脏、血和肉类等。非血红素铁存在于植物性食物中，如蔬菜类、粮谷类等，其吸收受到植酸、草酸、磷酸及植物纤维的影响，故吸收利用率很低。因此在安排儿童膳食时，不仅要看食物中含铁量的多少，更应注重食物中铁的吸收利用率，以便进行合理的选择和搭配。富含铁的食物见表1-9。

表 1-9 富含铁的食物 (毫克/100 克)

食物名称	铁含量	食物名称	铁含量	食物名称	铁含量	食物名称	铁含量
猪肝	22.60	松子仁	6.60	螺蛳	7.00	鸡蛋黄	7.00
猪肾	7.10	香干	8.00	油面筋	8.00	豆瓣辣酱	8.00
蚕豆芽	8.20	炒西瓜子	8.70	冬菇	8.60	鸡肝	12.0
绿豆	9.70	黄豆粉	10.00	海蜇皮	8.80	韭菜	8.90
鱼干	11.30	薄百叶	11.90	黄豆	10.20	糯米	11.00
蛤蜊	14.20	腐竹	15.10	红腐乳	12.30	开洋	13.10
肉松	16.80	干酵母	18.20	芝麻酱	19.20	鸭血	30.5
牛肉干	22.40	荠菜	24.20	鸭肝	23.1	淡菜	24.50
香菇	25.30	银耳	30.40	芝麻	50.00	鸡血	25.0

为了预防铁缺乏，家长应注意以下几方面。

（1）6 个月以下的婴儿应提倡母乳喂养：母乳中铁的含量不多，但吸收率较高，可达 50%，而配方乳中铁的吸收率仅为 10%。在宝宝 2～3 月龄时，乳母要摄入富含维生素 C 的新鲜蔬菜和水果，以增加乳汁中维生素 C 的含量，促进铁的吸收。

（2）**按时添加辅助食品**：一般出生时从母体带来的铁，到 4～5 个月已基本耗尽，以后即需要依靠外源性辅食来加以补充，可根据不同月龄、不同生理特点及时补铁。宝宝满 4 个月后第一个添加的辅食就是铁强化的米粉，而不是蛋黄。

（3）在日常膳食中，应摄取含铁丰富的食物和足够的蛋白质，最好是荤素搭配。因为动物性食物中所含的"肉因子"可促进植物性食物中非血红素铁的吸收。2 岁以上宝宝每周应提供 1～2 次富含血红素铁的动物性食物，如肝、动物血等。

（4）供给充足的维生素 C：因为维生素 C 能促进食物中铁的吸收，故在进餐的同时食用含维生素 C 丰富的水果或果汁，可以使铁的吸收率提高数倍。

（5）不宜给孩子饮咖啡和茶水，也不要在进餐时或餐后立刻服用抗生素、抑制胃酸的药物及碳酸钙之类的钙剂，因为这些食物和药物可抑制食物中铁的吸收。

5. 如何合理服用含铁保健品

含铁保健品是增加人体贮存铁的有效途径之一。服用含铁保健品不仅可改善铁营养不良，而且还可预防铁营养不良及缺铁性贫血。因此，含铁保健品具有预防和改善铁营养不良的功能。在实际生活中，确实有不少家庭很少摄取富含铁的食物，其中有的是由于不爱吃，有的是怕麻烦，有的是担心食用家禽和家畜肝脏不太安全。因此，合理服用含铁保健品，不失为一条可行的补铁途径。目前市场上的补铁剂可分为三大类：无机铁、有机铁和生物铁。比较之下，生物铁显示较多的优点，见表 1-10。

表 1-10　不同补铁剂的特点

分类	代表	吸收率	成本和工艺	不良反应
无机铁	硫酸亚铁 氯化亚铁	5%～8%，受食物种类和服用时间影响大	成本低	胃肠道刺激（恶心、呕吐、胃痛、腹泻、便秘等），有铁锈味，会染黑牙齿，患者常难以耐受其不良反应而停止服用；可引起蓄积中毒
有机铁	乳酸亚铁 葡萄糖酸亚铁 枸橼酸亚铁 富马酸亚铁	8%～12%，受食物种类和服用时间影响较大	成本低	胃肠道刺激，患者常难以耐受其不良反应而停止服用；可引起蓄积中毒
生物铁	氯化血红素	25%～35%，吸收率高且不受肠道环境影响	天然生物来源，生产工艺复杂，技术要求高，成本较高	无胃肠道刺激；不会引起蓄积中毒

保健品服用的方法，应与药物的服用有所区别。一般建议含铁保健品以选用生物铁较为理想，因为吸收率高，且无胃肠道刺激，也不会引起蓄积中毒。服用此类保健品，一般需服用相当长的时间，例如 3 个月。在较短时间内，要弥补贮存铁的缺乏是较为困难的。因为贮存铁占人体铁总量的百分比较高，为 26%～36%，共约 1 000 毫克。如果仅补充 2 周或 1 个月，往往效果不佳，实际上并不是此类保健品的保健效果不好，而是服用方法欠妥所致。在长期服用时，可以模拟实际生活中铁摄取存在波动的现象，换句话说，有时从膳食中摄取的铁较多，有时则较少。所以在服用含铁保健品时，可采取模拟生态的方法。如第一个月每天服用，第二个月 1 周服 5 天，第三个月隔天服用。当然，也可以采取其他类似方法。一般来说，保健品应在有关医生指导下服用。除了服用铁制剂之外，同时还要注意改变以前不喜欢吃富铁食品的习惯。万一还未纠正不良饮食习惯的，在服用 3 个月后，可间隔一段时间，如 1 个月或 2 个月再在医生指导下重复服用。

四、微量元素——锌

1. 主要生理功能

锌是人体必需的微量元素之一,人体内含锌为 1.4～2.3 克,主要存在于皮肤、肌肉和骨骼中,但以眼睛视网膜上相对含量较高,血液中也有一定含量。锌在体内含量虽少,但作用却不可低估。它是体内许多金属酶的重要组成成分,在机体代谢过程中起重要作用。锌与核酸和蛋白质合成关系密切,可促进生长发育和组织再生;能维持正常的味觉,促进食欲;促进维生素 A 在体内的代谢转化,维持血液中维生素 A 浓度的恒定,这对保证正常暗适应能力有重要作用。锌还参与维护和保持细胞免疫反应,提高机体抵抗力,促进创伤愈合。此外,锌还与生殖器的发育和功能有关。因此,锌与儿童生长发育关系密切。

2. 锌的需要量及其食物来源

1～3 岁儿童每天锌的需要量为 9 毫克。人体锌的主要来源是食物,一般动物性食物含锌量较丰富,如海产品、肉类、禽类及鱼眼等。在海产品中尤以牡蛎的含锌量为最高,豆类、花生等坚果类食品也含有一定量的锌。此外,人的初乳中含锌量也较多,且吸收率高于牛乳,因此对新生儿应鼓励母乳喂养。儿童缺锌时,应首先考虑食补,增加鱼、肉等动物性食物,其次可在医生指导下补充适量的锌制剂。一般来说,喜欢吃荤菜的宝宝不易缺锌。

如果儿童长期不能从食物中摄入足够的锌,可引起体内锌的缺乏,并且影响儿童生长发育。常见表现有味觉减退、厌食、异食癖、贫血、生长发育落后、皮肤粗糙或发生皮炎、反复性口腔溃疡、抵抗力下降、创伤不易愈合、多动、智商下降,年长儿可出现性发育延迟等。

一般轻度缺锌只要通过饮食补充即能纠正,如多吃些鱼类、肉类、猪肝、禽类,以及坚果类食品,如花生、核桃、杏仁。此外,黄豆、黑豆也含锌较多。对于缺锌较严重的儿童,可在食补的基础上,在医生指导下适量口服锌制剂,如葡萄糖酸锌、硫酸锌等。一般每天每千克体重补充锌 0.5～1.5 毫克,整个疗程 2～3 个月。富含锌的食物见表 1–11。

表 1–11　富含锌的食物 (毫克/100 克)

食物名称	锌含量	食物名称	锌含量	食物名称	锌含量	食物名称	锌含量
银耳	3.03	酵母	3.08	全脂奶粉	3.14	木耳	3.18
黄豆	3.34	猪小排	3.36	肥瘦牛肉	3.67	河蟹	3.68
腐竹	3.69	瘦牛肉	3.71	鸡蛋黄	3.79	虾米	3.82
黄豆粉	3.89	河蚌	3.95	金针菜	3.99	干贝	5.05
炒松子	5.49	梭子蟹	5.50	猪肝	5.78	炒葵花籽	5.91
羊肉	6.06	芝麻	6.13	干蘑菇	6.29	淡菜	6.71

续　表

食物名称	锌含量	食物名称	锌含量	食物名称	锌含量	食物名称	锌含量
炒西瓜子	6.76	奶酪	6.97	炒南瓜子	7.12	酱牛肉	7.12
牛肉干	7.26	太仓肉松	7.35	干辣椒	8.21	花生油	8.48
干香菇	8.57	牡蛎	9.39	螺蛳	10.27		

五、其他微量元素

1. 铜的生理功能及食物来源

人体内的含铜总量约为 80 毫克。铜分布于机体所有的组织中,但以骨骼和肌肉中较多。铜在肠道被吸收,由肠壁和胆汁中排出。它是人体内极重要的催化剂,对铁的吸收、血红蛋白形成极其重要,可影响红细胞生成。当铜缺乏时,可引起贫血、白细胞下降、骨骼变脆、抗病力降低。

1～4 岁儿童每天铜的需要量为 0.8 毫克。一般食物中均普遍含有铜,肝、肾和甲壳类含量尤为丰富。植物性食物中,大豆、豌豆、坚果、葡萄干等含量也较多。

2. 碘的生理功能及食物来源

成人体内碘的总量为 15～20 毫克,其中 70%～80% 存在于甲状腺。食物中的碘易从肠道吸收,主要由小便排出。碘是制造人体甲状腺素不可缺少的一种元素,缺乏时可发生甲状腺肿大及克汀病。

1～4 岁儿童每天碘的需要量为 50 微克。食物中以海产品含量最多,如海带、紫菜、发菜、淡菜、海参、蚶、蛤及海虾等。目前许多城市都供应加碘食盐。

3. 硒的生理功能及食物来源

硒是人体重要的微量元素。十二指肠是硒的主要吸收部位,主要由粪便及尿排出。硒是谷胱甘肽过氧化物酶和脱碘酶的重要组分,参与机体抗氧化作用以及合成甲状腺素。我国存在大面积低硒地带,低硒儿童是大骨节病与克山病的高发人群。

1～4 岁儿童每天硒的需要量为 20 微克。动物性食物,如肝、肾、海产品及肉类、蛋都是硒的食物来源。此外,大豆及大豆制品、蘑菇、全麦制品、黄油及芋头中也含较多硒。

第四节　膳食纤维和水

一、膳食纤维

膳食纤维主要包括纤维素、半纤维素、木质素、果胶、琼脂等,它也是一种碳水化合物。

大多来自膳食中的植物性食物,主要存在于蔬菜、水果、粗制粮食(如全麦粉、糙米、燕麦、玉米)及干豆类中。膳食纤维可分为可溶性纤维与不溶性纤维两类。尽管它们不能被机体吸收利用,但也具有一定的功能,可改善宝宝的排便。

果汁中含有较多可溶性纤维,而不溶性纤维都与水果渣一起被丢弃。所以宝宝在学会喝果汁后,应较快地转到吃果泥。一些添加糖的果汁不适合宝宝,因为爱喝甜饮料的宝宝,可能会排斥吃蔬菜。在宝宝日常的饮食中需要一定量的膳食纤维,其中蔬菜、水果中含量较高,全麦面包和杂粮中都有。从营养学角度看,宝宝的膳食要有一定量的膳食纤维,但不宜太多。如果膳食纤维摄入过量,可刺激肠道的蠕动,加速粪便排出,直接影响热量和某些营养成分的吸收利用,也会妨碍钙、磷、锌、铁与一些维生素的吸收和利用。

总之,宝宝摄入膳食纤维要适量,不是越多越好。不需要单独给宝宝补充膳食纤维(如琼脂),膳食纤维要从天然食品中获得。每天膳食不应吃得太精、太单调,保证每天供应较多的蔬菜与水果,以及少量的新鲜玉米、蒸红薯或全麦类食物。

二、水

水是人类机体赖以维持最基本生命活动的物质,所以是一种重要的营养素。人可以一天不吃饭,但却不能一天不进水。由于水在自然界分布十分广泛,又价廉易得,所以常常容易被人们忽视。水在人体中有以下一些生理作用。

1. 水是维持人体正常生理活动的重要物质

当长期不能进食,体内贮备的糖和脂肪被完全消耗、蛋白质也失去一半时,机体仍可勉强维持生命;而一旦机体丧失水分达20%,就无法维持生命。成人体液总量约占体重的60%,儿童略高一些。水又是机体构造不可缺少的材料,所有组织都含有水,如血液中含水分高达90%,肌肉含水为70%,脂肪含水较少为10%。事实上,一切活细胞都离不开水。体内水分如丢失超过体重5%,就会发生脱水。如果脱水较长时间不能纠正,会导致死亡。可见水对生命来说极其重要。

2. 水是各种营养素的溶剂

除一些脂溶性营养素,如脂溶性维生素等少数物质外,水是多种营养素的溶剂,是一种重要的载体。没有水就无法维持正常的循环、呼吸、消化、物质交换以及排泄等生理活动,各种新陈代谢也将停止,可见生命永远与水分联系在一起。

3. 水能调节体温

因为水能吸收较多热量而本身温度升高不多,水的蒸发热大,故蒸发少量汗就能散发大量的热。当外界气温高或体内产热过多时,机体就通过出汗和蒸发汗液来使皮肤散热,以达到维持体温的目的。血液中90%是水,它的流动性很大,能随血液循环迅速到达全身而调节体温。

4. 水是良好的润滑剂

眼泪、唾液、关节腔及浆膜腔液是体内各器官之间良好的润滑剂。身体缺水时,消化液分泌减少,可影响食物的消化吸收。

由此可见,水是一种重要的营养素。机体每天都要经皮肤、呼吸、尿、粪中排出相当数量的水分,所以人每天都必须补充丢失的水分。宝宝的新陈代谢比较旺盛,所以每天需要的水分相对比成人高得多。每天消耗的水分占体重的10%～15%,而成人仅为2%～4%。宝宝每天需水量与年龄、体重、摄取热量及尿比重均有关系。1岁以下的婴儿每天每千克体重需要水100～160毫升,1～4岁宝宝每天每千克体重需要水125毫升,7～9岁儿童每天每千克体重需要水100毫升,9岁以上每天每千克体重需要水75毫升,而成人只需40毫升水。为了孩子健康,除了在食物中提供的水外,还需要随时额外给孩子补充水分,尤其是冬天和夏天。适宜宝宝饮用的水以白开水为好,而不是各类充气饮料,也不宜提供含糖茶水。

■ 思考题

1. 蛋白质的生理功能是什么?

2. 必需氨基酸有哪些?

3. 什么是蛋白质的互补作用?如何更好地实现蛋白质的互补作用?

4. 脂肪的生理功能是什么?

5. 必需脂肪酸有哪些?它们的生理功能是什么?

6. 亚油酸、亚麻酸、DHA和EPA的重要食物来源分别是什么?

7. 生活中常见的单糖、双糖和多糖有哪些?

8. 碳水化合物的功能是什么?

9. 不吃饭只吃荤菜对人体有什么危害?

10. 人体内维生素D的来源是什么?

11. 怎样预防佝偻病?

12. 怎样预防维生素D中毒?

13. 维生素A的生理功能是什么?

14. 怎样预防维生素A缺乏?

15. 怎样预防维生素A中毒?

16. 维生素B_1缺乏的原因是什么?

17. 维生素B_2缺乏的原因是什么?

18. 如何预防维生素B_1和维生素B_2缺乏?

19. 维生素C的生理功能是什么?

20. 富含维生素C的水果和蔬菜有哪些?

21. 如何减少食物中维生素C的流失?

22. 常量元素和微量元素如何划分?

23. 矿物质的生理功能是什么?

24. 为什么钙对人体的生长发育十分重要?

25. 影响钙吸收的有利因素有哪些?

26. 影响钙吸收的不利因素有哪些?

27. 铁缺乏时的表现有哪些?

28. 影响铁吸收的因素有哪些?

29. 铁的食物来源有哪些?

30. 如何预防铁缺乏?

31. 锌的生理功能有哪些?

32. 缺锌时的表现是什么?

33. 锌含量丰富的食物有哪些?

34. 为什么宝宝要适量摄入膳食纤维?

35. 水的生理作用有哪些?

第二章
营养性食品的分组及其营养价值

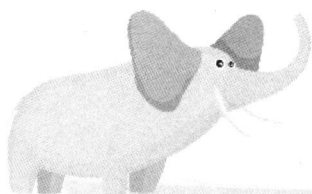

★ **学习要点：**

1. 熟悉食品组的概念及其各营养性食品组的营养价值；
2. 熟悉食品安全知识及其应用；
3. 掌握食物结构的概念及其意义；
4. 掌握各类食品的选购方法。

第一节　食物的结构与营养性食品组的组成

一、食物的结构

膳食营养学的核心就是食物的结构，也可称为膳食结构。所谓膳食结构就是由每个人每天吃的所有食物组成的一个食谱。合理的膳食结构应该包括5组营养性食品组，而且各组食品的数量与种类都符合4个基本原则：多样化、按比例的原则，适量原则，以及个体化原则。合理的膳食结构有两个层次：第一，家庭应该提供平衡膳食，使餐桌上的菜肴符合平衡膳食的要求；第二，摄食者应该具有良好的饮食习惯，不挑食、不偏食，避免破坏平衡膳食的结构。这两个环节，任何一个出了问题，合理的膳食结构就得不到保证。所以，合理的膳食结构要求每个家庭懂得组织家庭平衡膳食的原则与方法，也要求每个摄食者具有良好的饮食习惯。膳食质量与膳食行为是营养学的两个重要方面，两者缺一不可。

膳食行为的合理与否，主要判断的依据是此种行为会不会破坏合理的膳食结构。凡挑食、偏食都属不良饮食习惯，不吃或少吃某一食品组食物，膳食结构就不合理，因此膳食营养一定也是不合理的。要知道，好食品加好食品并不一定等于好营养。所以遵循一些所谓营养专家的推荐去找好食品，可能就会出现营养学的问题。如经常大量吃鱼的宝宝，可能会产生酸性体质，导致免疫力下降，以及行为逆反。正确的营养学指导，首先是指导家庭

"如何吃",而不是"吃什么"。"如何吃"是讲究科学吃的原理,是"吃什么"的指导,是如何选择食品,以及如何组织家庭平衡膳食,保证合理膳食结构的根本法则,它是总纲,也是个人合理饮食的指南。

宝宝从出生到 1 岁,在饮食上经过两个主要的变化:其一,是从单纯喝奶(母乳或配方奶)转变为尝试吃各类食物;其二,从不完全的食物结构逐渐过渡到具有 5 个营养性食品组食品的食物结构。1~2 岁的宝宝就应该逐步完善与成人膳食结构相类似的合理膳食结构,并维持终身。目前不少家庭忽视了这一个重要环节。一方面,家庭不能提供具有合理膳食结构的平衡膳食;另一方面,即使家庭能提供平衡膳食,但宝宝从小养成的不良饮食习惯,也会破坏餐桌上合理膳食结构的平衡。为了宝宝的健康,每个家庭都要有意识地从小关注宝宝的膳食结构,了解食物的分组知识,从小培养宝宝良好的饮食习惯,营造家庭良好的饮食氛围,掌握宝宝膳食管理的策略与方法,从而保证宝宝能从合理的膳食结构中获得合理营养,促进健康成长。

二、营养性食品组的组成

人们日常吃的营养性食品(表 2-1)可以分为以下 5 组。

1. 粮食组

包括谷物类,除大豆外的干豆类,如赤豆、绿豆、芸豆、白扁豆等,薯类,以及谷类制品。要避免单纯吃细粮,要扩大粮食品种,包括粗粮、杂粮、全麦制品等。

2. 蔬菜组

可分为深色与浅色两类,前者包括绿色、深绿色、红色、橙黄色,后者如白色。一般说来,深色蔬菜营养较为丰富。

3. 水果组

各种鲜果可提供丰富的维生素 C 及膳食纤维,尤其是果胶可促进肠道蠕动,利于消化。

4. 动物性食品组

包括畜肉、禽、鱼、蛋、虾、动物内脏及海产品。要避免总是吃少数几样荤菜,如虾、蟹之类。

5. 乳类和豆类组

包括新鲜牛羊奶、酸奶、奶酪、奶粉、豆奶及豆制品。

上述 5 组食品又可称为保护性食品组。另外,还有 1 组食品称为高能量食品组,包括动、植物油脂,各种食用糖、盐和酒类。它主要提供能量,摄入过多会引起肥胖,也是某些慢性病的危险因素,应采取适量原则,适度使用。

表2-1　日常食物的分组

粮食组	谷类	稻米、小米、高粱、小麦等
	干豆类	绿豆、赤豆、芸豆、白扁豆等
	淀粉类	藕粉、粉丝、粉条、豌豆淀粉、玉米淀粉等
	薯类	马铃薯、山芋等
蔬菜组	嫩茎、叶、花类	大白菜、花菜、苋菜、竹笋、鲜百合等
	根菜类	胡萝卜、萝卜等
	瓜茄类	茄子、番茄、黄瓜、南瓜、青椒等
	鲜豆类	豌豆、蚕豆、毛豆、绿豆芽等
	水生蔬菜类	藕、茭白、慈菇、荸荠等
	葱蒜类	大蒜、洋葱、韭菜、大葱等
	菌藻类	蘑菇、香菇、海带、紫菜等
水果组	仁果类	梨、苹果、山楂、海棠果等
	核果类	桃、杏、梅、李、鲜枣、樱桃等
	浆果类	葡萄、草莓、猕猴桃、石榴、柿子等
	柑橘类	橙子、柑橘、柠檬、柚子等
	瓜果类	西瓜、甜瓜、哈密瓜等
	亚热带和热带水果类	香蕉、菠萝、芒果、荔枝、椰子、枇杷等
	干果类	花生、核桃、杏仁、榛子、葵花籽、松子等
动物性食品组	水产类	鱼、虾、蟹、贝类等
	禽肉类	鸡、鸭、鹅等及其内脏
	畜肉类	猪、牛、羊等及其内脏
	蛋类	鸡蛋、鸭蛋、鹅蛋、鹌鹑蛋等
乳类和豆类组	乳和乳制品	牛乳、羊乳、酸奶、奶酪
	大豆和大豆制品	黄豆、豆浆、豆腐、豆腐干、百叶、腐竹等
高能量食品组（包括要控制摄入量的盐等）	油脂类	豆油、花生油、葵花籽油、麻油等
	糖类	蔗糖、红糖、麦芽糖等
	盐类	食盐、味精、酱油
	调味品	醋、胡椒粉、咖喱粉、鲜辣粉等

第二节　营养性食品组的营养价值

一、粮食组的营养价值

粮食是膳食热量的主要来源，也是人体最基本的营养物质。从平衡膳食角度而言，粮食是食物结构不可缺少的基本组成之一。粮食是我国居民的传统主食，倘若膳食中粮食提供太少或不提供，就会产生不合理的供能模式。因此，要重视粮食在一日三餐中的地位。

我国是盛产粮食的国家，所产粮食有20多种，主要有粮谷类，如小麦、大米、玉米、高粱、小米等，还有薯类和豆类。人们习惯上把大米、麦面称为细粮，把小米、玉米、燕麦、荞麦、高粱、薯类，以及部分豆类，如绿豆、赤豆、芸豆、白扁豆等称为粗杂粮。粮食组食品主要提供碳水化合物、蛋白质、膳食纤维及B族维生素，现分别介绍如下。

1. 碳水化合物

粮谷类一般含碳水化合物 65％～75％，主要为淀粉。淀粉无甜味，加热可膨胀为糊状物，易被淀粉酶消化，依次分解为糊精、麦芽糖和葡萄糖。粮食中淀粉最后以葡萄糖形式被吸收利用，如食量正常者就不必额外补充葡萄糖。各类碳水化合物是人体最理想和最经济的热量来源，每 100 克细粮可提供 1 465 千焦(350 千卡)的热量。

2. 蛋白质

谷类蛋白质含量一般在 7％～10％，是植物性蛋白质的重要来源。但这种蛋白质中赖氨酸、蛋氨酸含量相对较少，因此，与含赖氨酸、蛋氨酸较多的肉类、豆类共同搭配食用，或粮谷类食物混合进食，在一定程度上可以相互补充必需氨基酸比值上的不足，以提高其营养价值。因此，在落实食物多样化原则时，要粗细粮搭配吃，提倡吃得杂一些、粗一些，一般粮、豆比例为 10：1。

3. 脂肪

含量少，一般为 2％，且多为不饱和脂肪酸，故贮存条件较差。贮存时间较长的米粒、米粉常有不良气味，这是脂肪酸被氧化的结果。因此粮谷类食物必须贮藏在避光、通风、干燥和阴凉的环境中，才能保持原有的营养价值。

4. 无机盐

谷类钙含量不高，铁含量更低，且吸收率较低，仅约 1％，这是由于谷类中存在的植酸与过多的磷所造成的。

5. 维生素

维生素 B_1 的主要来源是未过度加工的粮谷类。此外，还含少量的泛酸、尼克酸及维生素 B_2。为了获得较多的维生素、矿物质及膳食纤维，最好选择未经精细加工的粮食，如全麦面包、多谷面包、杂粮面包、燕麦片等，以及与粗杂粮搭配吃，如小米可增加铜的摄入，红薯可增加膳食纤维量。但要注意有节制，过多地提供粗杂粮，由于膳食纤维和植酸含量增加，也会影响宝宝对钙、铁、锌的吸收与利用。

中医认为，粳米性平，有健脾养胃之功；糯米性温，有暖脾胃、补中益气之效；紫黑米有健脾理中，并含有较多的钙和铁；面粉性温，有养心之功，对肠胃虚寒的宝宝有益。

6. 适合宝宝吃的粗杂粮

粗杂粮营养丰富，除了能提供人体热量、蛋白质、矿物质、纤维素外，尤其能提供丰富的 B 族维生素，特别是维生素 B_1，这些营养素都是宝宝生长发育不可缺少的。目前，随着生活水平的逐渐提高，人们吃的食物越来越精细，但长期吃精白米、精白面易引起维生素 B_1 的缺乏。因此宝宝适当吃些粗杂粮有益健康，不仅能预防维生素 B_1 缺乏，还能锻炼宝宝的消化功能；此外粗杂粮中的纤维素还能促进肠蠕动，保持大便通畅，预防便秘。幼儿通常可以吃的杂粮有小米、薏米、燕麦、小麦、玉米，现分别介绍如下。

(1) 小米：无论是营养素种类和含量均高于大米，而且易消化吸收，宝宝食用较适宜。但其蛋白质中的赖氨酸含量很低，故宜与豆类或肉类食品混合食用，以发挥蛋白质的互补作用,提高蛋白质的生物利用率。

(2)小麦:将麦粒碾去麸皮即可加工成面粉,根据不同的加工精度可分为标准粉和精白粉,标准粉的营养价值较精白粉高。碾去的小麦麸皮中含有丰富的粗纤维、B族维生素和矿物质,可将其加入面粉中制成麸皮面包或馒头食用。

(3)燕麦:通常加工成燕麦片或燕麦粉。燕麦的营养价值很高,所含的蛋白质、脂肪均高于一般的谷类食物,其蛋白质中含有人体必需的全部氨基酸,特别是富含赖氨酸;其脂肪中又含有大量亚油酸,易被消化吸收。如将燕麦片放在牛奶中一起食用,则可使营养及口味均更理想。

(4)薏米:薏米又称米仁,蛋白质和脂肪含量均高于大米,还含有钙、磷、铁等矿物质和纤维素。中医认为米仁味甘淡性凉,具有清热利湿、健脾胃之功效,故儿童食用较适宜。

(5)玉米:玉米中含有一定量的胡萝卜素,鲜玉米中还含有部分维生素C。由于玉米蛋白质中缺乏赖氨酸和色氨酸,故宜与其他食物混合食用为佳,也可以将新鲜玉米切成小段和肉一起煮汤。

此外,红薯含有较多的维生素A,少量食用也有利于改善宝宝的肠道功能,减轻便秘。粗杂粮虽然营养丰富,但也不是多多益善。应根据不同年龄、不同生理状况及不同消化功能,适量、适度才是合理的。如果摄入过多,可引起肠胀气、大便增多等不适现象。杂粮中的膳食纤维还可影响钙、铁、锌等营养素的吸收,且膳食纤维还会增加肠道蠕动,加快食物通过肠道的时间,从而影响热量和营养素的吸收。因此,在实际生活中,宝宝最好以细粮为主,辅以少量杂粮。一般讲,每周可提供1～2次杂粮,以全麦面包、新鲜玉米、蒸红薯为好,数量不宜多。

二、蔬菜组的营养价值

蔬菜是平衡膳食食物结构的基本组成之一,蔬菜供应缺乏或不足,可导致某些维生素和矿物质的缺乏,也会造成机体酸碱平衡失调,而影响健康。由此可见,蔬菜是一种重要的营养素来源。

蔬菜营养丰富,品种繁多,按其颜色的深浅,又可分为深色蔬菜和浅色蔬菜两大类。深色蔬菜包括绿色、深绿色、黄色和红色蔬菜,如各种绿叶菜(青菜、芹菜、苋菜、荠菜等),胡萝卜、番茄、辣椒、南瓜等;浅色蔬菜包括卷心菜、大白菜、白萝卜等。前者营养价值一般高于后者。

深色蔬菜的最大特点是含有丰富的维生素C和胡萝卜素。一般每100克新鲜绿叶菜中,维生素C含量都大于30毫克,相当于宝宝一日所需量的一半左右。胡萝卜素含量在500微克以上,有的还更高,如菠菜含2 920微克、韭菜含1 410微克、胡萝卜含4 010微克。此外,橙黄色甘薯、南瓜、番茄含胡萝卜素也较多。新鲜绿叶蔬菜(草头)还含有丰富的维生素B_2(核黄素)。很多绿叶蔬菜,如油菜、荠菜、苋菜等可提供较多的钙,每100克菜约可提供 200 毫克的钙盐,但多数的绿叶菜含有草酸(如菠菜、蕹菜、苋菜),加上谷类植物所含的植酸,都可干扰钙的吸收,因此,蔬菜不是提供钙的良好来源。这些菜在吃之前先要用开水焯过后再给宝宝吃。如是炒菜,更不要给宝宝用菜汤拌饭吃。

浅色蔬菜虽然所含的维生素 C 和胡萝卜素较深色蔬菜的少,但有些营养素也是深色蔬菜所没有的,因此说每种蔬菜所含的营养素是各不相同、各有特色的。在日常膳食中不仅每天都要保证蔬菜的供应,而且品种要多样化,并深浅搭配,尤其要多吃一些深色蔬菜。一般来说,深色蔬菜应占全天蔬菜量的一半左右。

蔬菜的蛋白质和脂类含量很低,但有一定数量的碳水化合物。另外,蔬菜中的纤维素虽然没有直接的营养作用,也不被消化吸收,但它可以起到调节血糖及血脂的作用,能刺激肠道蠕动,增加食物容量,有利于肠内容物排泄,减少便秘。宝宝并不需要额外补充膳食纤维,每天摄入充足的蔬菜和水果,以及适量的杂粮就能满足生理需求。

多数蔬菜和水果属于碱性食物,含钾、钠、钙和镁等矿物质较多。如与酸性食物(鱼、肉、蛋和谷类)适当搭配,可维持体内正常的酸碱平衡,避免宝宝因多食肉类导致酸性体质。有助于提高宝宝的免疫功能,提高健康素质。

三、水果组的营养价值

水果一年四季都有,颜色鲜艳诱人,汁液又多,口感好,深受大人和宝宝的喜爱。在平衡膳食食物结构中,有一条基本原则,即水果组和蔬菜组是两组食品,不能相互代替。水果和蔬菜虽有相同之处,两者都含有丰富的维生素 C、矿物质和膳食纤维,但也有不同。有些水果的维生素及一些微量元素含量不如新鲜蔬菜,但水果含有的葡萄糖、果糖、柠檬酸、果胶等物质又比蔬菜丰富。水果不仅餐前、餐后都可食用,而且在烹饪上应用广泛,从大型宴会到日常菜肴和小吃都有干鲜果品的使用,它们的特殊风味和诱人色泽,在调剂口味、促进食欲、提供营养、帮助消化、防止便秘等方面都起着重要的作用,同时又给丰富多彩的饮食文化添上靓丽的一笔。

水果又称鲜果,它与果干、干果、蜜饯和果脯总称为果品。我国生产的鲜果主要有苹果、梨、葡萄、桃、山楂(红果)、柑橘(包括柚类、橙、宽皮柑橘和金柑类)、香蕉、菠萝(凤梨)、西瓜、荔枝、樱桃、草莓和杏等。果干即干燥的鲜果,主要有红枣、柿、软枣等。干果主要有板栗、核桃仁、花生、榛子、芝麻和松子。蜜饯与果脯主要是用糖代替新鲜水果中的水而将果实保存起来,并且改变了果实的风味,如苹果脯、杏脯、桃脯、蜜枣、糖橘饼等。由于采取特殊的加工原料与方法,可保留较多的维生素 C。水果可以提供多种营养素,现分别介绍如下。

1. 水

水果中水占最大部分,一般含水量在 70%～90%,含水量高的如西瓜、草莓等可达 90% 以上,因此水果可以补充人体水分。

2. 糖

糖是水果甜味的主要来源，一般含量为10％～12％，有些可高达20％以上，如枣、葡萄、山楂等。不同种类水果，含糖的种类也不同。仁果类，如苹果、梨等含果糖较多；核果类，如桃、李、杏等含蔗糖较多；浆果类，如葡萄等含葡萄糖和果糖较多；柑橘类，如柑、橙等含蔗糖较多。

3. 淀粉

成熟的果实一般不含淀粉或含少量淀粉，未成熟的香蕉则含有大量的淀粉，大约有18％，成熟后淀粉转变为糖。

4. 维生素

新鲜水果是供应人体维生素C的丰富来源。柑橘类果实维生素C含量较高，为30～50毫克/100克。枣、山楂和猕猴桃是维生素C含量最丰富的果品，每100克果实中，鲜枣含维生素C 600～1 600毫克，山楂含80～90毫克，猕猴桃含200毫克。有些水果含维生素C少，如西瓜、桃和葡萄。橙黄色果品中含有胡萝卜素，但含量很少。此外，水果中还含有维生素P（又称柠檬素），有保护血管作用，还可促进维生素C的活动。枣中含量最高，达330毫克/100克，柑橘类水果中也含有维生素P。

5. 矿物质

果实中含有许多矿物质，其中对人体有重要作用的是钙、铁、磷。果实中以橄榄含钙最高，山楂其次，香蕉、草莓含磷丰富，樱桃、山楂含铁丰富。

6. 纤维素

纤维素是与淀粉相似的多糖类，是构成果实细胞壁和输导组织的主要成分。果实表皮细胞中的复合纤维素，对果实起保护作用。水果中含纤维素的多少会影响水果的品质，如果纤维素太多或太粗，食用时就会感觉粗老。人体消化道中没有使纤维素消化的酶，因此纤维素不能被消化吸收，但它能促进肠蠕动，刺激消化液的分泌，起到间接帮助消化的作用。

7. 果胶

未成熟果实中存在的大多是原果胶，它与纤维素一起将细胞紧密结合，使果实显得坚实脆硬。果实成熟后，原果胶转变为果胶，与纤维素分离，发生黏液化，使细胞之间结合松弛，果实变得柔软。当果实进一步成熟，果胶转变为果胶酸，则没有胶黏能力，因此果实呈松散软烂状。

8. 其他

水果中还含有下列物质：

（1）有机酸，通常称为果酸，是果实酸味的来源。

（2）单宁物质，含量低时使人感觉有清凉味，含量高时产生涩味。

（3）苷，大多具有苦味，其中杏仁苷在苦杏仁中含量最多，它在酶的分解下产生有剧毒的氢菁酸，因此多吃苦杏仁会中毒。

（4）含氮物质，一般水果中含量在0.2％～1.2％，主要是蛋白质，其次是游离氨基酸，核桃仁和杏仁中较丰富,高达15％～20％。

(5) 色素,使水果呈现不同颜色。

(6) 芳香油,使水果产生香味,能刺激食欲,有助于人体对其他物质的吸收。有的芳香油,如苯甲醛氧化后产生苯甲酸,还具有杀菌能力。

总之,水果营养丰富,但摄入量不宜过高,以免影响食欲。

四、动物性食品组的营养价值

1. 家畜的营养价值

家畜主要有猪、牛、羊3种。猪肉含有丰富的蛋白质,瘦肉的蛋白质可达17％,而且蛋白质质量好,所含氨基酸与人体所需几乎一样,为完全蛋白质。猪肉的脂肪因种类和肉的部位不同而不同,平均在10％～30％,以饱和脂肪酸为主,胆固醇含量瘦肉最低,肥肉比瘦肉高2～3倍,内脏比瘦肉高4～5倍。肉类的碳水化合物含量很低。猪肉中还有1％左右的矿物质,如磷和血红素铁等比较丰富。此外还含有丰富的维生素,如B族维生素、维生素A和维生素D。猪内脏营养价值也很好,蛋白质很丰富,不论猪肝、猪心、猪肾,蛋白质都有15％～19％。猪肝含血红素铁最高,吸收率亦高。肉类中还含有一种称为"肉因子"的物质,可促进植物性食物中非血红素铁的吸收,因此肉类是防止缺铁性贫血的最理想食物。要注意选择新鲜的畜肉,不要给宝宝选用腌肉制品、熏肉制品、肉肠制品或烧烤制品。牛肉中的蛋白质比猪肉略高,脂肪含量低于猪肉。羊肉含蛋白质与猪肉相似,但宝宝不易消化吸收。宝宝饮食中一般以猪肉为主要畜肉来源。体重超标的宝宝可以增加水产和禽类的摄入,以控制热量的过多摄入,利于保持合理体重。但要少吃猪肉,因为猪肉含脂肪量颇高。

2. 禽类的营养价值

禽类主要有鸡、鸭、鹅等。禽肉中蛋白质含量颇高,其中鸡肉约为20％,鸭肉为16％～17％,鹅肉约为10％。鸡肉中鸡胸脯肉蛋白质含量最高,可与牛肉媲美。鸡肉蛋白质的质量也很高,所含氨基酸较全面,故利用率高。禽肉的脂肪含量比畜肉低,鸡肉约为1.3％,鸭肉约为7.5％,鹅肉约为11.3％。禽类脂肪熔点较低,易于消化。禽皮含脂量较高,肥胖宝宝要少吃。禽的内脏往往含有比肌肉更为丰富的营养素,除蛋白质、脂肪外,还含有更多的维生素、矿物质,特别是肝脏中维生素A、维生素B_2(核黄素)和铁的含量都超过肌肉多倍,其中尤以鸡肝最为突出。此外,鸡、鸭血如同猪血一样,也是含血红素铁丰富的食品。禽肉中胆固醇含量不多,不易引起高脂血症。

中医认为鸡肉性温,大补,有益五脏、补虚损、健脾胃、强筋骨、活血调经等作用。鸭肉性凉,油脂大寒,有滋阴补肾、化痰利水的功用。鹅肉性温,有补虚益气、暖胃生津等功效。

3. 鱼类的营养价值

鱼类有很高的营养价值,所含蛋白质甚多,为15％～25％,且含人体所需的全部必需氨基酸,包括宝宝所需的组氨酸。一般来说,海鱼的蛋白质比河鱼、塘鱼高。如小黄花鱼蛋白质含量达 29%,带鱼、石斑鱼有 18%;而河鱼,如草鱼蛋白质含量为 17.9%,鲫鱼为 13%。但有的河鱼含蛋白质较高,如鳊鱼(武昌鱼)高达 20.8%。鱼类的脂肪含量一般不高,为 1%～5%,但鳊鱼的脂肪可达 15.8%。鱼类脂肪以不饱和脂肪酸为主,极易为人体消化吸收。海鱼的脂肪中还含有二十碳五烯酸(EPA)和二十二碳六烯酸(DHA),它们在人脑中的含量特别高,是脑组织的重要组分,并对视觉有很大好处。因此多吃鱼有利于宝宝智力发育。此外,鱼类还含有丰富的矿物质,如钙、磷、钾、镁、铁。与畜肉、禽肉相比,鱼肉所含的碘和磷则高得多,海产鱼类含碘尤为丰富。鱼类也是维生素 B_2 和尼克酸的良好来源。鱼肉中还含有一种叫牛磺酸的氨基酸,对增强宝宝视力有益。鱼肉的肌纤维短而纤细,含水分多,结构疏松,比畜肉类更易消化,蛋白质的吸收率可达 85%～90%,尤其适合宝宝食用。甚至 2 个半月的婴儿就能很好地消化吸收,所以,鱼类是继宝宝吃蛋黄后,最早添加的动物性食物。建议宝宝多吃鱼,并不是指吃鱼的数量要多,而是一周内可多吃几次鱼,每次吃鱼的量要按照宝宝年龄来供应。河鱼、海鱼都可以吃,但河鱼可多吃几次。

中医认为,鱼为生痰之品,咳嗽痰多的宝宝不宜食用。

4. 蛋类的营养价值

蛋类包括鸡蛋、鸭蛋、鹅蛋、鹌鹑蛋、鸽蛋等,以鸡、鸭蛋最常用。蛋清约占整个蛋重量的 58%,蛋黄则占 31%,其余是蛋壳。蛋是营养价值很高的食品,每百克鸡蛋含有约 12 克蛋白质,一只鸡蛋约含 6 克蛋白质。蛋的蛋白质是各种含蛋白质食品中质量最好、生理价值最高的蛋白质。它含有各种必需氨基酸,宝宝生长发育所必需的组氨酸含量也很丰富,是完全蛋白质,其消化率为 98%。蛋中脂肪绝大部分集中在蛋黄内,由液体脂肪酸组成。每百克鸡蛋含脂肪 11 克左右,鸡蛋的脂肪含不饱和脂肪酸多,所以容易消化吸收。蛋类都有一种叫卵磷脂的脂肪成分,这些成分对宝宝脑及神经组织的发育有益,有增强记忆力、促进思维等重要作用。蛋类中的矿物质主要含于蛋黄内,铁、磷和钙含量甚高,蛋黄中还有丰富的维生素 A、维生素 D、维生素 E 及维生素 B_1、维生素 B_2,蛋白中维生素 B_2 和烟酸较多,其他较少。基于蛋的重要营养价值,小宝宝满 5 个月可开始吃蛋黄,大宝宝最早要在满 10 个月方可吃全蛋,凡过敏体质或有家庭过敏史的宝宝要延迟到 1 岁后吃。宝宝每天吃一只鸡蛋,如蒸蛋羹、白煮蛋等。宝宝要少吃再制蛋类,如咸鸭蛋、茶叶蛋等。

各种蛋类的营养价值基本相同,其中鹌鹑蛋含维生素 D 较多;鸽蛋含钙较多;鹅蛋含胆固醇量很高,不宜多吃;鸭蛋性凉,不宜常吃。

中医认为,鸡蛋有很高的药用价值。蛋清性寒,有清热、解毒、消炎和保护黏膜的作用;蛋黄味甘、性平,有祛热、温胃、镇静、消炎等功效。

五、乳类和豆类组的营养价值

1. 牛乳和乳制品的营养

牛奶是乳牛产后从乳腺分泌出的一种白色或稍带黄色的不透明液体,具有特异芳香;

乳制品有酸奶、奶酪等。奶酪有 3 种类型:片状奶酪、软的可涂抹奶酪和块状固体奶酪。奶酪口味鲜美、营养丰富,含有较多的蛋白质。鉴于乳及乳制品含有丰富的优质蛋白质,也是天然钙的极好来源,我国已将它们列为平衡膳食食物结构中重要的一组食品。要大力发展奶的生产和消费,以改善我国居民膳食中普遍缺钙的现状。

牛乳和乳制品是一种营养成分较为完全的食品,能提供优质蛋白质、易于消化吸收的脂肪、必需氨基酸和卵磷脂,以及丰富的乳糖、维生素 A 和 B 族维生素,是钙的最佳来源。现择要介绍如下。

(1) 水分:水分是牛乳中的主要组成部分,约占 80% 以上。水内溶解物含有机物、无机盐及气体。

(2) 脂肪:牛乳的脂肪以微细的球状或乳浊液分散在乳中,是牛乳中重要的成分之一。乳脂肪不仅与牛乳的口味有关,同时也是奶油、全脂奶粉及干酪的主要成分。牛乳一般含脂肪 3%~5%。脱脂奶不能作为婴儿的代乳品,长期喂养可造成热量摄入不足,引起体重不增或下降。

(3) 蛋白质:牛乳中含有 3 种主要的蛋白质,其中酪蛋白的含量最多,约占总蛋白量的 83%,乳清蛋白占 13% 左右,乳球蛋白和少量脂肪球膜蛋白约占 4%。乳清蛋白中含有人体营养必需的各种氨基酸,是一种全价蛋白。奶的蛋白质营养价值高于肉、鱼,仅次于蛋类。

(4) 乳糖:乳糖是哺乳动物乳腺特有的产物,4.5% 水解时生成葡萄糖和半乳糖。乳糖能抑制肠道内某些细菌生长,可防止腹泻。

(5) 维生素:牛乳中含有 3 种脂溶性维生素,即维生素 A、维生素 D 和维生素 E,同时还含有维生素 B_1、维生素 B_2、维生素 C,此外还含有维生素 B_6、维生素 B_{12} 和烟酸等。

(6) 矿物质:牛乳中主要的矿物质有钙、磷、镁、铁等,此外还含有碘、锰、锌等微量元素。但牛乳中铁含量少,婴儿要及时添加含铁丰富的辅食,如蛋黄、肝、动物血类、含铁营养米粉等。乳及乳制品中钙含量高,且容易吸收利用,是天然钙的极好来源。要提倡每天喝奶,婴儿断母乳后还应该继续吃配方奶。

2. 大豆和大豆制品的营养

大豆和大豆制品的营养很好,含蛋白质很高,为 40% 左右。有的品种可达 50%,约是猪肉和牛肉的 2 倍。大豆蛋白质属优质蛋白质,其必需氨基酸齐全,量也丰富,几乎可以与牛奶蛋白质相比。大豆含较多的赖氨酸,而玉米、小麦、大米中则含量很少,所以,大豆与大米、面粉等混吃,可以起到氨基酸互补。这就是蛋白质的互补作用,其结果使蛋白质的利用率大大提高。但大豆中含的蛋氨酸较少,而动物性食物,如肉类、蛋类中含较多的蛋氨酸,两者混吃,可以提高蛋白质的利用率。将肉类、豆类与粮食一起吃最理想,可以获得很高的蛋白质利用率。因此,在家庭菜谱的设计时应考虑吃得杂一些。

大豆的脂肪含量为 20% 左右,且不饱和脂肪酸多,不会使胆固醇升高,所以豆油是一种很好的油。整粒大豆含有较多的纤维素,不易消化,消化率低。加工成豆腐、豆腐干、豆浆就比较容易消化,蛋白质的消化率从原来的 65.3% 上升到 84.9%。大豆还含有丰富的维生

素 B_1、维生素 B_2、烟酸等,是目前食用精制粮食情况下极需补充的微量营养素;大豆还含有比猪肉多好几倍的钙、磷、铁、钾、镁等。此外,大豆还含有异黄酮类,具有良好的抗氧化功能,可降低血脂和胆固醇,进而预防心脑血管疾病。所以大豆的营养是很好的。为了提高农村人口的蛋白质摄入量,以及防止城市中过多消费肉类带来的不利影响,应大力提倡豆类,特别是大豆及其制品的生产与消费。

用大豆所制的豆制品种类很多,如豆浆、豆腐、豆腐脑、百叶、豆腐皮(腐竹)、豆腐干、豆豉、乳腐、酱油等,这些都是广大人民生活中不可缺少的副食品和调味品。

3. 常见豆制品的营养

(1)豆浆:1份大豆加8份水,在水里浸泡7～20小时后磨碎(根据天气冷暖确定浸泡时间)、过滤、煮沸即成。豆浆为中国人发明,已有千年历史,其味甘性平,能补虚、清火、化痰。豆浆蛋白质含量较高,质地也优,不亚于鲜牛奶。铁的含量更高于鲜奶。但要注意,豆浆烹调不得法,煮得不熟,吃了容易中毒。在豆浆刚煮开时(温度为80～90℃),必须继续煮至100℃,并持续数分钟,方能将全部皂素和胰蛋白酶抑制素破坏。

(2)豆腐:豆腐是一种日常普遍食用的副食品,用豆浆加石膏水或内酯后,蛋白质凝固就成豆腐脑;把水分压出就是豆腐,再压干就成豆腐干;进一步还可加工成豆腐皮(腐竹),它是由大豆中的油脂与蛋白质凝结而成。豆腐是重要的烹调原料,口味好、营养价值高,又经济实惠。

(3)豆芽:大豆经水泡发芽后,除富含大豆的营养成分外,还增加了维生素 C 的含量。一般发芽短者,含量较高。绿豆芽维生素含量要高于黄豆芽,是冬春缺乏蔬菜时的佳品。

六、油脂类食品的营养价值

食用油脂是膳食中不可缺少的重要营养成分,不仅具有重要的生理功能,而且还能增添食物风味,增加菜肴的花色品种,促进食欲。由于油脂在胃内消化慢,停留时间可长达5～6小时,故含油脂多的食品有很强的饱腹作用。

食用油脂分为3种:动物油、植物油和氢化脂肪。它们的特点各不相同:动物油含较多饱和脂肪酸,常温下呈固态,消化吸收率较差,一般不宜用于家庭烹饪,宝宝可以通过摄取荤菜来获得动物油脂;植物油即通常家庭用的素油,又为炒菜常用的烹调油,含较多不饱和脂肪酸,常温下呈液态,消化吸收较好,所含的必需脂肪酸在体内可以转化为脑黄金(DHA),有利于宝宝大脑发育和保护视力;氢化脂肪是由不饱和脂肪酸经过加工,成为饱和脂肪酸,如人造奶油(植物黄油)、酥油等,主要存在于各种加工食品,如饼干糕点中,也存在于瓶装花生酱、芝麻酱等食物中。此种油脂可降低好的胆固醇含量(高密度胆固醇),对健康不利,宝宝和成人均不宜多食。以下主要介绍植物油和动物油。

(1)植物油:是家庭的主要烹饪油,用量要适量,不宜过多。食用油脂有许多重要功能,不仅是供能物质,而且还能帮助脂溶性维生素吸收,保证神经系统正常发育,参与合成重要的生理活性物质,维持体温,以及保护脏器。因此脂肪对于宝宝是一种重要的营养素,然而脂肪摄入过多会引起肥胖和其他疾病,例如心脑血管疾病、糖尿病、脂肪肝,甚至肿瘤。因此每天摄入的脂肪应适量,除了动、植物油之外,氢化脂肪也属饱和脂肪酸,应限制或避免摄入。一般儿童每天摄入脂肪总量为 2～4 岁 40～50 克,其中植物油约占总量的一半,为 15～20 克。平时家庭人员从超市所购大桶油,回家要分装在小瓶内使用,避免一次用油太多。

(2) 动物油:除植物油外,平时也摄取存在于动物性食物中的动物脂肪。猪肉含脂量较高,即使是看不到肥肉的猪大排也含有 20%左右的脂肪。因此,家庭不要使用动物油脂来炒菜。不同荤菜中脂肪含量不同。鱼类含脂量较低,且鱼油多为不饱和脂肪酸,可将含有脂肪的鱼肉给宝宝吃。家禽肉中既含有饱和脂肪酸,也含有不饱和脂肪酸,大约各一半。畜肉中含脂量较高,其中猪肉含量最高,瘦的牛、羊肉含脂较低。我们把家畜及禽肉所含的油脂称为隐性油脂,把看得见的植物油称为显性油脂。

七、坚果类食品的营养价值

坚果又称硬果,是指外有硬壳、内含果实的干果。按其所含营养成分的不同,可分为两类,现分别介绍如下。

1. 富含脂肪的坚果

核桃、花生、开心果、杏仁、桃仁、松子、榛子、香榧子、腰果、葵花籽、南瓜子、西瓜子等都属此类。该类坚果除含脂肪外,其蛋白质、脂溶性维生素和常量或微量元素的含量也较多。

(1) 蛋白质:一般含量为 20%左右,而西瓜子和南瓜子的蛋白质含量可高达 33.2%和 32.2%。

(2) 碳水化合物:此类坚果碳水化合物的含量一般都较低。南瓜子、西瓜子和松子仅为 2%～3%;核桃、葵花籽和榛子约为 10%;花生的碳水化合物含量最高,为 21.2%。

(3) 脂肪:含量一般为 40%～60%,但松子可高达 70.6%,含脂量高是此类坚果的重要特点。就脂肪的组成成分而言,不同坚果中单不饱和脂肪酸、多不饱和脂肪酸和饱和脂肪酸三者的比例是不同的。含多不饱和脂肪酸含量较高的有西瓜子 76.9%、核桃仁 75.9%、葵花籽 60.4%、榛子 55.7%、南瓜子 50.7%,其次为花生 39.3%,杏仁较低为 25.6%。含单不饱和脂肪酸较多的有杏仁 66.5%,其次为花生 39.7%、松子 39.6%、南瓜子 31.4%,核桃仁、榛子和葵花籽约含 20%,西瓜子含量较低为 9.5%。饱和脂肪酸含量在 20%左右的有花生、榛子、葵花籽及南瓜子,在 10%左右的有松子、西瓜子、核桃仁及杏仁。这 3 种脂肪酸对血脂的影响是不同的,单不饱和脂肪酸可降低血浆总胆固醇,但不会降低有益于健康的高密度脂蛋白胆固醇;多不饱和脂肪酸可降低血浆总胆固醇,但也可能降低高密度脂蛋白胆固醇;饱和脂肪酸会导致血浆总胆固醇升高,是危害健康的脂肪成分。由此可见,对于血脂异常者而言,选择单不饱和脂肪酸含量较多,多不饱和脂肪酸含量适中,而饱和脂肪酸含量较少的坚果,如杏仁、松子则更有益于健康。

（4）脂溶性维生素:如维生素E,含量较多的坚果有核桃仁、杏仁和松子,每100克中分别含43毫克、36毫克和32毫克,多数坚果每100克含维生素E20毫克左右。

（5）矿物质:坚果中含钙颇高,其中每100克榛子含钙高达815毫克,每100克杏仁中也含钙268毫克。此外,此类坚果每100克都含较高的钾和镁,如杏仁含钾732毫克,南瓜子含钾672毫克,榛子含镁502毫克,西瓜子含镁421毫克。

2. 富含碳水化合物的坚果

如莲子、白果、栗子、芡实,此类坚果不仅口味好,而且都有一定的食养价值。莲子味甘性平,有补脾、止泻、清心、养神、益肾之功效。熟白果肉质香糯可口,而且还有止咳化痰、解痉平喘功效。栗子性温,果可生食,味甜,经炒后称"糖炒栗子",有香、糯、甜、粉等特点,果可入药,有强肾、止泻、治腰腿无力等功效。芡实味甘性平,有补脾、止泻、固肾涩精之功效。

第三节　食品选择的技巧

一、如何选购荤菜

1. 肉类

生肉的表面应有微干的薄膜,呈淡红色或玫瑰色,切面微红,轻度湿润,不黏手,有光泽,有弹性。熟肉应颜色正常,无臭味或酸味,表面不发黏,不含人工色素,且出售商店的卫生条件较好。

2. 鱼类

活鱼游动灵活、反应好;如游动迟钝,平躺水中,或沉在水底都不理想。新鲜的死鱼眼睛凸起、澄清明亮,鱼的腮盖紧闭,腮呈鲜红色,鳞片整齐、光滑、没有脱落现象,并有一种特有的新腥味;鱼肉坚实有弹性,肉与骨刺不分离。凡鱼体软松、肚腹膨大、有异味,鱼鳞剥落的都不理想。

3. 禽类

活禽应精神饱满、反应好,毛色有光泽,羽片紧密、紧贴禽体、无蓬松散乱,眼睛明亮澄清、无混浊。禽体皮色因品种而不同,可呈淡黄、微红或白色,体表无囊肿,颈项处无肿大的硬结。鸭子尾部皮脂腺不肿胀,无感染,轻轻积压时有油状、澄清透明的分泌物流出,无脓液或混浊,此为健康家禽,品质较好。经宰杀后的家禽,眼球饱满或平坦,禽皮清洁、无淤斑,禽体肌肉组织有弹性,指压后凹陷立即恢复,但经冷冻的家禽肉指压后恢复较慢。各类家禽肉应具有各自特有的正常气味,而不应有酸味或其他异味。

4. 虾类

活虾游动灵活,离水后弹跳有力。新鲜生虾虾体光整,有自然弯曲度,外壳及虾须较粗硬、透明光亮,虾眼突出,虾体呈青白色或青绿色,硬实有弹性。海虾多呈粉红色,新鲜虾的头节与体节紧连,节间稍有松弛,甲壳不脱落,无异味。不新鲜的虾或变质虾,壳暗淡无光,海虾体变红、淡水虾则变软,外壳附有黏腻物,头节常与体节脱落,甲壳与虾体分离,肉质松软、黏腐,有腥臭味或氨臭味。

二、如何选购蔬菜

1. 叶菜

应该选择刚上市、叶厚而富光泽、柔嫩水灵、无黄叶老叶、不冻不烂者。

2. 根茎类

表皮光滑无枯萎为佳,土豆表面的芽窝应较少为好。

3. 菌菇类

鲜菌菇要完整,光洁而有弹性;干菌菇以干燥、无霉变、菇香浓郁、菇肉厚实、伞面平滑、菇褶紧实、菇柄短而粗壮为好。

4. 鲜豆类

应选用色泽嫩绿,豆荚完整、饱满,且无虫害者。

5. 干豆类

应选择粒大、色泽好、无虫斑、杂质较少者。

6. 豆制品

应选择质软、细腻、色均匀、醇香、无杂质、无异味者。干豆腐类应有弹性和韧性,并有一定的伸张性,外观细洁色黄,醇香无异味,不黏手。

7. 瓜类

如黄瓜、南瓜、冬瓜等,应选用瓜型中等、形体完整、富含水分,以及无空心、无损伤、无溃烂者。

8. 茄果类

应选用色泽鲜艳、皮薄籽少、肉厚细嫩、果面光滑、有固有光泽、无畸形、无伤斑、无芽、无锈皮者。

9. 茭白

应选择肉质洁白、柔嫩少纤维,无异味者。如外皮呈红色,是采摘过迟引起的变色,质地较老;如壳中水分过多,也是采摘过迟所致;如有异味,则提示茭白生长的水质不佳。

三、如何选购水果

水果的选择,首先是选择新鲜、无溃烂、无虫斑者。而目前有很多水果在生长过程中用了农药,因此购买水果不要赶早尝新,因为很多带有农药的水果都是为了抢早市卖好价而产生的。购买生长时套袋的水果,如水晶梨、红富士苹果、脐橙等,可以避免农药污染,而且果面自然光洁、颜色鲜艳均匀。一般来说,被农药或植物生长刺激素污染的水果均有以下特点。

(1)形状:形状畸形或长得硕大粗壮。

(2)颜色:颜色过于鲜艳,超出了其应有的程度,表面留有点点白斑,同一水果的颜色落差大,红一块紫一块,或有的斑块颜色苍白。

(3)气味:无水果自然香味,气味刺鼻。

四、如何选购和储存鸡蛋

1. 鸡蛋的选购方法

(1)鲜蛋的蛋壳清洁完整且坚固,颜色鲜明,蛋壳上可有一层霜样粉末,对着日光或灯光照看时,不见蛋黄或略见阴影。如蛋壳灰白色,则其内容物已变为黑腐,为变质的蛋;如蛋壳破裂,则容易受到苍蝇叮咬,也不宜购买。

(2)将蛋在耳边轻轻振荡,新鲜蛋听不出声音。陈蛋则由于水分蒸发,内容物收缩,摇动时有声音发出。轻轻地使蛋与蛋之间相互碰击,发出清脆声的是好蛋,哑声的是裂纹蛋。

(3)摸蛋壳表面,如感觉光滑,则已受过一定时间的孵化。将蛋旋转几次,如果老是一面向下,则多为黏壳蛋。

(4)用嘴向蛋壳上呼一口热气,然后闻一闻蛋的味道,如有霉味则为霉变的蛋,如有臭味则为黑腐变质的蛋,如有酸味则为散黄的蛋。

2. 储藏鸡蛋的方法

家庭常用冰箱冷藏鸡蛋,8℃左右的温度可保存2周左右。皮蛋和鲜蛋的保存期不要超过2～3个月,存放时间过长,则丧失水分,食后不易消化。

五、如何选购粮食

1. 米的选购

根据品种不同可分为籼米、粳米和糯米;按加工精度又分为特等米和标准米等。籼米一般为长椭圆或细长,色较白,透明度较差,吸水性强,胀性大,出饭率高。米熟后,黏性低,米粒间松散易碎,口感粗硬。但这种米易被消化吸收。粳米的米粒为椭圆形,透明度高,表面光亮,看上去似有"油性",但吸水性差,胀性小。这种米熟后,口感柔和、香气浓,但不如籼米易消化吸收。糯米也叫江米,米质呈蜡白色不透明或半透明状,吸水性和膨胀性小,熟后黏性大,口感油腻,人们常用其制甜食或各种年糕。

米的挑选应从颜色、干燥程度及是否霉变等感官性状着手。优质米的颜色白而有光泽,米粒整齐,颗粒大小均匀,而碎米及其他颜色的米极少。当把手插入米中时,有干爽之感。然后再捧起一把米观察,米中是否含有未成熟米(即无光泽、不饱满的米)、损伤米(虫蛀米、病斑米和碎米)、生霉米粒(米表面生霉,但没完全霉变,还有可食用的米粒)。同时还应注意米中的杂质,优质米的糠粉少,带壳稗粒、稻谷粒、砂石、煤渣、砖瓦粒等杂质少。一般来说,大超市出售的袋装米质量好,可以放心选购。

2. 面粉的选购

面粉是小麦经加工制成。市场上常见的有特制粉(也叫精制粉或富强粉)、标准粉及普通粉3种。3种面粉虽然质量不同,但感官挑选方法基本相同。挑选时可从水分、颜色、新鲜度3个方面鉴别。

(1) 水分:含水分正常的面粉用手指捻搓时,有细腻滑爽之感,面粉干燥松散,不成团块状,轻拍面粉袋即有面粉飞扬;受潮含水分多的面粉,捏而有形,不易散,手插阻力大,且内部有发热感,容易发霉结块。

(2) 颜色:面粉颜色越白,加工精度越高,但其维生素含量也越低;如果保存时间过长,或面粉受潮,则其颜色加深。

(3) 新鲜度:新鲜的面粉,有正常的气味。若有腐败味、霉味、颜色发黑、结块等现象,说明面粉储存时间过长或已变质。

精制粉是价格最高的面粉,这种面粉加工精细,灰分含量低,面筋含量高,细白、口感好、味美,人体容易吸收。但因面粉在加工过程中,损失了大量维生素等营养成分,如果长期食用,易导致维生素缺乏等病症。标准粉比精制粉略粗,色泽较差,麸质较多,但含有较多维生素、矿物质等,营养成分较为全面,有益人体健康。

六、如何选购食用油

1. 选购安全的食用油

以前粮油店内供应的都是"二级油",现在市场上都是精制油,它是在"二级油"基础上进行提炼,经脱胶、脱酸、脱色、脱臭等工艺精制而成。其优点是澄清透明、无异味、含杂质较少、油烟气也少,烹调的菜肴口味纯正、色香味美。精制油按精制程度可分为一级油、高级烹调油和色拉油。一级油虽然比"二级油"好,但色黄,油烟仍大;高级烹调油是在一级油的基础上,再经脱臭、脱脂,用两种植物油调配而成,其特点是颜色淡黄,加热至200℃也不冒烟;色拉油比高级烹调油颜色更浅,油烟更少,一年四季都能直接食用。在选购食用油时应看清品牌、油脂等级、配料、生产日期和保质期,如果发现油的颜色较深,混浊、有沉淀和悬浮物,有异味,则最好不要购买。一般可在大型超市或粮油店购买精制油,品质较有保证。

2. 家庭用油的烹饪知识

家庭烹饪用的植物油一般选用大豆油、玉米油、菜籽油、花生油及葵花籽油等。大豆油中含较高的必需脂肪酸,其中亚油酸占54%(n6系列),亚麻酸(n3系列可转化为DHA)占

7％。橄榄油主要含有单不饱和脂肪酸,不建议用作烹饪用油,适合用来拌、腌、泡等冷菜制作,如各种色拉,也可在做汤或吃面条时添加。茶籽油与橄榄油相似,以单不饱和脂肪酸为主。麻油性凉,宝宝不宜多吃。

油炸食品多在较高的油温下烹制而成,而油脂在高温下容易发生某些化学反应,产生对健康有害的物质,因此烹饪时要注意油温。煎的油温是140℃,炒菜的油温是180℃。油炸一般可分为两步:第一步140℃,第二步180～200℃。测试油温的简单方法是:把竹筷子插入油中,当其四周冒出许多小泡时,就表示温度够热,可以下锅了。油的连续使用时间不可过长,如出现泡沫多、油烟大的现象,应及时更换新油。炸过食品的油应进行过滤以除去有害物质,但不宜反复使用。油炸食品最好现炸现吃,不宜一次烹制过多。

油脂加热后会冒烟,过高过长时间加热产生的油烟在空气中冷却后逐渐形成黏性的油聚物。采用适当的烹饪习惯,使用适当的油温即可避免这类问题发生。黄豆油、玉米油、葵花籽油的发烟点在200℃以上,精制猪油(液状)为210℃,棕榈油为206℃,花生油发烟点较低为190℃。

七、食品安全知识

1. 食品安全重要性

食品安全已经引起千家万户的高度关注。每年都有食品污染的报道,如苏丹红、孔雀绿、三聚氰胺等。食物作为营养的载体,提供人们每天生命活动所需能量和营养。尤其是年幼的孩子们,正需要足够的热量和营养来保证生长发育,并维持强的免疫力来抵御疾病。如果食品不安全,就出了大问题。食品安全是生命健康的第一道防线,是比食物营养更为重要的因素。食品安全主要包括农产品,及其加工产品的安全。我们现在吃的新鲜蔬菜和水果,常常会有些安全问题。在过去的年代里,美味的西红柿曾是许许多多家庭的钟爱之物,生吃、炒蛋吃、蒸着吃、做酱吃,都令人满意。现在有的西红柿,外面红得发紫,里面发白、发绿、发僵,其味寡淡。问题出在哪里? 一位保姆道出了真相:"你们城里人吃的菜里的农药、化肥多,西红柿的味都变了,吃多了没好处。在农村,自家吃的菜都不上农药、化肥,上的是土肥,菜干净、有菜味。"因此,每个家庭都要学习相关知识,加强自我保护意识。

2. 家庭的食品安全

食品安全是每个家庭必须操心的一件大事,每个家庭都应学会识别。买东西要看颜色大小、要闻气味、要尝味道是否正常(回家尝,不好下次就不买)。宝宝健康出现状况,也要考虑是否存在食品的不安全因素。下面是一些常见食品不安全因素的例子。

(1) 植物生长刺激素:特大的苹果、桃、梨、草莓等。

(2) 催红素:异红番茄、西瓜。

(3) 反季节水果:夏果冬吃,可能与性早熟有关。

(4) 地沟油:油饼、煎饼果子,闻香实臭。

（5）色素渲染：如靓绿海带、染色黄鱼。

（6）含激素饲料：如黄鳝、鸡、虾、蟹等。

（7）抗生素等药物处理：如韭菜、茭白。

3. 应对的措施（一洗，二焯，三削，四泡，五存，六涤）

盛夏是蔬菜农药残留引起食物中毒的高发季节。提醒广大消费者在加工蔬菜时，应坚持以下方法，减少农药残留，防止食物中毒。

（1）洗：蔬菜上的农药主要是有机磷类杀虫剂，难溶于水，所以专家提倡用流动的清水少量而多次清洗。这种方法主要用于菠菜、生菜、小白菜等叶类蔬菜。对韭菜花等蔬菜可放在水中漂洗，一边排水一边冲洗，然后在盐水中泡洗一下，以彻底清除农药残留。

（2）焯：开水焯这种方法适合一些用其他方法难以处理的蔬菜，如芹菜、青椒、豆角等。用温水清洗或放到沸水中飞水 2～5 分钟，捞出再清洗一两遍即可。

（3）削：去皮对茎类蔬菜是较好的去除残留农药的方法。像冬瓜、苹果、黄瓜等蔬菜及水果外表不平或多毛，农药残留量相对较多。因此，食用前先清洗再去皮，以免削皮刀上沾染的农药污染蔬果。

（4）泡：菠菜、小白菜、油菜等可用水浸泡除毒，也可在清水中加入少量洗洁精，浸泡后再用清水洗净。

（5）存：储存法，即将蔬菜保存 15 天以上，使蔬菜中的农药慢慢分解为对人体无害的物质。

（6）涤：即用洗涤剂清洗蔬菜。

4. 家庭采购十大法则

（1）一些在大小、颜色、气味、口味上较为夸张的食品要少买。

（2）一些反季节的果蔬要慎买。

（3）价格比同类产品低许多的食品要慎买。

（4）不要老是吃相同的食品，要多样化，轮着吃各类食品。

（5）一些商标、标示、品名、产地与名牌很相似，容易产生混淆的食品要慎买。

（6）注意尽量买知名品牌的食品，尽量到大超市、大商场购买。

（7）注意看清食品标签，上面应注有生产日期、保质期、配料表、厂名、厂址及产品执行标准。

（8）尽量购买标签上加贴了 QS（是质量安全的英文缩写）标示的食品。

（9）有条件可以购买有机食品，尤其是孩子吃的食物，如有机大米、蔬菜和水果，让孩子每周过几天有机食物日。

（10）避免购买添加多种甜味剂、防腐剂和色素的食品，尤其是儿童食品更要避免购买。

（11）凡是加工食品，又看不到是由什么食物组成的，如肉丸、鱼丸等，购买时要谨慎。

八、如何来写超市食物采购单

超市里的食品种类丰富多彩,商品包装设计美观大方。倘若无采购计划单,常常会被外表吸引而打乱原先的购买计划。超市的环境与食品的色、香、味、形,常会刺激采购者的购买欲望,最后往往是多买了计划外的食品,还常常会漏买想买的食品。因此,在去超市采购之前,写好一份购物清单是十分必要的。一般来说,超市采购单可按以下几个步骤来写。

1. 征求全家人员食品的需求

主持家庭采购的人员应按照平衡膳食食品分组方法,即按粮食组、蔬菜组、水果组、动物性食品组、乳类和豆类组及高能量食品组,分门别类地征求家庭各人员,包括孩子在内喜欢吃的食品名称,并予以记录。

2. 核对待购食品的品种及数量

将家庭成员喜欢的食品名单与平衡膳食的 4 条基本原则相对照,请注意采购单中是否已包括 5 组食品,食物多样化原则是否已落实(每天应有 15～20 种食物),蔬菜的品种与数量是否充足(每天应有 4～7 种蔬菜),每天是否保证水果供应,高能量食品,如糖、甜食、饮料等是否已考虑到适量原则。核对后删去不合理的食品,增添应购买的食品。好的采购单组成的食谱,其总体食物结构要符合平衡膳食的基本要求。

3. 核对每个食品组内的食物搭配

计划平衡食谱,不仅仅要从好食品与坏食品角度来考虑食品的选择,更要注重食物间的平衡,如荤素搭配,粗细粮搭配,动植物蛋白的搭配,家禽、鱼、肉的轮换,深色蔬菜与浅色蔬菜的搭配。

4. 尽量使所购食品的天然属性与季节相符、与家庭人员的体质相一致

如家中有上火的人或体质偏热者应少购热性食品,反之亦然。

5. 尽量选择新鲜的、天然的食品

加工过的或半加工的食物,如火腿肠、咸肉、香肠以及罐头食品,只可偶尔食用,避免摄入过多的防腐剂、着色剂之类的化学物质。

6. 熟悉超市不同食品分布的位置

除了按照采购单购买外,还要从超市获得额外的时令食品、新鲜食品或新食品的信息,不断扩充食品资源的知识,便于日后采购。

7. 不要在饥饿时去采购

在去超市购物前,最好先吃点东西,可避免购买采购单以外的食品,因为当饥饿时,任何食品看起来都很诱人。

■ 思考题

1. 什么是平衡膳食的 4 个基本原则?

2. 保护性食品组是哪 5 个组?

3. 粮食组主要提供哪些营养素? 请分别叙述。

4. 适合宝宝吃的粗杂粮有哪些?

5. 深色蔬菜的优点是什么? 摄入量应占全天蔬菜量的比例如何?

6. 水果中含有哪些维生素?

7. 鱼肉的优点有哪些? 为什么是可以较早添加的辅食?

8. 蛋类的蛋白质和脂肪有何特点? 还可提供哪些维生素和矿物质?

9. 猪肉、鸡肉、鱼肉和牛奶中的蛋白质和脂肪含量分别是多少?

10. 牛奶中含有哪些维生素和矿物质?

11. 单不饱和脂肪酸、多不饱和脂肪酸与饱和脂肪酸含量较高的坚果分别有哪些?

12. 含维生素 E 较多的坚果有哪些?

13. 如何选购猪肉?

14. 如何选购新鲜的死鱼?

15. 如何选购活禽?

16. 如何识别被农药和植物生长刺激素污染的水果?

17. 如何选购鸡蛋?

18. 如何选购面粉?

19. 油炸食品在烹调时要注意什么?

20. 减少蔬菜农药残留的方法有哪些?

21. 如何写超市食物采购单?

第三章
婴幼儿消化系统特点及能量来源

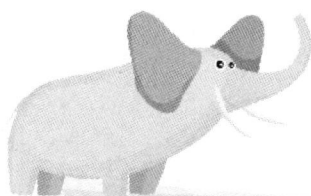

★ 学习要点：

1. 熟悉婴幼儿消化系统特点；
2. 掌握婴幼儿能量及三大产能营养素的需求；
3. 掌握婴幼儿能量来源的变化规律；
4. 掌握三大产能营养素的食物来源；
5. 掌握影响婴幼儿膳食能量和营养素供应的因素。

第一节　婴幼儿消化系统的特点

婴幼儿正处于生长发育阶段，需要的总热量相对成人较多，而消化器官的发育尚未完善，如果胃肠道受到某些轻微刺激，比较容易发生损伤或功能失调。1岁以内婴儿如能合理喂养，可以避免营养不良和消化功能紊乱。营养物质的消化吸收主要在胃肠道进行，因此了解消化系统的特点是非常必要的。

一、婴幼儿消化系统的解剖学特点

1. 口腔

婴儿口腔容量小，但唇肌和咀嚼肌发育良好，颊部有厚实的脂肪垫，这些特点为吸吮动作提供了良好条件。新生儿出生时已具备吸吮和吞咽反射，出生几小时即可开奶。新生儿及婴儿口腔黏膜非常细嫩，血管丰富，清洁口腔时须谨慎擦洗。婴幼儿唾液腺发育差，分泌量很少，口腔比较干燥。出生后3～4个月时唾液分泌开始增加，5～6个月时显著增多，故常发生流涎，称为生理性流涎。婴儿出生时乳牙尚未萌出，4～10个月时开始出牙，一般在6个月开始萌出第一颗牙。此时是婴儿学习咀嚼和吞咽的关键时期，也可开始不再提供夜奶。乳牙牙釉薄、牙质松,较容易被腐蚀而形成龋齿。

2. 食管

婴儿食管呈漏斗状,黏膜纤弱,腺体缺乏,弹力组织及肌层尚不发达,容易溢奶。

3. 胃

婴儿胃呈水平位,当开始会走路时,胃的位置逐渐变为垂直。新生儿胃容量为30～35毫升,3个月时为120毫升,1岁时为250毫升。由于胃容量有限,所以每天喂食次数要多于年长儿。胃平滑肌发育尚不完善,在充满液体食物后易使胃扩张。吸吮时常吸入空气,称为生理性吞气症。贲门部(食管与胃的连接处)肌肉较松弛,因此婴幼儿容易发生呕吐或溢奶,或出现食管反流现象。胃排空时间随食物种类不同而异,水的排空时间为1～1.5小时,母乳为2～2.5小时,牛奶则为3～4小时。

4. 肠

新生儿肠道的长度约为身长的8倍,婴幼儿约为6倍,而成人仅为身长的4倍。肠黏膜细嫩,富有血管及淋巴管,小肠绒毛发育好。肠肌层发育差,肠系膜柔软而长,黏膜下组织松弛,易发生肠套叠及肠扭转。婴幼儿肠壁较薄,其屏障功能较弱,肠内毒素及消化不全的产物易经肠壁进入血液,引起中毒。

5. 胰腺

对婴幼儿的新陈代谢有很重要的作用。胰腺既分泌胰岛素,又分泌胰液。胰岛素具有调节血糖功能;胰液中含有3种重要的消化酶:胰蛋白酶、胰脂酶和胰淀粉酶,对消化食物起重要作用。出生后5个月以内,淀粉酶分泌少且活性低,故在4个月前不宜过早添加淀粉类食物。

二、婴幼儿消化道的动力功能

1. 吞咽能力

早在16～17孕周时,宝宝在母亲的子宫里已经学会吞咽羊水。随着胎龄的增加,他们也有食物的味觉记忆。到足月时,新生儿的吞咽功能已十分熟练。通过羊水吞咽能促进胎儿的味觉发育。

2. 吸吮能力

吸吮功能在胎儿30～34孕周时才成熟,晚于吞咽功能。早产婴儿不能协调呼吸、吸吮和吞咽动作,哺乳时易发生呛咳,更易出现胃食管反流,胃排空时间也更长。

3. 肠蠕动

胎儿自24孕周起整个肠子已有神经节细胞分布,但早产儿大肠蠕动尚不能完全协调,易引起大便滞留或功能性肠梗阻。

三、婴幼儿消化道的吸收功能

1. 碳水化合物

宝宝在3个月前唾液腺中淀粉酶含量很少,6个月以下的婴儿胰腺发育不够成熟,分泌的胰腺酶活力低,因此在3个月前不宜喂婴儿淀粉类食物,如含铁米粉,或米粥汤。早产儿和足月儿都适应各种糖类,如乳糖、蔗糖等。

2. 脂肪

新生儿对脂类吸收不够完善,人乳中多不饱和脂肪酸有利于婴儿吸收。母乳中还含有DHA,有利于促进婴儿大脑发育和保护视力。

3. 蛋白质

早在26～28孕周胎儿已能分泌足量的胰蛋白酶,因此新生儿对蛋白质能很好地消化吸收。摄入的蛋白质也可影响新生儿胃肠道的发育。无论足月儿还是早产儿,乳清蛋白都比酪蛋白更容易吸收。

4. 肠道菌群

胎儿肠腔内基本无菌,出生后数小时细菌即可通过口、鼻和肛门进入肠腔。婴幼儿肠道菌群随摄入食物不同而异。母乳中有较多的乳糖,但蛋白质少,能促进乳酸杆菌、双歧杆菌等有益菌的生长,抑制大肠埃希菌(俗称大肠杆菌)生长,因此不易腹泻。而喂哺牛奶的婴儿,因乳糖少、蛋白质多,促使大肠埃希菌增多。肠道细菌参与一部分食物的分解,以及合成维生素 K 和 B 族维生素。一般胃与十二指肠内几乎无菌,结肠和直肠中细菌最多,小肠次之。

第二节　婴幼儿的能量及能量平衡

一、婴幼儿的能量需要量

能量和营养素是保证宝宝健康成长的物质基础。宝宝的能量来自于饮食中的三大营养素:蛋白质、脂肪和碳水化合物。它们在体内经过氧化产生能量,故也被称为产能营养素,而膳食中的维生素和矿物质是不会产生能量的。每克蛋白质在体内可产生 16.744 千焦(4 千卡)能量,每克碳水化合物也是 16.744 千焦(4 千卡),脂肪氧化产能较多,每克脂肪可产生 37.674 千焦(9 千卡)能量,属高能量物质。不同年龄宝宝的热量、蛋白质和脂肪需求量见表 3－1。表中显示脂肪占全天总能量的百分比,可据此计算出宝宝脂肪每天的需求量,如 1 岁男婴的脂肪需求量为 42.8～48.9 克,女婴为 40.8～46.7 克。

表 3-1　0～3 岁婴幼儿能量与三大营养素需求

年龄（岁）	热量		蛋白质		脂肪（供能）占总能量的百分比（%）
	男	女	男	女	
0	398 千焦(95 千卡)/千克		1.5～3 克/千克		45～50
0.5	398 千焦(95 千卡)/千克		1.5～3 克/千克		35～40
1	4 600(1 100)*	4 395(1 050)*	35**	35**	35～40
2	5 025(1 200)	4 800(1 150)	40	40	30～35
3	5 650(1 350)	5 440(1 300)	45	45	30～35

注：＊每天所需能量：千焦(千卡)，＊＊每天所需蛋白质(克)。

二、婴幼儿的能量消耗

宝宝的能量来源于饮食。喂养不足或喂养过度会造成能量和营养素缺乏或过剩。宝宝的能量消耗主要用于以下几个方面。

1. **基础代谢**

又称静息代谢，指人体在基础状态下，即在空腹、清醒、安静时的能量消耗。主要用于维持各种生理功能所需的能量，如心跳、呼吸、肌张力和体温，以及分泌腺的活动等。

2. **体力活动**

这是影响人体能量消耗最主要的因素。一个好动、睡眠少、哭闹多的宝宝要比一个喜睡眠、少动、安静的宝宝消耗能量更多，甚至多 2～3 倍。经常被抱着的宝宝，走得少，所消耗的能量要比自己走动的宝宝少。

3. **生长发育**

这一部分能量的消耗是宝宝特有的，宝宝生长发育越快，需要的能量越多。在出生后的几个月内约有 30% 的能量用于生长发育。能量与蛋白质供应均不足的宝宝可能又矮又瘦，出现明显的营养不良。

4. **食物热效应**（也称食物的特殊动力作用）

食物在消化吸收过程中需要消耗能量。其中蛋白质的食物热效应最高，相当于其本身产能的 30%，而碳水化合物和脂肪分别为 6% 和 4%。

5. **排泄**

宝宝大、小便的排出需要消耗能量，且随着年龄增大而增大。

以上 5 部分能量的总和就是宝宝能量的需要量，一般认为基础代谢占 50%，排泄消耗占 7%～10%，生长和运动占 35%～40%，食物的特殊动力作用占 5%～8%。

三、婴幼儿的能量食物来源的变化趋势

婴幼儿正处于快速生长发育阶段,需要的能量相对较高。要保证他们获得充足的热量与各种营养素,但他们的胃容量较小,因此必须吃高能量的食物才能满足能量需求。宝宝的能量及营养素来源随着年龄增长而变化。最初4～6个月的能量来源于母乳或配方奶;6个月以后,除乳类提供大部分能量外,还有一小部分来自辅食;到1岁时,辅食提供的能量已经超出奶的来源。此时乳类不再是主要来源,而是重要的来源。现详细介绍如下。

根据世界卫生组织(WHO)的资料,在发展中和发达国家,随着婴儿月龄的增长,能量的食物来源发生了很大的变化,母乳提供的能量占总能量的比例逐渐下降,而辅食提供的能量占总能量的比例逐渐增加(表3-2);在人工喂养婴儿中,能量来源的变化趋势也是相似的(表3-3)。最初6个月完全来自母乳或配方奶;6～8月龄时,能量的1/3左右来自辅食;到1岁时,辅食已成为能量的主要来源,约占2/3。这种能量食物来源的变化趋势,反映出正确添加辅食在婴幼儿健康成长中的重要作用。因此,人工及混合喂养宝宝满4个月就需要添加辅食,母乳喂养宝宝可延续到6个月才开始添加辅食。开始时少量添加,随着宝宝长大而逐渐增加食物量,与此同时保持母乳或配方奶喂养。

表3-2　不同月龄母乳喂养婴儿母乳、辅食及总能量　　　　　　　(千卡(千焦)/天)

		6～8月龄	9～11月龄	12～23月龄
	所需总能量	615(2 575)	686(2 870)	894(3 740)
发展中国家	母乳摄入的能量	413(1 739)	379(1 615)	346(1 440)
	来自辅食的能量	200(836)(32.5%*)	300(1 255)(43.7%*)	550(2 300)(61.5%*)
发达国家	母乳摄入的能量	486(2 030)	375(1 572)	313(1 313)
	来自辅食的能量	130(545)(21.1%*)	310(1 298)(45.2%*)	580(2 427)(64.9%*)

注:* 辅食供能占所需总能量的百分比。

表3-3　不同月龄人工喂养婴儿配方奶、辅食及总能量

月龄	总能量(千卡(千焦)/天)	奶量(毫升/天)	来自辅食能量(千卡(千焦)/天)
6～8	738(3 090)*	750～900	108～213(450～895)(14.6%～28.9%**)
9～11	823(3 445)*	550	488(1 615)(46.8%)
12～23	1073(4 490)*	500	723(3 025)(67.4%)

注:* 人工喂养婴儿总能量为母乳喂养婴儿总能量的1.2倍(615×1.2=738)。** 辅食供能占所需总能量的百分比。

与能量的食物来源的变化相应,宝宝的摄食行为也发生了很大变化。从早期以喝(液

体食物)为主,逐渐转变为以吃(半固体和固体食物)为主。这个过程以宝宝出牙为其主要标志。宝宝如能在午餐或晚餐时间,学会吃一顿高质量菜粥或烂面条,就可以减少一次奶;学会吃两顿,就可以减少两次奶;这标志着宝宝已成功地从喝过渡到吃。喂养者要根据科学育儿4个原则做好摄食行为的转化。

第三节 能量的营养素构成及来源

一、三大产能营养素在婴幼儿膳食中的供能比

膳食营养成分中只有三大物质能够提供热量,维生素与矿物质并不提供能量。与成人不同,宝宝膳食中蛋白质、脂肪和碳水化合物占总能量的百分比分别为15%、30%～35%和50%～55%。这是由于小年龄儿童每天所需的热量和蛋白质是非常高的,约占成人的一半。三餐提供的热量一般为早餐25%、午餐35%、晚餐30%、点心10%。基于宝宝生长发育较快,但胃容量小,所以辅食要提供高能量的食物,利用植物油和动物性食物可以很好地解决这个问题。因此在制作宝宝辅食时,如菜泥应采用植物油煸炒,在菜粥或烂面条中添加动物性食物和植物油也是很好的措施,可以提高辅食中热量与蛋白质的供应,以保证合理的膳食营养素供能比例,满足宝宝生长发育所需。

二、三大产能营养素的主要来源

1. 蛋白质的主要来源

蛋白质的食物来源主要有两种:一种是动物蛋白质,如禽、肉、鱼和蛋及其制品;另一种是植物蛋白质,主要来自粮谷类食物和豆制品。动物蛋白质的质量要好于植物蛋白质,蔬菜与水果中的蛋白质很少。食物中所含必需氨基酸的组成和比例如与人体相似,其蛋白质的吸收利用就会增加。因此,将动物性食物、豆制品、蛋类与米饭或面食一起吃就可提高膳食蛋白质的利用率。不同年龄儿童蛋白质推荐量见表3-1。

2. 脂肪的主要来源

脂肪的来源可分两大类:动物脂肪和植物脂肪。前者如猪油、牛油、羊油、奶油和鱼油等;后者如大豆油、花生油、菜籽油、玉米油、橄榄油和茶籽油等。植物油中的必需脂肪酸含量明显高于动物油脂。

对婴儿而言,母乳中脂肪提供的能量占总能量摄入的50%,配方奶中脂肪提供的能量也占总热量的40%～45%。不可给宝宝提供半脱脂和脱脂奶粉或鲜奶。

3. 碳水化合物的主要来源

宝宝的碳水化合物的主要食物来源是各种细粮,如大米、面粉及其制品,还有薯类、其他谷类、根茎类食物,以及各种单糖或双糖,如葡萄糖、蔗糖、乳糖、麦芽糖、蜜糖、果糖等。

三、影响膳食能量密度和营养素密度的因素

1. 食物稠度

随着婴儿长大应逐渐增加食物稠度,以适应婴儿的能量与营养需求。婴儿在4～6个月开始能够吃泥状的、糊状的和半固体食物。到8个月时,多数婴儿也能够吃手指食物。到12月龄,多数婴儿能够吃与其他家庭成员一样食物结构的食品。但宝宝的辅食仍需单独制作,要避免会引起窒息的食物,也就是可能会呛到气管里的食物,如坚果、葡萄、生胡萝卜。辅食稠度高低与其含水量有关,粥的含水量较高,水与米的比例约为8:1,软饭则为4:1左右。婴幼儿从薄粥、厚粥、烂饭、软饭到正常饭的过程中,主食的含水量逐步降低。同样,蔬菜水、蔬菜泥到蔬菜,果汁到果泥都是如此。软饭所含能量高于粥,胡萝卜汁的营养不如胡萝卜泥。增加食物稠度,可以提高膳食能量密度和营养密度。

2. 每天进餐次数

随着婴儿的长大,应增加儿童摄取辅食的次数。进食的次数取决于当地食物的能量密度,以及每次进食的摄入量。按照中国人的饮食习惯,过于频繁的进食或食无定时对宝宝的健康并无益处,所以最好把每天进食次数与宝宝的生活作息制度联系起来。通常托儿所的饮食模式是三餐两点,即早餐、早点、午餐、午点和晚餐。如果再加上临睡前的奶,实际上就是三餐三点的饮食模式,即宝宝一天有6次进餐时间。在1岁左右让宝宝建立此种饮食模式,就非常有利地处理好宝宝何时吃、何时玩、何时睡的问题,从而逐步建立起良好的生活作息制度,并为以后平稳地与托儿所生活制度相衔接创造条件。过多或过少的进餐次数,会影响热量与营养素的供应。但有时在午点的时间,提供1次奶与小点心,过一会儿又提供1次水果,这样算起来有7次进餐时间;但实际上也可纳入三餐三点的饮食模式里,仅把午点提供时间延长一点。每天建立合理的进餐次数,使宝宝饮食按时,对培养良好的饮食习惯,以及减轻胃肠道的负担是有益的。

3. 辅食的种类

辅食的种类直接影响到能量与营养密度的高低。随着婴儿的长大,应提供多种食物来确保满足宝宝对能量和营养素的需求。应该每天吃肉类、禽类、鱼类或蛋类,或尽可能经常吃,以保证足量蛋白质,以及某些维生素与矿物质的供应。在婴幼儿期,素食不能满足能量需求,除非提供营养素补充剂或强化食品。应每天吃富含各类维生素和矿物质的蔬菜与水果,如含维生素A、维生素C及B族维生素、钙等的食物。粮食类,如米、面仍是宝宝必不可少的食物,要充足供应,并且在全天能量供应方面占主要地位。宝宝断母乳后,依然每天要喝奶。婴幼儿不能用豆浆代替奶。家庭平衡膳食食物结构框架的组织原则,如食物多样

化、按比例吃各类营养性食品,实际上在幼儿早期应该逐步落实。家长应避免提供低营养价值的饮料,例如茶、咖啡和含糖饮料。应限制提供果汁的量,以避免取代更有营养的食物。吃鱼或虾时,由于含脂量低,故应增加植物油量,吃猪肉时则反之。由于宝宝特殊的生理条件,如胃容量小、生长发育快,故在婴儿期应提供含有较充足脂肪的膳食,然后随年龄的增长,逐步过渡到控制高能量食物的摄入。在婴儿期,制作菜粥或烂面条应添加适量的熬熟植物油,以及添加各类动植物性食物,以增加辅食的能量和营养密度。在正餐时给宝宝提供高质量的菜粥或烂面条,这是一种能量密度可达到 4.186~5.86 千焦/克的辅食,完全可以用来替代一顿奶(母乳或配方奶的能量密度均为 2.93 千焦/克)。超重宝宝要减少高能量的食物,如油脂与糖。每个家庭应掌握一些食物的营养素特性,如胡萝卜富含维生素 A 原,动物肝富含铁、锌,动物性和海鲜类食物富含锌,奶及豆类是钙的优良来源等。

■ 思考题

1. 婴幼儿的胃有何特点?

2. 婴幼儿的肠道有何特点?

3. 婴幼儿胃肠道对蛋白质、脂肪和碳水化合物的吸收有何特点?

4. 不同喂养方式的婴幼儿肠道菌群有何特点?

5. 婴幼儿的能量消耗主要用于哪几个方面?

6. 婴幼儿能量的食物来源随着年龄增长如何变化?

7. 三大产能营养素在婴幼儿膳食中的供能比是多少?

8. 蛋白质、脂肪和碳水化合物的主要食物来源是什么?

9. 影响膳食能量和营养素密度的因素有哪些?

第四章
科学喂养的原则与方法

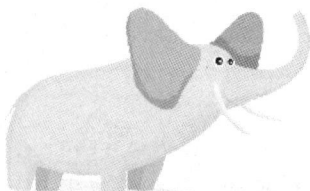

第一节　婴幼儿喂养分阶段指导的意义

婴幼儿喂养指导可以分为两个阶段。从出生到2岁是一个阶段，从以喝奶为主，逐步过渡到吃饭；2岁以后是另一个阶段，可以吃家庭餐桌食品，是与成人膳食结构接轨的起点，所以是一个新的阶段。应基于宝宝摄食行为的特点做出具体的喂养指导。

科学喂养的4条指导原则及其实施方法，适合于0～2岁宝宝，是第一阶段的指导。宝宝摄食行为的发展，与提供辅食质地的变化有密切关系。从液态的奶开始，到泥糊状、固体食品等不同质地、不同种类辅食的进展，完成了从喝到吃的转变。此时的指导主要围绕"喂"字下功夫。

2岁的宝宝基本上能自己吃饭，已经从"他人喂"转变为"自己吃"。第二阶段的指导是平衡膳食的指导，主要围绕"4个吃"展开，即吃什么、如何吃、何时吃及何处吃。经过家庭两年来的喂养实践，有些问题已经能够解决，比如何时吃，多数家庭的宝宝基本上已经建立一日三餐三点的饮食模式；何处吃，安排固定用餐位子和椅子，使用专用餐具，并注意营造宝宝良好的进餐环境。2岁以后的膳食指导重点是家庭平衡膳食的组织原则及其实施方法。主要讲"如何吃"，以及"吃什么"。同时，还要对宝宝吃的行为或习惯予以极大关注，强调科学管理。因此要增加1个"管"字,要做好"3管":即管宝宝膳食质量、管宝宝膳食行为、管宝宝膳食环境。要掌握家庭膳食管理策略和方法,落实家庭平衡膳食原则与方法,培养良好的饮食习惯以及矫正不良膳食行为。2岁是宝宝跨越到成人食品的关键时期,做好了将对他们一生的健康具有重要的促进作用。

第二节 科学喂养原则——第一阶段的指导

一、科学喂养的4条原则

0～2岁的合理营养是保证婴幼儿充分发挥人类潜能的物质基础。但保证孩子获得足够营养却并非易事。在质量控制方面,一定要有所谓的质量控制标准。婴幼儿膳食质量的控制以前没有明确的原则。现结合世界卫生组织提出的3个原则,又增加了一条个体化原则。这些原则不是针对孩子喂养中某一个具体问题而言,它们是整个喂养过程的指导。可以作为衡量婴幼儿喂养实践是否正确的依据,并可及时发现喂养问题,从而做出必要的改进。

下面介绍科学喂养的4个基本原则,它们都是喂养中的方向问题。如果做得合适,则有利于孩子的一生健康;如果做得不合适,则可能给宝宝一辈子带来不利影响。

1. 及时原则——掌握合适添加时机

所谓及时原则,就是当纯母乳或配方奶提供的能量及营养素不能满足婴儿生长发育所需时,要及时添加辅食。辅食添加是一个过程,因此在母乳喂养,或人工或混合喂养的同时,需要增加其他一些食物及液体,以满足孩子热量及营养需求。辅食不应理解为换乳食品或离乳食品。不同喂养方式的宝宝开始添加辅食的时间不同,不能过早或过晚添加,要把握合适的时机及添加的正确顺序。要根据不同月龄及时调整辅食的质和量,还必须掌握辅食添加的基本原则。

2. 充足原则——能量与营养素要充足

应向婴儿提供充足的能量、三大营养素,以及维生素、矿物质和微量营养素,以满足儿童发育的营养所需。要注意几个方面:奶量、钙的供应、铁的供应、辅食添加等问题,保证在婴幼儿期提供充足的营养。

3. 恰当原则——喂养人的行动指南与食品安全

恰当原则主要介绍喂养人的职责,在婴幼儿喂养实践中要落实人性化喂养的方法,要按照婴儿的食欲和吃饱信号提供;进餐次数和喂养方法符合婴儿的月龄;积极鼓励婴儿甚至在患病期间用手指、匙子或自己进食充足的食品;让孩子愉快进餐。食物安全也是恰当原则的重要内容,应以清洁卫生的方式制备辅食,并用清洁的双手将贮存在清洁碗具中的辅食给婴儿喂食。

4. 个体化原则——婴儿具有个体特征

每一个婴儿都是具有个体特征的孩子。要针对不同的婴儿,采取与之相应的方式喂养,并对婴儿的个体体质及具体营养状况做出相应调整。一些特殊婴儿,如足月小样儿、早产儿、巨大儿及双胞胎要采取相应的喂养方法。

二、及时原则的落实

1. 何时开始添加辅食

世界卫生组织给辅食下的定义是:当母乳或配方奶的热量和营养素不能满足婴儿生长发育时所需添加的食物。及时的含义是当母乳喂养不能满足宝宝对能量和营养素的需要时,必须开始添加辅食。同样,当配方奶或母乳加配方奶混合喂养提供的能量和营养素不能满足宝宝需要时,就要及时开始添加辅食。喂养者要依据喂养方式决定添加辅食的最佳时间,过早或过晚添加都是不对的。不同喂养方式的宝宝开始吃辅食的时间是不同的。纯母乳喂养的宝宝,满180天才开始添加辅食,而人工喂养或混合喂养的宝宝满120天就可以添加辅食。这是因为母乳提供的热量和营养素能满足6个月宝宝生长的全部需求,除了要在出生后第三周补充维生素D外,不要认为早加辅食会对宝宝健康有利,实际上宝宝的消化功能尚在发育之中,早加多吃易使宝宝出现消化不良。

确定宝宝开始添加辅食的具体时间,关键点是要从宝宝的实际需要,而不是仅仅根据月龄来作决定,一般出现以下情况,就可考虑添加辅食。

(1) 看体重:体重已达到出生时体重的2倍,通常为6千克。如出生时体重3.5千克,则要到7千克。小样儿或出生体重2.5千克以下的低体重儿,添加辅助食品时,体重也应达到6千克。

(2) 看动作发育:动作发育有进步,能扶着坐好,俯卧时抬头挺胸,能用双肘支持其重量。

(3) 看对吃有否兴趣:宝宝吃食行为有发展,当小匙触及口唇时,宝宝表现有兴趣,表示出笑容并张口,或有口水流出,说明宝宝有进食愿望。相反,如试喂食时,宝宝头或躯体转向另侧,或闭口拒食,则提示可能添加辅食为时过早。

2. 辅食添加的基本原则

一般来讲,宝宝要到6个月才开始出牙,意味着宝宝可以"吃",但要学会吃则需要一个过程。在4～6个月,宝宝正处于尝试吃的阶段。不要认为辅食可以随心所欲地添加,辅食添加是一件严肃的事,加错了可能对宝宝一辈子健康不利。辅食添加的基本原则,只需要记住7个字,就基本上掌握了添加原则。

(1) 少:辅食要从少量开始加,刚开始喂含铁的米粉只有1～2勺,很稀的,像浓的肉汤样,以后逐渐变稠,数量也逐步增加。

(2) 一:要一个一个加食物,不可以将没有尝试过的食物混合在一起吃,如八宝粥。每加一种食物,要尝试 3～5 天,适应后再换一种。如发现食物过敏,在确认以后不可再吃。

(3)匙:辅食都要用勺子喂,不可将米粉放入奶瓶喂。

(4)健:在宝宝健康时添加辅食,生病或打预防针后可暂时不加。

(5)常:宝宝已经学会吃的辅食,还要经常给宝宝提供,如米粉、蛋黄、蔬菜泥等。

(6)淡:一般 6～7 个月之前不提供食盐,到宝宝开始吃高质量菜粥或烂面条时,可以加少量的盐,但要比成人口味淡许多。2 岁之前不提供味精、鸡精等调味品。1 岁内宝宝不宜提供甜品,避免体重过重。

(7)心:要有耐心。宝宝接受一种新食物,可能需要尝试 6～8 次。所以需要耐心,让宝宝尝试多次,甚至 10 次以上。对吃过几次都吐出来的食物,仍然不要放弃,可以与宝宝喜欢吃的食物混合在一起喂。喂养人的耐心来自爱心。爱心是人性化喂养的核心。

3. 辅食添加的正确顺序

过去给宝宝最早添加的辅食是蛋黄,现在改过来了。含铁的米粉是宝宝添加辅食的首选。因为鸡蛋虽然含有铁,但吸收率很低。自己家里磨的米粉,因为不含铁,所以不能选用。米粉可用母乳或配方奶调配,学会吃水果后可用苹果汁配制,因为维生素 C 可帮助铁的吸收。接下来是几种蔬菜泥,如青菜泥、胡萝卜泥、土豆泥等,然后是水果汁、水果泥。先吃水果的宝宝可能不爱吃蔬菜,因此要先添加蔬菜后添加水果。满 5 个月方可提供蛋黄,以鸡蛋为好。蛋黄外面深色部分不宜给宝宝吃,易引起过敏。满 6 个月可提供鱼肉,以后逐步添加鸡茸、鸭茸、猪肉末。0～3 岁孩子一般不提供牛、羊肉,因不易消化。满 7 个月可提供动物肝脏,以鸡肝为好。吃全蛋不能太早,一般满 10 个月开始提供。过敏体质或有家庭过敏史的宝宝要延至 1 岁后吃,否则会增加宝宝 1～5 岁的过敏发生率。在 8～9 个月时可以提供宝宝拿在手里吃的"手指食品"。详细添加顺序见表 4-1。

表 4-1　不同月龄辅食添加顺序

年龄	添加补充食物	分　期
0～4 个月	人工喂养或混合喂养 可喝少量水	纯奶期
4 个月	纯米粉(含铁) 蔬菜泥(胡萝卜泥、青菜泥、土豆泥、豌豆泥) 果汁、果泥(橙子、苹果、香蕉)	尝试吃的阶段
5 个月	蛋黄、已尝试过的食物	
6 个月	鱼泥、简单混合食物 蛋黄米粉、胡萝卜米粉、青菜泥粥	学习咀嚼和吞咽阶段
7 个月	动物肝脏、鸡茸、鸭茸、猪肉末、蒸血末、高质量菜 粥或烂面条(植物油)、可添加碎菜等	

年龄	添加补充食物	分 期
8～12个月 至2～3岁	手指食品(饼干、面包、蔬菜条)、鸡肉粥、肉末粥、蒸全蛋羹(满10个月)、蟹虾肉泥、高质量菜粥或烂面条作为正餐食品、各色菜肴与软饭、面食等	逐步建立三餐三点饮食模式、向家庭餐桌食品过渡阶段
2～3岁	虾末菜花、蒸肉豆腐、豆制品、鱼、肉末、面条、软饭、饺子、馄饨、小蛋糕、燕麦片粥等	提供家庭平衡膳食阶段

注:纯母乳喂养宝宝要满6个月才开始添加辅食,也是要经过尝试吃的阶段及学习咀嚼和吞咽阶段;但由于宝宝月龄大,发育已较好,整个过程可缩短。

三、营养充足原则的落实

1. 何谓充足原则

所谓充足原则就是能量与营养素供应要充足。应向宝宝提供充足的能量、三大营养素、维生素及矿物质,以满足宝宝发育的营养所需。要注意几个方面:奶量、钙的供应、铁的供应、辅食添加等问题,保证在婴幼儿期提供充足的营养。

落实充足原则,父母首先要了解有关食物营养方面的知识(可参见本书前一章),以下重点介绍父母普遍关心的一些营养素。

2. 钙和鱼肝油营养

几乎所有的家长都很关心宝宝的钙营养问题。全民都要补钙的观点显然是不合理的,凡是能从一日三餐的膳食中获得足够钙量的人就不要补钙。婴幼儿正处于人生起跑线上,俗话说不要输在起跑线上。那么,0～3岁的宝宝究竟如何掌握补不补钙的问题。2000年中国营养学会推荐的钙摄入量为:0～0.5岁,300毫克;0.5～1岁,400毫克;1～3岁,600毫克;4～10岁,800毫克。如果这个目标可以通过婴幼儿的日常饮食达到,就不必额外补充钙制剂。这是一个基本的原则,家长一定要掌握。但是在钙与鱼肝油的问题上,许多父母常常存在宁多勿少的错误看法,因此要仔细阅读以下内容。

母乳喂养的宝宝,母乳中的钙含量总是稳定的。每天通过乳汁要分泌约300毫克的钙,因此一般在半岁以内的宝宝是不需要补钙的,但应在出生后3周起要补充维生素D 400国际单位,以利于钙的吸收。采用人工或混合喂养的宝宝,如果每天摄取750毫升或以上配方奶的宝宝,奶中含有充足的钙,就不需要再补充。不同品牌的配方奶含有相似的钙量。如果奶量降至一半时,可以隔天补一次。

钙的主要来源还是通过食补,即多摄取富钙食物,如牛奶及奶制品、大豆及大豆制品,以及虾皮、虾米、芝麻酱等。对所有的宝宝而言,每天都要吃乳类食品,它们含钙丰富,而且吸收利用好。"断奶"的确切含义是断母乳,在断母乳后应该继续喂配方奶。

鱼肝油和钙粉不一定要同时服用,一般鱼肝油可以在早上9点时服用,钙制剂一般在下午3点,即午餐和晚餐之间服用,也可在临睡前服用,以减少食物中的有些因素会影响钙吸收。在购买钙制品时,要了解有些钙制品的不足之处:有的含重金属较多一些,如海洋牡蛎壳锻制的产品;有的对胃刺激性大一点,如碳酸钙;葡萄糖酸钙不能用来给宝宝补钙,因为含量低、吸收少。也不要选择钙、铁、锌复合产品。在补钙的同时,还要注意一些促进和抑制钙吸收的因素(见第一章有关内容)。

鱼肝油的主要成分是维生素 A 和维生素 D,这两种脂溶性维生素容易产生蓄积性中毒。如果长期过量服用,会对宝宝的生长发育带来不利影响。因此遇阳光明媚的季节,如夏季可以暂停一段时间,因为晒太阳后人体自身可以制造维生素 D。家长应该认真阅读宝宝食品上的标签,不要发生过量补充营养素的事情。具体做法请参考第一章的相关内容。

3. 铁、锌、维生素 A 和维生素 C 营养

(1)富铁食物来源:铁是宝宝成长过程中最早遇到的问题之一。出生后 4~5 个月,宝宝从母体获得的铁贮备基本上消耗殆尽,所以必须及时补充。由于动物肝脏应在第 7 个月时才能补充,因此,铁强化的米粉是宝宝优先考虑的铁源,也是宝宝最早添加的辅食。可以用母乳、配方奶或苹果汁调配。随着宝宝的长大,可以添加容易吸收的富铁食品,如动物肝、动物血、红色内脏和动物肉,尤其是红色肉、黑色禽肉。蛋黄、豆类和深绿色蔬菜虽然含有较多的铁,但吸收差,不建议用植物性食品来补充铁。有一些食品会促进铁的吸收,有些会减少铁的吸收。一些富含维生素 C 的食品,以及鱼、海洋食品和肉类可增加鸡蛋、牛奶、植物性食品、谷类、豆类、其他种子、蔬菜及水果中铁的吸收。一些食品,如茶、咖啡、充气饮料,或含较高植酸、草酸的蔬菜,如菠菜、蕹菜、米苋、笋及新鲜毛豆等会降低铁的吸收。凡影响铁吸收的因素也会影响钙与锌的吸收。

(2)富锌食物来源:早产儿、小样儿或双胞胎在胎儿期从妈妈体内获得的锌储备较少,需要额外补充锌制剂。一些食欲不好、抵抗力较低,或生长发育迟缓的宝宝,可以在医生指导下补充锌制剂。多数宝宝可以通过摄取富锌食品获得锌。富锌的食品,如动物肝、动物内脏、血制品、畜禽及鱼肉、贝蛤类、蛋黄等。

(3)富含维生素 A 的食物来源:母乳及配方奶中含有较多的维生素 A,因此采用母乳喂养,或人工喂养的宝宝并不需要补充。各种动物肝脏、蛋黄富含维生素 A;一些橙色水果、橙色蔬菜和深绿色蔬菜含有较多的胡萝卜素,可在体内转化为维生素 A。还有橙色水果,如芒果、番木瓜和鸡蛋果(西番莲)等,注意不包括橙子;橙色蔬菜,如胡萝卜、南瓜、红心红薯和红/橙色辣椒等,但不包括西红柿;深绿色蔬菜,如菠菜、米苋、木薯叶、红薯叶、南瓜叶和花椰菜等,但菠菜和米苋要开水烫过后才能给宝宝吃。

(4)富含维生素 C 的食物来源:并不是所有的水果和蔬菜都含有较多的维生素 C。西瓜、桃子、葡萄等含维生素 C 很少。含维生素 C 较多的新鲜水果有木瓜、猕猴桃、大枣、橙、柠檬、橘子、芒果、浆果、香蕉、鸡蛋果等;含维生素 C 较多的蔬菜有辣椒、花椰菜、菜花、白菜、菠菜、米苋、木薯叶、红薯叶、卷心菜、土豆等。

4. 能量与三大营养物质的充足供应

4月龄至2岁婴幼儿的每天膳食摄入量详见表4-2。

表4-2　不同月龄儿童食品推荐量

年龄	食品推荐量
4～6个月	配方奶750～900毫升,含铁米粉25～50克,蔬菜10～25克,水果25～50克,鸡蛋黄(满5个月)1/4～1只,鱼10～25克,植物油5克
6～12个月	配方奶650～750毫升,含铁米粉25～50克,粮食25～50克,蔬菜50～75克,水果50克,全鸡蛋(满10个月)1只,鱼25～50克,豆制品10～15克,植物油5～10克,动物肝(满7个月)15克(1周2～3次)
1～2岁	配方奶400～500毫升,粮食100～150克,鱼、禽、肉50～85克,蔬菜75～100克,鸡蛋1只,水果50～75克,豆制品15～25克,植物油10～15克

注:要严格按照辅食添加的正确顺序和添加原则实施。

四、恰当原则的落实

1. 何谓恰当原则

恰当原则包括两个方面:喂养人的行动指南与食品安全。喂养人的喂养实践必须掌握人性化的喂养方法,避免采取哄骗式或强制式的喂养方法。食品安全是辅食的第一要义,有害食品无论营养价值多高,均无实际意义。

2. 人性化喂养

传统喂养方法的目标主要以宝宝生理健康为宗旨,现代科学喂养的目标则同时关注宝宝的生理和心理健康。前者主要强调要让宝宝吃饱,后者不仅关注吃,而且要让宝宝吃得开心。前者通常采用哄骗式或强制式的喂养方法,后者则需将儿童心理-社会保健的原理落实在喂养实践之中,使宝宝吃得好、吃得开心。这种科学的方法称为应答式喂养方法,又称人性化喂养方法。

所谓应答,就是宝宝进食时的行为表现。喂养人要及时作出相应的回答,同样宝宝也会对喂养人作出的回答表现出相应的反应。因此在喂养实践中,不应把孩子视为是接受喂养的客体,而应视为一种喂养实践活动中互动的一个部分,视为一种有意义的亲子活动,有爱的交流和爱的传递。喂养人对孩子在喂食时出现的表现与反应,要做出及时、合理的应答。喂养人的正确应答又促使孩子有良好的表现与反应,而且这种应与答,有机地结合在一起,互动互换,使喂养的过程随时间的推移渐至和谐开心的理想境界。这种应与答要贯彻在每一次喂养实践的始终,努力营造出一种宽松愉悦的饮食环境。结果是让孩子开开心心地吃,健健康康的成长,使孩子在心理和生理上得到极大的满足。

大量的喂养实践表明,喂养人不仅仅要懂得"喂什么",而且更重要的是要掌握"如何喂"。此外,"何时喂"、"何处喂"与宝宝建立良好饮食模式关系密切,也必须掌握。这就是科学喂养的"5个喂"。喂养人是人性化喂养的实施者及调控者,应对自己的职责(其他"4

个喂")有清晰的认识。要落实人性化喂养方法,喂养人应注意以下要点。

(1) 在喂养时要与孩子有目光的接触,并有语言的表扬与鼓励:当孩子表现好的时候,要及时表扬;当孩子做得不够好时,如吃饭慢或把饭菜含在嘴里时,应采用鼓励的语言。要记住对婴幼儿不要采取批评方法,更不应该去总结孩子的缺点,并经常在他人面前抱怨。应及时向孩子提出合理要求,如吃饭不能一边玩、一边吃。

(2) 要敏感地关注孩子吃饱的信号:当孩子吃饱时,例如喂食时孩子闭嘴、转过头去,显示出吃饱时,就不应该要求孩子喝完瓶里的剩奶或吃掉碗里的剩饭菜。

(3) 当发现孩子出现饥饿信号时,要迅速将奶或饭菜准备好,及时供应。

(4) 喂养人直接喂婴儿,也可帮助较大的儿童,让他或她自己吃东西。不要批评孩子自己吃食时弄得有些狼藉,或显得有些脏兮兮,而应表扬鼓励孩子,夸奖孩子真能干,真是妈妈的好孩子等。喂养人可以在喂食间歇,给孩子擦一下手或嘴,或换一个干净的围嘴。

(5) 慢慢地喂,要有耐心,并且鼓励孩子进食,但不要强迫他们吃。孩子学习吃一种新食品,有时可能要经过6~8次尝试,甚至超过10次或以上的努力。可以将孩子喜欢的食物与新食品混合在一起喂。喂养人的这种耐心来自于对孩子的爱心。

(6) 如果发现孩子拒绝许多食品,试着将不同食品混合来喂,注意口味、质地,以及采用不同的鼓励办法。

(7) 如果孩子很容易对吃失去兴趣,就应该在进餐时减少娱乐。

(8) 要合理安排孩子的餐次,进餐次数和喂养方法符合宝宝的月龄。6~8月龄的孩子应逐步建立一日三餐三点的饮食模式,此时不应该再提供夜奶。

3. 辅食的安全制备与储存

婴幼儿辅食的制作应清洁卫生,并用清洁的双手将贮存在清洁碗具中的辅食给宝宝喂食。家庭要落实卫生与合适加工食品的方法,可以采取以下措施:

(1) 在各类食品制备与喂养之前,喂养者要认真清洗双手,并清洁孩子的手;

(2) 安全储存食品,并在制备好后立即食用;

(3) 使用干净的容器来制备和存放食品;

(4) 为孩子准备专用的干净杯、碗;

(5) 避免用瓶子喂养,因为很难清洗干净。

关注在食品制备与喂养时的安全措施是预防胃肠道疾病的关键。腹泻的发病高峰在6月龄以后,这是由于辅食摄入的增加。食品的微生物污染是童年期腹泻的主要原因,可以通过落实上述的措施而预防。清洗和消毒奶瓶是食品安全工作中的重要一环,喂养人一定要认真掌握。此外,使用发酵食品能减少微生物污染的危险,并有增加营养成分的好处。

4. 食物过敏及处理

(1) 食物过敏原的发现:生活中年轻父母们常常会遇到这样的情况:有些宝宝喝了奶粉后身上出现奶癣,有些宝宝吃了鸡蛋后身上出现湿疹或打喷嚏,有些宝宝吃了东西后还会出现腹泻、呕吐、荨麻疹、湿疹、拒食、厌食、口唇或眼睑肿胀、咳嗽、鼻痒流涕、流眼泪等。这实际上就是食物过敏的表现。一般来说,宝宝发生食物过敏时,多数情况下父母并不知道是何种食物引起的,因此往往会忽视而考虑其他因素,如着凉感冒、吃了不洁的食物等。生活中宝宝食物过敏的发生率较高,约有8%的3岁以下宝宝可能有食物过敏的经历。有的研究者还发现,食物过敏80%发生在1岁之前,约有一半宝宝发生在4~6个月。食物过敏的症状主要表现在皮肤、消化道和呼吸道。因此,父母如发现宝宝有上述部位症状时,要想到有食物过敏的可能。

宝宝发生食物过敏时,父母要谨慎地寻找过敏食物。由于每天进食的食品种类较多,故较难判断引起过敏的食物,如果判断不当,常可引起盲目忌食,甚至什么都不敢吃,只吃米饭、猪肉和青菜。因此在辨认引起过敏的食物时可采取以下办法。

第一步,采取排除性饮食试验。有过敏史的宝宝,要填写专门的饮食登记表,详细记录每天每餐摄入的食物品种、数量和有关症状,切勿遗漏,不限制饮食2周。与此同时,观察并记录皮疹及其他过敏症状的表现和出现的时间。根据记录,分析重复出现的症状和重复出现食物之间的时间关系,两者间隔在0.5~72小时内的应考虑食物过敏的可能。然后排除可疑食物7~10天,如症状减轻或消失,则可初步认定某一食物为过敏原;如症状无明显改善,则可排除食物过敏(表4-3中的进食日记提示,可能是鸡蛋黄过敏)。

表4-3 进食日记示例

食物名称	进食时间	症 状	出现症状时间
配方奶	上午7:30		
鸡蛋黄米粉、橙汁	上午10:00	嘴边出小红疹、痒	上午10:30
猪肉末青菜烂面条	中午12:00		
橙汁	下午2:00		
鸡蛋蛋花粥	下午6:00	口痒、皮疹	下午6:30
配方奶	晚上8:30		

第二步,开放性食物激发试验。在7~10天内不给孩子吃可疑食物,然后将可疑食物(如鸡蛋黄)以普通加工方式少量提供。如出现过敏症状则可认定该食物为过敏原,应立即停止使用该食品。反之,如不出现症状,就可排除。如遇病情较严重,或对鉴别过敏食物等有疑问,可向有关医生咨询。

(2)常见容易引起过敏的食物:牛奶、鸡蛋、花生、大豆、鱼、虾、橘子、西红柿、黄瓜、杏、桃、茶叶、各种干果等,其中牛奶、鸡蛋、花生3种最为常见,且花生过敏最为严重、持续时间最长,因此在家庭自制宝宝食品中,请勿过早加入花生。凡牛奶过敏者,可选用酪蛋白水解的低敏奶粉或豆类蛋白奶粉作为替代品。对于有过敏性家族史的宝宝,纯母乳喂养至少6个月,并随访至18个月。

一些研究指出,6个月以后给宝宝添加固体食物,特别是鸡蛋、鱼、花生、麦类等食物,可降低5岁以内小儿过敏性疾病的发生。因此第一种给宝宝添加的辅食应是易于消化而又不易引起过敏的食物,通常是谷类(大米粥或米粉),其次是蔬菜和水果。

(3)判断过敏的注意点:凡食物过敏一定是有具体的名称,如鸡蛋黄过敏、带鱼过敏等。不可以说成吃蛋过敏,或吃鱼过敏。因为有时吃带鱼过敏,不一定吃鲈鱼过敏。食物过敏的表现可以是发出来,也可以是吐出来或拉出来,因此不能单一地仅从有无皮疹来判断。要防止一边吃抗过敏药物,一边吃过敏食品。每个婴幼儿家庭要严格遵循辅食添加的正确顺序,辅食添加是一件严肃的事情,不可等闲视之。

五、个体化原则的落实

1. 何谓个体化原则

所谓个体化原则就是每一个宝宝都是具有个体特征的。不同喂养方式的宝宝应采取与之相应的喂养方法;对足月小样儿、早产儿、巨大儿及双胞胎的喂养方法又有不同;有家族过敏史或有过敏的宝宝则要采取特殊喂养。喂养者要根据宝宝的个体体质及其具体营养状况,以及化验和微量营养素调查结果做出喂养方法的相应调整,以满足宝宝充足的营养需求。

2. 特殊宝宝的喂养

(1)足月小样儿的喂养:凡胎龄 38～42 周出生,且出生体重＜2 500 克的宝宝,称为足月小样儿。小样儿主要表现为消瘦,是胎内营养不良影响了胎儿的正常生长。因此,小样儿应按照营养不良儿的原则喂养,同时考虑到小样儿的代谢比同体重的早产儿高,热量需要也多,说明早期足量喂养的重要。这不但可以防止低血糖的发生,有利于体重增长,还有利于脑神经胶质细胞生长,减少智力低下等后遗症的发生。

小样儿的体重应尽快增加。恢复在子宫内成长的正常速度是决定小样儿以后健康的关键。小样儿比体重相似的早产儿容易喂养,因为足月小样儿各脏器的发育和生理上的成熟基本上与足月初生儿相仿,主要差异是由子宫内供应养分不足与缺氧,分娩后可能会出现窒息、低血糖等。小样儿的胃容量较早产儿大,肝功能较早产儿成熟,如能及时补足营养,发生生理性体重下降也较少。小样儿皮下脂肪少、表面面积大、散热快、易受冷,可导致氧消耗及热能消耗增加。若延迟喂养不仅影响长磅,而且还可抑制脑细胞的增殖。

小样儿出生后在医院已经接受补充葡萄糖和适量矿物质的处理。对不同出生体重的小样儿,应采取不同的方式。接近 2 500 克的可直接吸吮母乳,2 300 克以下有吸吮困难者,可把母乳挤出装入奶瓶喂养。母乳喂养者,开始时每日喂 8～10 次,每次 5～10 分钟,如宝宝在吸奶时无疲劳和食欲减退现象,可适当延长吸吮时间。

如母乳不足,足月小样儿也可采用人工喂养,应选择小样儿的配方奶,以半脱脂较为理想,因为他对脂肪消化吸收能力差,而对糖消化吸收好,蛋白质为次。奶瓶的奶头开孔大小以倒置时奶液成滴流出为宜。如流奶太快,宝宝来不及吞咽,易引起呛咳,甚至会发生窒息的危险;如流奶太慢,吸吮时费力,易使宝宝疲劳而拒食。足月小样儿体内维生素、无机盐贮存量少,生长速度又快,应在医生指导下及时补充维生素 D、钙、磷、铁剂等营养素。

（2）早产儿的喂养：早产儿是指胎龄未满37周，出生时体重低于2 500克，身高低于46厘米的宝宝。早产的原因很多，包括妊娠高血压、急性感染、重体力劳动或多胎等。

早产儿个子小、体重低，有的机体发育还不太成熟，对生存环境的适应能力相对较弱，应采用特殊方法喂养：早产儿要尽早开始喂，生活能力强的，可在出生后4～6小时开始喂；体重在2 000克以下的，可在出生后12小时开始喂，情况较差的，可在出生后24小时开始喂。先以5%～10%葡萄糖液喂，每2小时1次，每次1～3匙。24小时后可喂奶。

由于早产儿口舌肌肉力量弱、消化能力差、胃容量小，而每天所需能量又比较多，因此可采用少量多餐的喂养方法。表4-4列出了早产儿的参考摄入量。体重不足1 500克的新生宝宝，每2小时喂奶1次；体重1 500～2 000克的宝宝，每3小时一次。若能完成上述摄入量而无呕吐、腹胀等症状者，夜间可适当延长间隔时间，例如一个1 500克的早产儿出生后第6天已能摄入240毫升，夜间的12小时内就可把原来的间隔2小时喂1次延长为3小时，把1天内的要求摄入量从原来分成12次的改分成10次。母乳最适合早产儿的胃口和消化能力，要尽一切可能用母乳，包括初乳在内的喂养。母乳喂养的早产儿，发生消化不良性腹泻和其他感染的机会较低，宝宝体重会逐渐增加，若用人工喂养，应以早产儿配方奶为宜。

表4-4　早产儿参考摄入量　　　　　　　　　（毫升/（千克·天））

生后天数	1	2	3	4	5	6	7	8	9	10天以上
摄入量	30	60	90	120	150	160	170	180	190	200

有些早产儿在最初几天往往吸吮能力差，可先挤出母乳，再用滴管滴入口内。注意动作要轻，不要让滴管划破宝宝的口腔黏膜。每2～3小时喂1次。几天后再直接用母乳喂哺。人工喂养与此相仿。新生儿期每天可喂奶10～60毫升不等。如宝宝生长情况良好，则夜间可适当延长间隔时间，这样可以在保证摄入量的基础上逐步养成夜间不喂的习惯。喂奶量可按早产儿配方奶推荐量说明喂养。

早产儿早期应补充维生素E，每天10毫克，分2次服；复合维生素B，每次1片，每天2次；维生素C，每次50毫克，每天2次。从第2周起每天补充浓缩维生素A、维生素D制剂，剂量从每天1滴，以后逐渐增加。出生3个月后补充铁制剂，用硫酸亚铁为宜，每天0.3克，分3次服用。上述补充措施应在医生指导下执行。

（3）巨大儿的喂养：出生时体重在4 000克以上的宝宝在医学上称为巨大儿，这可能与遗传因素及孕妈妈的营养状况有关。妈妈患有糖尿病或怀孕时妈妈食量特别大时，往往容易生出巨大儿。

谁都喜欢养个大胖小子或闺女，但是胎儿期宝宝太胖并不是一件好事。首先会给孕母的活动带来许多不便，也容易使妈妈发生孕期综合征，同时也会给妈妈的分娩带来更多危险。因此，在怀孕期间要与医生配合，适当控制胎儿的体重，这样对妈妈与胎儿都有益处。

巨大儿并不一定都是病态，对那些出生时体重过重，而肌肉骨骼结实的宝宝，喂养量应以宝宝体重与正常体重的平均值来计算。如正常新生儿平均出生体重3千克，该宝宝的体重为5千克,那么就按4千克宝宝的喂养量给予喂养。当然这是一种建议,可以参考医生的意见确定宝宝的喂养方案。如果宝宝吃得多,身体长得也结实匀称,身高与体重同步增长,这时就应该给予宝宝足够的喂养量,充分满足宝宝生长发育的需要。如果宝宝只长体重不长个,肌肉松弛不结实,那就要考虑喂养是否有问题。

不合理的喂养引起的虚胖宝宝,一般肌肉不结实、有贫血症状。这种宝宝的消化功能不正常、抵抗各种疾病的能力也不强,容易生病。对这样的宝宝应适当增加蛋白质、维生素和矿物质的供应,必要时可在医生指导下补充铁、锌制剂,以及维生素A、维生素D或鱼粉类等,同时适当减少淀粉类的喂养量。等宝宝长到5～6个月以后,可适当增加鱼肉和鸡蛋的供应,使宝宝体重缓慢增加,并使宝宝的肌肉骨骼结实起来。巨大儿往往胃口较大,母乳有可能不够吃,这时可以采取混合喂养。有的父母怕宝宝吃不饱,就在宝宝的奶中添加米粉、奶糕等,这些辅食以淀粉为主,由于营养密度较低,对巨大儿来说是不合适的。

（4）双胞胎的喂养:大多数双胞胎儿都提早来到人世间。由于早产,以致先天不足、体重较轻(50%左右在2.5千克以下)。因为个子小、发育不成熟,生活能力比正常单胎儿差,故应采用特殊方法喂养。

早产双胞胎儿与足月儿不同,他们的吸吮能力差、吞咽功能不全,易发生呛奶,而且胃容量小、消化能力差,极易溢奶。因此宜采用少食多餐的喂哺方法。早产双胞胎出生后12小时,就要喂哺50%糖水20～50克。这是因为他们体内糖原贮备不足,若饥饿时间过长,可能会发生低血糖,影响大脑的发育,严重者甚至危及生命。

双胞胎儿也应首选母乳喂养,生后应尽早开奶。足月儿在第2个小时内可喂1～3次母乳。体重2 000克以上的新生宝宝,每3个小时喂奶1次。采用这种喂奶方法是因为双胞胎新生宝宝身体瘦而轻,热量散失较多,热量需要按体重计算比单胎足月儿多。如早产双胞胎儿吸吮、吞咽能力差,可用吸乳器将母乳吸出,再用滴管或宝宝胃管喂食。若无母乳或母乳不足,可用配方奶喂养。

双胞胎的妈妈,其乳汁是够两个新生儿食用的。在喂养方法上应采取一个乳房喂养一个宝宝。但每次喂奶时,应该让两个宝宝互相交换吸吮一侧乳房,因为宝宝的吸吮能力和胃口有差异,每次交换吸吮,有助于两侧乳房均匀地分泌更多的乳汁。哺乳的妈妈要承担两个宝宝的奶量,就需要加强营养丰富的液体饮食,如鱼汤、蹄膀汤和鸡汤等,每天至少需3 000毫升,才能满足宝宝的需要。若乳汁不足时,体重较轻或体质较弱的一个宝宝应以母乳喂养,另一个用配方奶喂养。

由于妈妈在孕期要孕育两个胎儿,营养素摄入往往不足,导致双胞胎儿体内各种营养贮备较少,因此,要尽早给双胞胎儿添加营养素。为预防双胞胎儿患佝偻病,从出生第2周起,可以补充鱼肝油。1月龄后,可让双胞胎儿晒太阳,以增加其自身维生素D的合成。为了预防双胞胎儿患缺铁性贫血,从第5周后,可考虑铁滴剂补充。另外,双胞胎儿抵抗力差,奶瓶、汤匙等应注意消毒,以防胃肠道疾病发生。

三胞胎也可按上述方法交换吃母乳,但多数妈妈的乳汁不能同时满足3个宝宝的要求,需不同程度地添加配方奶。一般认为三胞胎的宝宝在每次喂奶时,最好两个宝宝喂母乳,另一个宝宝吃配方奶,每次轮换。换句话说,应该让3个宝宝都能够轮流吃上母乳,做妈妈的不能因麻烦而忽视这一点。这样,虽然吃到的母乳量不多,但母乳毕竟营养丰富,含有大量免疫物质和抗体,能增强宝宝机体抵抗力,减少疾病的发生。

　　3. 食物的温凉性质应与宝宝体质相适应

　　每个宝宝都是一个特殊的个体。辅食添加时要注意宝宝的体质情况,不要经常提供与宝宝体质不合的食物,如对内热的宝宝,就不要经常提供河虾,因为河虾是热性食物。宝宝的体质一般有偏热和偏凉两种,可根据表4-5宝宝体质状况判断表,来判断宝宝的体质情况。现举例说明如下。

表4-5　宝宝体质状况判断表

	体 质 状 况	
	热	凉
舌苔和舌质	红或深红 黄苔或无苔	苍白 湿润或白苔
饮水情况	易口渴或喜欢喝水	喜喝热水或不喜欢喝水
粪便	便秘和(或)大便干硬	大便松软、不成形和(或)有时腹泻
尿	尿色深和(或)尿少	尿色浅和(或)多尿
其他	口苦,口臭或口腔溃疡,怕热;如果吃了过多热性食物,上述症状会明显或加重	怕冷;如果吃了过多凉性食物,上述症状会明显或加重

　　(1) 体质偏热的表现:有一个宝宝平时喜欢饮水,大便偏干,但他很喜欢吃橘子,一次吃了四五个,结果出现口腔溃疡,嘴边起泡,大便干结,这是为什么呢? 因为宝宝体质偏热,而橘子属于温热性食品,多吃容易上火。这种上火现象,还可以表现为牙龈肿胀、眼睛或鼻子发炎等,在吃火锅、大量新鲜荔枝、巧克力,或经常吃油炸食品时,也可以出现这种上火现象。体质偏热的宝宝除了喜欢饮水、大便偏干外,还有舌质红、小便偏黄、怕热多动,有时口内有不消化的气味等症。

　　(2) 体质偏凉的表现:有一个宝宝平时不爱喝水,大便一天2次,经常不成形。肠胃也不好,一旦受凉,或吃得不合适就会腹泻;到了夏天一吃冷饮胃里就不舒服,或者不能吃西瓜和梨,吃了就可能腹泻,这是为什么呢? 因为宝宝体质偏寒,而冷饮中的牛奶、白糖,以及西瓜、生梨都是属于寒凉性食品,多吃胃肠道会不舒服,甚至发生腹泻。体质偏寒的宝宝除了不喜饮水、大便不成形外,还有舌苔白厚、小便清长、怕寒少动等症。

　　对体质偏热或偏寒的宝宝而言,可以通过中医来调整,同时在饮食方面,要注意挑选与宝宝体质相合适的食品,凡偏热者可以多挑选平性或寒凉性食物,凡偏寒者可以多挑选平性或温热性食物。有一点要指出,虽然从体质上说是正常的宝宝,但吃太多的热性食物,或吃太多的凉性食物,超过了人体的适应能力,同样也会出现"食物伤人"的现象。因此,父母既要根据不同的季节,又要根据宝宝的体质情况,合理地挑选不同性质的食品来组织一日三餐的食谱,才有利于宝宝的健康。

4. 食物数量应与宝宝活动量及营养状况相适应

在辅食数量方面,大体上需贯彻宝宝吃什么由喂养人决定,而吃多少应由宝宝决定的基本方针。要采取人性化喂养,不要求宝宝喝完瓶里的奶或吃完碗里的食物,只要宝宝的生长发育指标在可以接受的范围里。要注意不要认为白白胖胖是福,其实可能是隐祸,因为孩子长大后肥胖可能性增加。每天奶量不可超过 1 000 毫升。宝宝在前 6 个月中,如连续 3 个月,每个月平均增加 1 000 克就可判断为喂养过度。婴幼儿要注意适量活动,从小可以进行空气浴、日光浴和冷水浴的锻炼。父母及家人要少抱孩子,每天有一定时间让孩子在户外呼吸新鲜空气。体重超重的要核对喂养细节,减少高能量食物供应,以及增加活动。反之,如营养不良宝宝,要找出原因,在医生指导下,改善膳食的质与量,如其中热量的供应是否充足,膳食蛋白质供应是否充足。

六、婴幼儿喂养的常见误区

1. 液体食物喂养阶段

(1) 宝宝一满月就加米粉(过早添加会增加对 B 族维生素的需求,影响吃母乳);

(2) 宝宝一哭就喂奶(要分清原因);

(3) 配方奶喝得太多,每天超过 1 000 毫升(体重上升过快);

(4) 按书本严格控制奶量和间隔时间(太死板,3 个月前要按需喂哺);

(5) 过早断母乳(母乳是个宝,尽量多喂些时间);

(6) 在纯母奶期间就开始添加辅食(纯母乳喂养满 6 个月才开始添加辅食);

(7) 给宝宝不合理地重复补钙和鱼肝油(重复补充不利健康);

(8) 没有采取人性化的喂养方法,尤其缺乏与宝宝的目光交流和语言鼓励;

(9) 奶粉配制过浓(造成宝宝大便干结,甚至加重肝肾负担);

(10) 过早吃盐,或喝有油水的汤水。

2. 辅助食物添加阶段

(1) 过早或过晚添加辅食;

(2) 肉汤、鱼汤的营养最好,不给宝宝吃鱼的肉和猪肉(汤里营养少);

(3) 给宝宝长期吃保健食品(没必要,若要补需经医生指导);

(4) 忽视泥状食物颗粒大小的阶段性变化(食物的性状要适合宝宝,注意食物质量安全、酥软烂、有营养,要注意辅食添加是一个过程,掌握适合不同月龄宝宝的喂养方法);

(5) 缺乏耐心让宝宝尝试新食物,宝宝不愿吃辅食,就多给他吃几顿奶,结果有些宝宝只喝不吃,造成营养不良。要让宝宝学会吃新食物可能要尝试 6～8 次,但有些家长常常尝试了几次就放弃了;

(6) 用水果代替蔬菜(两者不能互代);

（7）过早添加动物肝脏、全蛋；

（8）全天安排进餐次数太多；

（9）提供未尝试过的混合食品，如八宝粥；

（10）粥或烂面条的质量不佳（在热能及营养素密度方面均不足）；

（11）采取强制性的喂养方法，要求宝宝每次吃完奶或碗里的食物。

第三节 家庭平衡膳食的组织原则及实施
——第二阶段的指导

一、讲营养的最大误区是什么

众所周知，食物是营养的载体，那么，是否只要让宝宝吃有营养的好食品，宝宝的健康就有了保障呢？答案是否定的。因为好食品加好食品不等于好营养。例如，洋快餐中的汉堡包，其中的牛肉、生菜、番茄、奶酪、面包都是有营养的食品，为什么称它为垃圾食品？因为汉堡包所含能量高、脂肪多、蛋白质多，但膳食纤维少、微量营养素少。它的问题就在于汉堡包的食物结构不合理。再举一例，鱼是好食品，建议让宝宝多吃鱼，结果宝宝经常吃鱼，蛋白质的摄取过多，成了酸性体质，宝宝抵抗力反而下降，性格上又很逆反。许多家庭只想给孩子购买所谓的好食品，来满足孩子的好营养要求，这就是目前社会上存在的最大误区。不合理的膳食食物结构（简称膳食结构），只能提供不合理的营养，不合理的营养不仅不能促进健康，反而会产生许多意想不到的营养问题，如肥胖或营养不良。给孩子健康带来负面影响。

讲究吃的科学必须突出膳食结构这个中心环节。离开了食物结构来谈营养，就一定会偏离合理营养的主题。并且，孩子的任何挑食偏食不良饮食习惯都会破坏合理的膳食结构。因此对孩子早期的不良习惯，一次也不能放过矫正的机会。如果家长只想买一些所谓的保健品，来弥补孩子的营养素缺额，实际上往往会适得其反。我们提倡家庭平衡膳食，指导家长学习组织平衡膳食的原则和实施方法，其核心就是要通过平衡膳食的 4 个原则的落实，来保证膳食结构的合理。目前社会上有许多选择好食品的建议，这些建议只有放在平衡膳食的大框架中才有意义。学习"如何吃"的原理，才知道"吃什么"，而前者是讲营养的灵魂，是总纲，是学习的重点。

二、家庭平衡膳食的组织原则

1. 何谓平衡膳食
平衡膳食又称合理膳食，主要是指该膳食提供的必需营养素种类要齐全（已知的有 40

多种),数量和比例要合适(不多也不少),并能保持营养素之间的平衡,以满足人体生长发育和保持健康所需。平衡膳食的核心是合理的膳食结构。只有按照平衡膳食组织原则来构建的膳食结构,才能真正提供合理营养,膳食营养的质量才能得到保证。因此,平衡膳食就是具有合理膳食结构的饮食。平衡膳食的组织原则适用于2岁及2岁以上的儿童和成年人。组织平衡膳食并不是一件容易的事情。如果吃得很随便,或只凭口味挑选食品,或局限于小家庭习惯的传统菜肴等,都会破坏平衡膳食的食物结构。因此每个家庭都要认真学习平衡膳食的4个组织原则及实施方法,以保证膳食结构的合理,给宝宝提供合理营养。

2. 平衡膳食的4个组织原则

(1)食物多样化原则:世上无任何一种食物能提供人体所需的全部营养素,只有吃多样化食物才能获得全面的营养。落实食物多样化要懂得食品分组的概念,掌握每日所需食物总数,以及摄入富含特殊营养素的食物。

(2)食物均衡性原则:所谓均衡性就是要按比例吃,宝宝主食吃多少、荤菜吃多少,蔬菜、水果吃多少,奶、豆制品吃多少都要按有关推荐量供应,并且要合理搭配各组食物,如荤素搭配、粗细粮搭配、动植物蛋白质搭配、蔬菜水果搭配等。不按比例吃就破坏了营养平衡。

(3)适量原则:适量使用油脂和糖等高能量食品,控制其总量,对于维持能量和营养素平衡,以及减少现代文明病,如高血压、肥胖、心血管等疾病有重要意义,也是调整食物结构的重要一环。

(4)个体化原则:这是我国数千年传统饮食文化的精华,主要强调食物的天然属性(温热、寒凉与平性),季节特点(春暖、夏热、秋凉、冬寒),烹调方法与摄食者体质要保持一致,膳食的食物结构和食量应与摄入者的体力活动以及目前营养状况相一致。

三、平衡膳食组织原则的落实方法

1. 三管齐下落实食物多样化

食物多样化主要解决膳食结构对食物种类的要求。宝宝健康成长所需的必需营养素有40多种,仅仅摄取少数食品,显然营养是不全面的。将多样化仅仅理解为摄入食品种类要多也是不全面的,因为离开了膳食结构的完整性,即使提供食品种类较多,但缺少了某一食品组,营养肯定是不合理的。要落实多样化原则,在具体操作上要做到三管齐下。

(1)了解食品分组的知识

1)粮食组:主要提供碳水化合物,是膳食主要热能来源。此外,还提供蛋白质、B族维生素、矿物质和膳食纤维。

2)蔬菜组:主要提供胡萝卜素、维生素C、维生素B_2、叶酸、矿物质(钙、磷、钾、镁、铁)和膳食纤维。

3)水果组:主要提供丰富的维生素C及膳食纤维,尤其果胶可促进肠道蠕动,利于消化。

4)动物性食品组:主要提供蛋白质、脂肪、矿物质和维生素A及B族维生素等。

5) 乳类和豆类组:主要提供蛋白质、不饱和脂肪酸、B 族维生素和磷脂等,还提供丰富的钙,是天然钙质的良好来源。

上述 5 组食品又可称之为营养性食品组或保护性食品组。宝宝每日膳食的食物结构都应包括上述各食品组的食物,缺一不可。

此外,油脂和糖组又称为高能量食品组,包括动植物油脂,各种食用糖、盐和酒类。主要提供能量,摄入过多会引起肥胖,也是某些慢性病的危险因素,应采取适量使用原则。

(2) 掌握每日食物的构成与总数:所谓食物多样化,不能简单地理解为只要食物品种多就可以了,关键在于要从上述的每一个营养性食品组中挑选多样化食品,在每一食品组内不仅品种要经常翻新,而且数目也要丰富。一般来说,每日摄入食物品种的总数宜保持在15～20 种,要提倡吃得杂一些、广一些。菜肴避免单一品种,父母要学习制作多样化菜肴的技能,如荤素肉丸(肉糜、土豆及胡萝卜),罗宋汤(牛肉、洋葱、卷心菜、土豆、胡萝卜、蕃茄酱),四兄弟红烧肉(猪肉、豆腐干、胡萝卜和白煮蛋),以及荤素杂烩、炒三丝、炒五丁、豆面条、豆米饭、酸奶拌水果(酸奶、苹果、梨、猕猴桃、哈密瓜等)等。

(3) 摄入富含特殊营养成分的食品:每周要安排 1～2 次富含特殊营养成分的食品,例如肝脏、海带或紫菜。也可安排摄入一些硬果类,如核桃、瓜子、花生等食品,这些食物含有丰富的铁、碘、锌、维生素 A、维生素 B_1、维生素 B_2、维生素 B_{12} 以及必需脂肪酸等。

2. 食物均衡性原则的落实方法

(1) 按比例吃各营养性食品组的食品:食物均衡性原则主要解决膳食结构对各营养性食品组必须按比例供应的要求。如果荤菜供应量过低,就破坏了动物性食品组与蔬菜组之间的平衡,膳食结构就不合理。蛋白质摄入量过多不仅造成浪费,而且易致酸性体质。同样,粮食供应量过高或过低,都会破坏三大营养物质供给能量的合适比例。实际生活中,家庭供应的各组营养性食品可能较为充裕,因此,对摄食者而言,按比例吃各营养性食品组食品显得更为重要。如不按比例吃,膳食结构的平衡就被打破,身体就得不到平衡营养,健康就无保障。因此,只有按比例摄入各组食物,才能提供平衡营养。各组食品的推荐摄入量见表 4-6。

表 4-6 不同年龄儿童各组食品推荐量

(克/天)

	2～4 岁	4～6 岁	6～12 岁	12～18 岁
粮食	150～200	200～250	250～350	350～500
蔬菜	100～150	150～250	250～400	400～500
水果	75～100	100～150	150～200	200
肉禽鱼	85～105	105～125	125～150	150
蛋	50	50	50	50
牛乳	400	400	400	400
豆制品	25	25～50	25～50	50
植物油	10～15	15～20	20～25	25

（2）注意各营养性食品组内食物的合理搭配

1）粮食组内的搭配：要避免单纯吃细粮，要扩大粮食品种，包括粗粮、杂粮、全麦制品等。注意细粮与粗杂粮搭配吃，要增加全麦面包、麦片、玉米、高粱、干豆类及薯类的摄入量，粮豆之比约为 10：1，粮豆搭配吃可提高蛋白质的利用。粗粮摄入量不宜过高，以免影响某些营养素吸收，如钙、铁、锌。

2）蔬菜组内的搭配：每日蔬菜的 1/3～1/2 量应为绿色或深绿色蔬菜，也包括红色蔬菜在内。注意蔬菜量一定要大于荤菜量。蔬菜品种繁多，包括嫩茎、叶、花类，根菜类，瓜茄类，鲜豆类，水生蔬菜类，葱蒜类和菌藻类。要扩大蔬菜的花色品种来增高蔬菜摄入量，但也不宜过多。

3）动物性食品组的搭配：禽肉、畜肉、河鲜、海鲜要轮换地吃，要避免老是吃少数几样荤菜，如虾蟹之类。鱼肉、禽肉的脂肪含量比畜肉低，畜肉中猪肉含脂肪较高。宝宝膳食可适当增加水产品及禽类来替代猪肉。动物内脏要经常吃，但量不宜多。吃荤菜应避免集中吃，要分散在每餐吃。

（3）注意各食物组之间的合理搭配：如主副食搭配；荤素菜搭配；蔬菜与水果搭配。动植物蛋白搭配可提高蛋白质的利用率，粮食中缺少赖氨酸，豆制品和荤菜中含量高，而豆制品中缺少的色氨酸在荤菜中较多，所以应该将它们搭配在一起吃。讲究合理搭配不仅使营养均衡，而且容易落实多样化。

3. 适量原则的落实方法

食物适量原则强调在膳食结构中要避免提供过多的高能量食品。避免过多地摄入与一些疾病有关的成分，如油脂、糖类和盐等。要挑选低脂肪、低饱和脂肪酸和低胆固醇膳食，用糖适量、用盐（钠盐）也要适量。非成年人不宜喝酒。适量原则是针对当前大中城市儿童中超重肥胖日益严重的现状提出的重要措施。具体建议如下：

（1）在烹调时要少用油脂，应以植物油为主，不要太油腻；少吃重油或油炸食品，动物性食物摄入量要适当，不要经常吃洋快餐、方便面及油炸薯片等。

（2）挑选鱼肉、瘦肉，少吃肥肉与含饱和脂肪酸较多的荤油及黄油，固态植物油宝宝也不宜食用。

（3）家禽的皮最好不吃或少吃。

（4）控制动物内脏或蛋黄摄入量，可减少胆固醇的摄入。每人每天胆固醇摄入量应小于 300 毫克。

（5）节制食糖用量，控制糖和油脂含量高的巧克力、冰激凌、饼干、糖果、奶油蛋糕等的摄入总量。

（6）控制充气饮料及含糖果汁的摄入总量，不能用饮料代替白开水。一小罐充气饮料含 39 克白糖，一瓶充气饮料含糖量可高达 80 克。如果除饮食外，每天额外提供，全年可长脂肪 10～20 千克。而从营养学意义上讲，充气饮料是空营养的能量物质，多喝会使孩子钙大量流失，使成人所患的骨质疏松发生在儿童期。

（7）适量用盐，菜肴宜清淡少盐。膳食钠的来源除食盐以外，还来自食物本身，尤其像海产品、动物内脏、酱制食品、腌制食品及调味品，如酱油、味精等含钠较多。如果菜肴中有腌制品或用酱类加工，添加食盐的量要减少。

（8）膨化食品大多由味精、面粉、油类和盐所组成。对孩子的健康并无益处，要控制摄入。

4. 个体化原则的落实方法

个体化原则主要以传统祖国医学及饮食文化为理论基础，科学地对"食物既可养人又可伤人"的两面性提出相应对策。主要强调以下3个方面。

（1）食物的天然属性、季节变换以及烹调方法应与宝宝体质尽可能保持协调一致。传统的中国饮食文化告诉我们，食物的天然属性可以分为3类：温热性、寒凉性和平性。不同体质的宝宝应选择与自己体质相宜的食物。掌握判断宝宝体质的方法详见表4-5。辅食的选择要与体质相适应，如内热重的宝宝应多选平性或寒凉性的食物，脾胃虚寒的宝宝应多选温热或平性的食物。同样，夏季宜选平性或寒凉性食物，冬季宜选温热性或平性食物。有关200余种食物的温凉谱请见附录。

烹调方法中如果选用葱、姜、大蒜、大蒜叶等配菜，使用各种调料，如大小茴香、肉桂、花椒、良姜、辣椒类、胡椒类以及料酒等都可能不同程度地改变凉性食物的性质，在烹调时要予以考虑。食物加工如采用炖、烤、烩、炸、烧、煨等方法时，也可能改变食物性质，使之变得温热。摄食者宜根据个人实际体质情况，动态地调配不同属性食物，并选择合理的烹调方法，力求克服饮食不节对健康产生的负面影响。

（2）膳食的食物结构及食量应与宝宝的活动相平衡。进食量与体力活动是控制体重的两个主要因素。食物提供人体能量、体力活动消耗能量。如果进食量过大而活动量不足，多余的能量就会在体内以脂肪的形式积存即增加体重。在进食量相似的情况下，所摄食物的结构不同，如摄入含脂肪量较高食物，所得能量较高。对体重超标宝宝，膳食不应太油腻，要落实好一日三餐三点的饮食模式，不应该大量提供零食。晚餐离开睡眠时间较短，而且在睡前还要喝奶，所以不应该吃得太多太饱。平时要让宝宝适当多活动，避免经常抱宝宝，尽量让宝宝自己走。有些家庭总希望宝宝多吃一些，长得胖一些。要知道3岁前的胖宝宝长大后胖的可能性很大。因此建议宝宝早餐要吃饱，午餐要吃好，晚餐要吃少，是比较合理的。

（3）膳食的食物结构及食量应与宝宝目前营养状况相一致。就一般健康宝宝而言，推荐的三大物质供能的比例为：蛋白质占总热能的12%～15%，脂肪占30%～35%，碳水化合物占50%～55%。目前，在学龄前宝宝中肥胖和消瘦的发生率逐年在上升。体重过高或过低都是不健康的表现，因此，要将偏离的体重恢复正常。对体重异常的宝宝应该根据目前体重情况来决定食量大小，以及食物的结构。偏胖的宝宝要控制摄入量，食量要减少，要少吃油腻和糖等高能量的食品，少抱，多活动，纠正挑食、偏食和贪吃零食的不良饮食习惯；偏瘦的宝宝要适当增加进食量和油脂的摄入量，以维持正常的生长发育和适宜的体重。

■ 思考题

1. 科学喂养的 4 个基本原则是什么？
2. 怎样判断宝宝需要添加辅食的时间？
3. 辅食添加的基本原则是什么
4. 辅食添加的正确顺序是什么？
5. 宝宝是否需要服用鱼肝油和钙制剂？服用时要注意什么？
6. 富含铁、锌、维生素 A 和维生素 C 的食物有哪些？
7. 如何落实人性化的喂养？
8. 如何安全制备和储存辅食？
9. 食物过敏有哪些表现？
10. 怎样辨认引起孩子过敏的食物？
11. 足月小样儿如何喂养？
12. 早产儿生后何时开奶？每日喂奶几次？奶量为多少？
13. 双胞胎儿如何母乳喂养？
14. 如何判断宝宝的体质偏凉还是偏热？
15. 什么是平衡膳食？平衡膳食的 4 个组织原则是什么？
16. 落实食物多样化原则要注意哪 3 个方面？
17. 落实食物均衡性原则包括哪 3 个方面？
18. 什么是适量原则？具体建议有哪些？
19. 食物个体化原则包括哪 3 个方面？

第五章
婴儿喂养方式

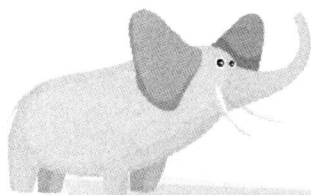

★ **学习要点：**

1. 掌握断母乳的方法和技能；
2. 掌握母乳喂养的方法和技能；
3. 掌握人工喂养的方法和技能；
4. 掌握混合喂养的方法及技能。

婴儿的喂养方式可以分为 3 类：纯母乳喂养、人工喂养及混合喂养。其中以母乳喂养最为理想，所以要大力提倡。但是，有些客观原因，如母乳不足或母亲有特殊的困难，不能亲自哺乳，就只能采取其他两种方法哺育宝宝。每种喂养方式都有许多需要了解的知识和技能，现分别介绍如下。

第一节　纯母乳喂养的好处

一、母乳的营养特点

母乳是最适合婴儿的天然食品。它含有健康婴儿生长所需的几乎所有营养素，且各种营养素的数量适宜、最容易消化吸收。母乳的成分会随宝宝的成长而发生改变，并与之相适应。

母乳中的蛋白质质量最好，利用率高。脂肪在胃内形成的凝块较小，易于消化吸收。婴儿一天热能的 50％ 来自于母乳中的脂肪。母乳中的乳糖可被婴儿小肠吸收，并促进钙的吸收。母乳中所含矿物质较少，但比例合适，容易吸收，又可减轻尚未发育完善的婴儿肾脏的负担。母乳的钙、磷比例合适，所含的维生素 A、维生素 E 和维生素 C 含量较高。婴儿所需的各种维生素，除维生素 D 等少数几种外，大多数可从母乳中获得。母乳中必需脂肪酸含量比牛奶高，其中花生四烯酸对于婴儿中枢神经系统发育具有重要作用。母乳中还含有叶黄素,它是一种类胡萝卜素,具有过滤蓝光的功能,可以保护宝宝的视力。叶黄素在自然界中存在于甘蓝、菠菜等植物中,但不能由人体自身合成,只能从食物中摄取。

二、母乳喂养对宝宝的其他益处

(1) 母乳含有生长因子和激素,有助于婴儿的生长发育。

(2) 出生时婴儿的免疫系统尚不完善。母亲的抗体可以进入母乳,母乳中还含有一些特殊的功能蛋白质,如乳铁蛋白、溶菌酶和各种免疫细胞,能使婴儿避免受细菌感染,不易发生呼吸道感染,也不易发生腹泻或便秘。

(3) 母乳喂养的婴儿很少会发生过敏,如湿疹。

(4) 母乳喂养的婴儿牙齿较健康。婴儿吸吮时其脸部肌肉的运动有助于面部正常发育。

(5) 母乳喂养的婴儿在童年期发生肥胖的可能性较小。

(6) 当母亲哺喂宝宝时,互相的接触、目光交流、悉心爱抚与喃喃细语,使婴儿心理得到极大的满足,这对婴儿的情绪、智力和性格发育均起良好的作用。

(7) 母亲在喂奶时还能及时发现婴儿的健康问题,并及时诊治。

三、母乳喂养对母亲的益处

(1) 母乳喂养也是母婴互惠的美事。在哺乳期间,妈妈体内会释放出一种催产素的激素,可促进妈妈子宫回复到原来的正常大小,减少产后出血,并且使骨盆更快地恢复正常,腰围也会缩小,从而使母亲从孕期状态向非孕期状态成功过渡。

(2) 母亲体内的蛋白质、铁和其他营养物质,能通过产后闭经得以储存,有利于产后康复,也有避孕作用。

(3) 母乳喂养能减少绝经前期发生乳腺癌和卵巢癌的危险。

(4) 母乳喂养能帮助母亲更快地恢复到正常体重,因为哺乳要消耗热能,它将有助于减轻在孕期获得的体重。

(5) 母乳的温度适宜,不需要担心乳汁过凉或过烫,使喂养变得更为方便。

(6) 母乳喂养时不需要清洗和消毒奶瓶,随时可以让宝宝喝到最新鲜的乳汁。

四、初乳是个宝

婴儿出生后5天内母亲分泌的乳汁为初乳,产后6~10天分泌的乳汁为过渡期乳,以后分泌的乳汁为成熟期乳。其中初乳虽然稀薄,但有较多营养。

初乳的成分是由水、蛋白质和矿物质组成。婴儿出生后头几天母亲还没有乳汁分泌之前,初乳可满足婴儿所有的营养需要。初乳还含有宝贵的抗体,尤其是免疫球蛋白 A 和乳铁蛋白。这些免疫球蛋白不易被胃肠道吸收,而是附在肠道黏膜内阻止感染,所以婴儿应及早吸吮初乳可获得较多的免疫物质。初乳中还含有许多细胞成分,如中性粒细胞、淋巴细胞和巨噬细胞。这些细胞都有防止感染和增强免疫功能。初乳中矿物质含量高,微量元素铜、铁、锌的含量比成熟乳中的含量要丰富得多。初乳还附带一种轻泻的作用,有助于胎粪排出。

产后应尽早让婴儿吸吮。分娩后如有可能可立即让婴儿吸吮初乳,可以促进母亲乳汁分泌。婴儿吸吮越多乳汁分泌也越多,所以及早哺乳和多让宝宝吸吮是成功实施母乳喂养的关键。婴儿吸吮母乳还可以促进母亲子宫收缩,减少子宫出血。

第二节　母乳喂养的技巧和方法

一、产前准备

准备母乳喂养的产妇在分娩前,就应做好充分的准备,包括产前心理准备、乳房和乳头准备,以及母乳喂养相关用品的准备等。

1. 心理准备

孕妇可通过产前检查、孕妇学校、科普读物等途径来学习,了解母乳喂养的有关知识,从而在心理上对用自己的乳汁哺育孩子有信心,并产生很大的兴趣,深切地感到母乳喂养的意义,期待母亲哺乳时母子亲情交流的欢愉。

2. 乳房和乳头准备

在怀孕后期,应着手纠正平坦和内陷的乳头,可通过进行乳头伸展练习来达到这一目的。具体方法是:将两手拇指置于一侧乳头左右两边,慢慢由乳头处向两侧外方拉开,重复多次后再将两手拇指放在一侧乳头的上下侧,采取同样手法上下反复牵拉乳头。还可进行乳头牵拉练习:用一手托住乳房,另一手拇指、示指和中指抓住乳头轻轻向外牵拉,重复 10 余次,然后采用同样手法对另一侧乳头进行牵拉,应每天操作。

怀孕 6 个月后孕妇应用湿毛巾反复擦洗乳头,可使乳头及乳晕部皮肤坚韧,防止哺乳时发生乳头疼痛和皲裂。怀孕 7 个月后,孕妇每日可用手掌侧面轻按乳房侧面使乳头露出来,并均匀按摩乳房以加快乳房的血液循环促使乳房发育,也可配合使用乳房按摩霜。

3. 母乳喂养相关用品的准备

（1）哺乳用服装:包括便于哺乳的胸罩、汗衫等。

（2）乳垫:可以防止乳汁溢出后弄脏衣服,它有一次性的和可以洗涤的两种。

（3）吸乳器:用于产后初期排空乳房促进乳汁分泌,以及上班后在工作期间吸出乳汁保证继续哺乳,或母亲暂时不能哺乳时吸出乳汁保证以后能够恢复正常哺乳。

（4）母乳贮存袋：用于贮存吸出的乳汁。

（5）靠垫或靠枕：在采用坐姿哺乳时可用于倚靠身体或支撑胳膊。

（6）乳房护罩、乳头保护罩：用于缓解乳头疼痛。

（7）乳头修护霜：用于缓解乳头疼痛和皲裂。

二、乳母的饮食起居

1. 乳母的饮食

乳母饮食的营养质量会直接影响母乳的质量。乳母的营养实际上既要满足乳母本身，又要提供给婴儿，因此乳母的饮食要注意以下几点。

（1）增加热能摄入量：乳母每日热能供给量比平时多增加 3 350 千焦，这些热能用于乳汁分泌活动的消耗、乳母基础代谢的增加以及哺育婴儿劳动消耗所需，因此乳母应比平时摄取更多的食物，以满足两人之需。

（2）补充优质蛋白质：乳母每天食物的蛋白质应保证一半来自动物性食品和大豆制品。膳食中蛋白质的质和量不足，虽然不会使乳汁中蛋白质含量产生很大变化，但会使乳汁分泌量减少。乳母每天需要 95 克蛋白质，其中通过乳汁供给婴儿的蛋白质为 25 克。

（3）摄入充足的水分：乳母每天摄入水量与乳汁分泌量有密切关系。水分不足时，直接影响乳汁分泌量。每天除饮水外，还应多吃流质的食物，如鸡、鸭、鱼、肉汤。这些汤汁中不仅含有大量水分，而且含有丰富的蛋白质、氨基酸、脂肪和无机盐等，有助于促进乳汁分泌。

（4）注意落实平衡膳食的基本原则：有些乳母食物比较单调，不能做到食物多样化原则。乳母每天只吃小米粥加红糖其营养是不够的。应吃多样化的食品，每天要从各食品组中吃 15～20 种不同的食物品种，食谱要有粮食组、蔬菜组、动物性食品组、水果组，以及乳类和豆类食品组 5 个食品组成构成。乳母一日食物量可参考以下推荐量：粮食 450～500 克，豆类 50～100 克，蔬菜 400～500 克，水果 100～200 克，畜禽鱼 150～200 克，蛋 100～150 克，奶 250～500 克。

（5）产褥期内进食适合乳母体质的健康食品：在产后一个月即产褥期内，不要贪吃生冷食品，要注意挑选适合自己体质的食品，以促进乳母的健康。乳母要重视蔬菜和水果摄入，它们含有丰富的水分，还含有丰富的维生素 C、果胶、纤维素、有机酸等，可防止便秘，并促进乳汁的分泌。

（6）适当增加富含特殊营养素食品的摄取：母乳中的钙含量是稳定的，每天通过乳汁要分泌约 300 毫克的钙，如果乳母膳食中钙含量不足，会使母亲骨钙外流而丢失。为了维持乳母体内钙的平衡，必需每天供应 1.5 克的钙，因此除了选用含钙丰富的食品外，还可补充钙制剂。乳汁中铁含量不高，但为了乳母本身健康，仍应多供应富含铁的食物如肝、瘦肉、动物血等。我国营养学会推荐乳母每天铁供给量为 28 毫克，锌则为 20 毫克。

此外，哺乳期间乳母膳食中应补充维生素，特别是水溶性维生素，如 B 族维生素等。

2. 乳母生活起居

在生活上,乳母尽可能多休息,特别在产后头几周内更应如此。实际上能坐时就不宜站,能躺时就不宜坐。还要尽量放松心情,并在哺乳中体会做母亲的自豪感、责任感和幸福感。乳母的情绪紧张会影响乳汁分泌量,因此除了最重要的事情外,就别做其他事情了。不要过分操心家务事,尽量让孩子的父亲多承担一些,自己乐得省心,要少顾问、少指挥、少批评,多鼓励、多表扬。家中乐融融,心情自然顺畅,奶水也会丰沛起来。

三、避免有害物质对母乳质量的影响

对于绝大多数妈妈来讲都具有哺乳的生理条件,母乳又是宝宝最理想的天然食品,所以,我们提倡母乳喂养。但是如果哺乳的妈妈有抽烟、喝酒的嗜好,或者在哺乳期间服用药品,或者选择食品不当,以及哺乳期减轻体重都可能对宝宝的健康有一定的影响,因此要注意尽量保护好乳汁的质量。影响乳汁质量的因素有以下几方面。

1. 香烟和尼古丁

乳母抽烟或使用鼻烟,其中的尼古丁及衍生物和其他化学物质会进入妈妈血液并进入到乳汁中,从而影响宝宝健康。如果使用尼古丁口香糖或者尼古丁胶布,其中尼古丁也能进入母乳。抽烟女性的乳汁中的尼古丁浓度是其血液中浓度的 3 倍,因此对宝宝健康有严重影响。怀孕和哺乳期妈妈抽烟可造成宝宝产生尼古丁依赖,因此建议怀孕和哺乳的妈妈一定要戒烟。

2. 酒精

酒精在母乳中的浓度与母亲血液中的浓度相同,在某些情况下还会略高些。目前尚不清楚多大的极限量会对宝宝造成损伤性影响,因此建议妈妈最好不要饮酒。如要饮酒,最好安排在喝酒前进行哺乳,或在酒后等待一段时间之后再去喂奶,这样妈妈血液中的酒精含量会减少。

3. 药物

某些药物会进入血液,并进一步进入乳汁中,使乳汁受到"污染"。如果宝宝吃了被"污染"的乳汁,就会出现某些药物的不良作用。由于药物不同,宝宝的月龄不同,因此,宝宝对乳汁中药物的反应也不尽相同。氯霉素会使新生儿出现"灰婴综合征",表现为宝宝面色苍白、气急,甚至危及生命,同时氯霉素会使骨髓的功能受到抑制。四环素、甲烯土霉素可与乳汁中的钙结合,影响宝宝骨骼和牙齿的发育。链霉素、庆大霉素、卡那霉素会影响到宝宝的听力。红霉素可引起宝宝呕吐。阿托品可使宝宝皮肤潮红。磺胺药物可使宝宝出现皮疹等过敏的表现。生物碱代谢药、避孕药,可影响催乳素的产生,从而抑制乳汁分泌。止痛药,如安乃近、阿司匹林、可待因等,以及镇静药,如地西泮(安定)、巴比妥酸盐等,都可加重婴儿肝脏的代谢负担,这类药容易蓄积在婴儿体内,引起小婴儿困倦或嗜睡。如乳母服用金刚烷胺、抗癌药物,以及溴化物和放射性同位素等药物时应停止哺乳。

哺乳母亲在服用药物时要弄清楚这种药物是否会进入乳汁,如果会进入乳汁,最好暂停哺乳,待停药后再恢复母乳喂养。

4. 环境有毒物质

世界卫生组织建议妈妈饮食中要尽可能降低环境毒物的含量,如 DDT、多氯联苯、二恶英、汞、镉等,因为它们都能进入母乳中。淡水鱼中的含汞量较高,所以,有些国家食品监督局不主张怀孕妈妈和哺乳妈妈食用某些淡水鱼。建议不要购买污水塘的水产品给妈妈吃。哺乳期妈妈的体重下降是正常的,但建议不要使体重减轻过度,因为这样会使储藏在体内脂肪中的环境有毒物质进入妈妈的血液及乳汁中。

四、不宜哺乳的妈妈

虽然母乳喂养有许多优点,但有少数母亲不宜哺乳,例如产时流血过多或患有败血症,患严重心脏病、肾脏病、癌症或身体过于虚弱的,患乳头皲裂及乳腺炎,母亲再次怀孕等。母亲常见疾病的处理如下。

1. 糖尿病

妊娠糖尿病分娩后不需治疗,但应评估婴儿是否有低血糖。初乳包含葡萄糖,应建议尽早启动母乳喂养。孕前糖尿病的妇女在分娩后需要继续治疗,哺乳期继续使用胰岛素是安全的。

2. 高血压

妊娠高血压的母亲在分娩后使用硫酸镁治疗的同时,可以母乳喂养。孕前高血压的母亲应在分娩后继续服用降压药,许多降压药物是可以在哺乳期服用的,请仔细阅读药物说明书了解相关信息。

3. 哮喘

哮喘的母亲可以使用吸入型哮喘药物,它们在母亲血液中的药物浓度是低的。

4. 感染

(1) 一般感染:在大多数情况下,普通感染性疾病不是母乳喂养的禁忌。在普通感染的前驱期,婴儿已经通过母亲的接触而暴露于病原体,并且母乳可以提供抗体和其他抗炎物质和免疫调节物质。这些因素可以保护婴儿免于感染,即使婴儿患了疾病也可以减轻症状。普通感冒是最好的例子。母亲的泌尿道或胃肠道感染对婴儿也没有危险。

(2) 艾滋病:是母乳喂养的绝对禁忌。

(3) 乙型肝炎:乙肝患者(急性、慢性)或病毒携带者不是母乳喂养的禁忌。HB_sAg 阳性母亲的婴儿应该在出生 12 小时内接受乙肝免疫球蛋白,并且在出院前和 6 月龄时各接受一次乙肝疫苗。采取这一手段,母乳喂养与人工喂养的婴儿之间乙肝病毒感染率没有差别,在出生后可以立即哺乳。

(4) 单纯疱疹:如果母亲乳房患有活动性单纯疱疹,必须暂停母乳喂养,并将母乳挤出后丢弃,直至疱疹消退。还应注意认真洗手,避免直接接触疱疹患处。

(5)带状疱疹:母亲围生期感染带状疱疹后,应该与婴儿暂时隔离,并给婴儿使用相应的免疫球蛋白(VZIG)。如果乳房上没有带状疱疹病灶,而且婴儿已经使用 VZIG,可以将母乳挤出喂给婴儿。带状疱疹痊愈后应该恢复母乳喂养。

(6)麻疹:患有麻疹的母亲应该与婴儿短暂隔离(皮疹发作后 72 小时内)。在婴儿使用免疫球蛋白后,可给予挤出的母乳。

(7)结核:如果母亲感染了结核而未发病(皮肤结核试验阳性,但是没有活动性结核症状,胸片阴性),母亲与婴儿不必隔离,继续母乳喂养是安全的。活动性结核的母亲应该与婴儿暂时隔离,直到母亲受到有效的抗结核治疗,并且已经出现临床改善和痰涂片阴性(通常 2 周左右)。如果乳房没有活动性结核病灶,可将母乳挤出喂给婴儿。如果乳房有活动性病灶,应将母乳挤出后丢弃,直到病变部位完全愈合。

五、哺乳的姿势

不管母亲采用何种姿势喂乳,一定要保持体位舒适,使母亲轻松自如、全身肌肉放松,有益于乳汁排出,并顺利完成哺乳。乳母可以采用各种哺乳姿势,如坐位式、环抱式及卧位式,其中以坐位哺乳最为常用。除特殊情况外,母亲最好坐着喂奶,并用手托着乳房,避免乳房堵住婴儿的鼻孔而影响呼吸。

1. 坐位

母亲可坐在无扶手的直背椅子上喂奶,或背靠家具而坐。在膝盖上垫一个枕头,使母亲喂哺时手臂有依撑。无论怎样抱婴儿,喂哺时婴儿的身体与母亲的身体应该是紧贴的。婴儿的头靠在母亲肘部,背贴着母亲前臂,臀部被母亲的手托着,嘴巴与母亲的乳头在同一水平位置。要保证哺乳时婴儿的头部和颈部略微伸张,以免乳房压住鼻孔而影响呼吸,但也要防止婴儿头部和颈部过度伸展而造成吞咽困难。婴儿的下颌要贴住乳房,在含住母亲乳头时,婴儿口唇上方露出的乳晕要比下方多,才能保证吸吮到足够的乳汁,而且不易发生乳头疼痛。

哺乳时母亲用对侧手臂支撑乳房,将拇指和四指分别放在乳房的上、下方,托起整个乳房,这种手势称为 C 字形手。如果奶流过快,婴儿发生呛奶,可以采取剪刀式(拇指、示指与其余 3 指分开)手托住乳房。但是这种手势会阻碍婴儿将大部分乳晕含入口内,不利于充分挤压乳窦内的乳汁,因此通常情况下不宜采用。将乳头放入婴儿嘴里时,要注意将乳头从婴儿的上唇掠向下唇,引起婴儿的觅食反射,当婴儿张大嘴巴,舌尖向下的一瞬间,迅速将婴儿的头部推向乳房(而不是将乳头塞入婴儿的嘴巴)。哺乳结束时,母亲要注意在婴儿停止吸吮后再移开婴儿,以免发生乳头损伤。

2. 环抱式

环抱式姿势较特殊,比较适合于剖宫产及双胎婴儿,可以避免伤口受压疼痛,也可使双胎婴儿同时授乳。

3. 卧位

躺在床上授乳也很好,特别是在头几周和晚上,可以采取侧睡姿势。如希望更舒服,则可垫上枕头。但必须扶住乳房,绝对不能睡着,以防婴儿窒息。但当乳母可以坐时,以坐位哺乳最为适宜,可以避免婴儿发生窒息的危险。

初当乳母可以向有经验的母亲学习授乳的姿势和技巧,直观地学习喂哺婴儿的姿势,大多可起到事半功倍的效果。

六、母乳喂养的注意事项

1. 宝宝出生后应尽早开奶

应鼓励母亲尽早开奶,一般产后半小时内即可开奶。如有可能,婴儿一出生就可以试着给婴儿吸吮乳房,这对母亲和婴儿都有好处。不仅可以促进母亲乳汁的分泌,而且还可刺激母亲催产素的产生,促进子宫收缩,加快胎盘的排出。出生不久让婴儿吸吮乳汁,也有助于促进母婴感情。

2. 哺乳前后乳头要清洁

哺乳前要选择安静和清洁的环境,母亲必须用肥皂洗净双手,将干净纱布或小毛巾用温开水打湿后清洁乳头,并挤掉几滴奶,然后轻轻地将已换好尿布的婴儿抱于怀中开始喂奶。注意不要用肥皂等清洁剂,以免损伤乳头表面的皮肤。每次哺乳后用1~2滴乳汁涂在乳头上,可起到保护乳头皮肤的作用。

3. 两侧乳房要轮换

喂奶时要左右乳房轮流喂,一侧吸空再吸另一侧,要允许足够长的时间来吸吮第一侧乳房,以保证婴儿得到大量脂肪含量高的后奶,一般需要5~10分钟。最好两侧乳房轮换作为先哺乳的一侧,例如这一次先喂右侧,下一次先喂左侧。这样两侧乳房可以得到相同的刺激和排空。

4. 哺乳时要安静

喂乳时要给宝宝一个安静愉快的气氛,母亲情绪要稳定,不要与人争吵或大声交谈,也不要逗引孩子,以免分散宝宝注意力。

5. 哺乳后要拍背

哺乳完毕,母亲应将婴儿抱直,头靠肩,用手轻拍小儿背部2~3分钟,使宝宝打几个嗝排出胃内空气,然后将婴儿放在床上,向右侧卧位,头略垫高,以防止溢奶。

七、每次哺乳需要的时间

一次喂奶时间不超过20分钟。正常婴儿哺乳时间每侧乳房10分钟,两侧20分钟已足够了。据调查婴儿在最初 2 分钟可吃到总量的 50%，最初 4 分钟可吃到总量的 80%～90%，之后 6 分钟只能吃到很少量的奶。由此可见，并非吃奶时间越长，吃到的奶就越多。但后面的 6 分钟也是必需的，它可刺激催乳素释放，增加下一次乳汁的分泌，同时也可加强母婴感情的联结。母亲应控制每次哺乳时间，如遇到婴儿边吃边睡或含奶头时，可用手指轻揉婴儿耳垂，抚摸婴儿头部，轻拉婴儿手指或足趾，变换一下怀抱的姿势等方法来刺激婴儿，加快婴儿吃奶速度。

八、乳汁的分泌量

1. 产后最初几天的初乳

虽然分泌量较少，但初乳对婴儿有避免感染的保护作用，应该尽量喂哺。一般在产后 3～4 天分泌量才逐渐增多，个别产妇也可能到产后 10 多天才增多。一项调查发现，产后第 1 天母亲的乳汁平均分泌量仅有 25 毫升，第 3 天时为 166 毫升，第 4 天为 240 毫升，第 5 天后才增加至 300 毫升以上。故不应该太早就认为没有母乳，而放弃母乳喂养。

宝宝出生后 2～7 天内，喂奶次数较频。未满月的婴儿胃容量很小，吸入的奶汁少，一般每隔 2 小时左右即需喂哺，所以一昼夜需喂奶 8～12 次。母乳喂养婴儿一般不需要喝水。初生婴儿常有一边吃奶一边睡觉的习惯，往往导致奶量摄入不足，常不到 3 个小时就因饥饿而哭，此时应立即喂奶。当婴儿睡眠时间较长或母亲感到乳胀时，可叫醒宝宝随时喂哺。

2. 乳汁的每天分泌量往往与婴儿年龄成正比

母乳是婴儿必需和理想的食品，其所含的各种营养物质最适合婴儿消化吸收，而且具有最高的生物利用率。母乳的质量能随着婴儿生长和需要自动地相适应。乳汁的每天分泌量往往与婴儿年龄成正比，以适应婴儿生长的需要。表 5-1 列出不同月龄婴儿每次哺乳量、哺乳次数和每天哺乳量，而每日哺乳量也是健康母亲每天乳汁分泌量。

表 5-1　纯母乳喂养次数及估计的哺乳量

产后时间	每次哺乳量（毫升）	建议哺乳次数（次）	每天平均哺乳量（毫升）
第 1 周	8～45	10	250
第 2 周	30～90	8～12	400
第 4 周	45～140	8～12	550
第 6 周	60～150	6～8	700
第 3 个月	75～160	5～6	750
第 4 个月	90～180	4～5	800
第 6 个月	120～220	4	1000

3. 乳汁的产量清晨较多、午后较少

一般来说，乳汁的产量清晨较多，而在午后较少。如果在白天忙忙碌碌或心情紧张的

话,就会发现晚上乳汁比平时少。

4. 频繁吸吮能促进乳汁分泌

宝宝吸吮乳房的次数越多,乳汁分泌也越多。如果每次哺乳后感觉乳房没有被彻底吸空时,应把剩余的乳汁挤出来,这样就能保证整天有足够的乳汁供应。如果乳母生病不能给婴儿喂奶时,也应该把乳汁挤出,以保持乳汁的分泌。

九、促进母乳喂养成功的策略

(1)鼓励孕妇和丈夫参加产前学习班,尽可能在分娩前了解有关母乳喂养的知识。

(2)保证孕妇进行产前乳房检查,筛查可能影响乳汁分泌的解剖学变异。

(3)帮助母亲有母乳喂养的最佳开端,包括正确哺乳技术的指导。鼓励早期开始哺乳;频繁地喂养;保证母婴同室;避免使用安抚奶嘴和补充喂养,除非存在合理的医学指导。

(4)筛选母乳喂养危险因素,详见表5-2和5-3,并在发现潜在问题时,安排早期干预,优化母乳产量和婴儿乳汁摄入量。

表5-2 母亲的哺乳危险因素

1)以往有母乳不足或低体重的母乳喂养婴儿 2)乳头扁平或凹陷,影响婴儿衔接乳房或乳汁排出 3)乳房外观的明显变异,如明显不对称、管状或发育不全 4)产后乳房的过度充盈 5)围产期并发症,如出血、高血压和感染
6)乳头裂开或出血,或严重且持续的乳头疼痛 7)慢性疾病,如囊性纤维化、糖尿病和心脏病 8)以往乳房手术史,尤其是乳晕周围切开或乳房脓肿 9)产后4天时乳汁产量尚未明显增加 10)缺乏哺乳经验 11)母亲年龄超过37岁

表5-3 婴儿早期的母乳喂养危险因素

1)早产,包括边缘性早产(孕36~37周) 2)小于胎龄儿或出生体重低于2 700克 3)新生儿与母亲分离超过24小时 4)口腔缺陷(唇裂、腭裂、小颌畸形、舌系带缩短、巨舌畸形) 5)神经肌肉发育异常(如唐氏综合征、吸吮功能异常) 6)高胆红素血症,尤其是需要光疗的黄疸 7)多胎,包括双胞胎和三胞胎 8)疾病(如缺氧、心脏缺陷或感染) 9)一侧或双侧乳房衔接困难 10)嗜睡,没有要求进食的行为,要叫醒喂奶
11)吸吮力弱或不能维持 12)哺乳后烦躁、易激惹、明显饥饿 13)过度使用安抚奶嘴 14)出生第4天时未排出黄色的多气泡的"奶状"大便 15)在出生4天到4周之间每天成形的大便少于4次 16)到出生第4天时每日清澈的小便少于6次 17)出生3天后尿中有尿酸盐结晶 18)丢失体重超过出生体重的7% 19)出生10~14天时体重未超过出生体重 20)出生4~5天后,每日增重少于28克

(5)无论母乳喂养婴儿是否能有规律地有效地摄取乳汁,均应建议母亲使用全自动电子吸乳器,在哺乳后吸出残留乳汁。建立和维持乳汁丰富供应,可以帮助母亲克服产后早期的母乳喂养困难,也保证婴儿有充足营养。

（6）鼓励母亲与婴儿保持亲密联系，并在婴儿出现饥饿信号的任何时候喂哺乳婴儿。每24小时至少8～12次，每侧乳房10～15分钟。告诉母亲"营养良好的母乳喂养婴儿的行为学和排泄信号"。力劝父母在婴儿增重不足、黄疸或排泄次数少时，向医生咨询。

（7）在母婴出院后48小时内上门访视。评价婴儿体重丢失情况、哺乳频率和持续时间、排泄模式、黄疸情况，以及了解母亲的哺乳困难。

（8）鼓励母乳喂养妇女，并向她们介绍同伴支持小组。母乳喂养成功的母亲可以作为有影响力的榜样。

第三节　断母乳的方法和技巧

一、断母乳前的准备

断母乳俗称"断奶"，但要注意"断奶"并不是中断宝宝所有的乳类饮食，而是在停止母乳喂养后继续提供配方奶；到较大年龄后，在停止配方奶后继续提供新鲜牛奶或其他乳类食品。

断母乳的过程是一个循序渐进的过程。母乳喂养的宝宝要学会吃辅食和配方奶，才能保证成功地断母乳。所以添加辅食是这一阶段的重要课程，辅食添加的好坏直接决定了断母乳的成功与否。

1. 添加辅食是基础

宝宝从吃母乳到吃饭是一个逐渐适应的过程，俗称"换肚子"，因此断母乳前期先要一顿一顿地用辅助食品代替母乳，减少母乳喂养的次数与数量，最后以饭代替母乳，切忌"一刀切"。小宝宝容易适应新的饮食方式，一般纯母乳喂养宝宝在6个月后，母乳量及所供能量已经不能满足宝宝的需要。随着宝宝的长大，其消化吸收功能逐渐完善，乳牙开始萌出，咀嚼功能加强，已经有条件接受其他较厚稠的半固体、固体食物。从宝宝6个月起，无论母乳量多少，都应开始添加辅食，并逐月添加不同性质与数量的辅助食品，为断母乳做准备。注意在添加辅食的同时，仍要继续喂哺母乳，以免影响营养素的摄入。

2. 教宝宝吃饭要有计划

6～8个月是宝宝学习咀嚼和吞咽的关键时期，这个阶段不能光让宝宝抱着奶瓶子，应该让他（她）学着用小勺吃半固体的食物。刚开始时，他（她）可能会不断地把食物吐出，这不要紧，并不是他（她）不愿吃，而是他（她）在不断尝试新的美味。宝宝吃奶的动作是天生的，但是吃饭就不同了，他（她）需要学习、需要锻炼，所以宝宝吃吃吐吐是正常的，要采用人性化的喂养方法，与宝宝要有目光的交流、语言的鼓励，让宝宝顺利地学会吃东西。在宝宝学吃时期，妈妈要有耐心，有时宝宝学会接受一种新食品需要尝试6～8次，妈妈不可轻易放弃。

二、断母乳的时间

1. 季节

断母乳的时间最好选择在春秋季。这两季气候适宜,宝宝的食欲良好,比较容易接受其他食物。而冬夏两季不宜断母乳。冬天宝宝的抵抗力较差,很易患感冒等疾病,如果宝宝吃不好,情绪不好,更会影响到身体健康。夏季也不宜断母乳,一方面食物容易变质,引起宝宝的肠胃不适甚至感染;另一方面天热影响食欲,而且又容易出汗,断母乳会使宝宝的食欲更差。

另外,不要选择宝宝生病时断母乳,这可能会加重病情。应该在宝宝疾病康复一段时间后再行断母乳。

2. 断母乳的月龄

关于断母乳的具体月龄,国内和国外有不同的建议,大体如下。

(1) 国内建议:1 岁以后的母乳数量和质量会有所下降,所以认为宝宝能吃 1 年母乳,这对宝宝来说已经很幸运了。宝宝什么时候断母乳,与母亲的母乳多少有关。如果母乳充足,宝宝可以享用 1 年,那可在 12 个月时再断;如果母乳本来就不够,8 个月左右就更少了,已经不能满足宝宝的需要,这时就该给宝宝断母乳了。所以 8 ～12 个月之间都是断母乳的好时期。如果在这一时期,宝宝还没有学会吃辅食,就不要急于断母乳,应该继续训练宝宝吃辅食的本领。如果交接手续没有做好,其结果不仅是断母乳的失败,也会影响宝宝的生长发育。

(2) 国外建议:美国儿科医学会建议喂哺母乳至少到宝宝 1 岁以后,宝宝能吃多长就吃多长,直至母子双方都认为可以断母乳的时候为止。世界卫生组织建议母乳喂养可持续到 1 周岁,如果母乳质量很好的话,可以喂到 2 岁或更长。

三、断母乳时常见问题的解决

在断母乳的过程中可能会遇到很多问题,让妈妈措手不及。请注意以下一些方面。

1. 宝宝毫无兴趣

宝宝出生是瓜熟蒂落的事情,吃奶又是宝宝生来就会的,那么断母乳同样也是一种水到渠成的事情。宝宝从最初本能的吃奶反应到 4～6 个月时主动对食物产生兴趣,也是一种规律。大人吃饭时,他会眼巴巴地看着,会随着大人的嘴巴一动一动地咀嚼,有时还会淌口水,这说明他有了进食的欲望,已经具备了接触半固体食物的条件。如果这个时候给他东西吃,他就会"叭嗒叭嗒"地吃起来。如果宝宝没有这样的兴趣,千万不能硬塞,可能他的发育没到这一阶段,还不具备进食的条件。

2. 宝宝大声哭闹

哭是宝宝解决问题的主要方式,父母最舍不得宝宝哭泣。断母乳时,吃不到熟悉的母乳,宝宝肯定哭闹。如果母亲心一软,或态度不坚决,就会举手投降。这样拖拖拉拉,反反复复,就会使先前为了断母乳所做的一切准备前功尽弃,这也是许多妈妈所困扰的事情。为了宝宝的营养需要,妈妈在条件成熟时一定要意志坚定,断奶才能成功。

3. 宝宝态度强硬

不同性格的宝宝对待断母乳的态度也不尽相同,有的宝宝跟妈妈僵持一段时间后就会屈服;可是有的宝宝就是"有骨气",宁愿挨饿也不投降。这样的话,妈妈可要投降了,生怕宝宝饿出病来。面对这种情况时,妈妈先不要着急,可能你的宝宝没有打好断母乳的基础,还要继续补补课,等宝宝接受辅食后再行断母乳。正常情况下,8～12个月的宝宝应该有了接受其他食物的兴趣和欲望,如果宝宝没有这种欲望,就要向有关医生咨询,是不是宝宝胃肠道功能不好,会不会这段时间食欲很差等。宝宝有了食欲,接受其他食物的能力也就强了。

四、断母乳后的饮食要求

1～2岁是断母乳后的一个关键期,是宝宝从母乳喂养、混合喂养或人工喂养的方式向成人化饮食模式转变的交替时期。这个时期的宝宝,饮食会有一些变化。比如喝奶,刚开始1日4次,后来逐渐变为3次、2次。食物的种类也在不断变化,原先不能吃的东西也要逐渐加入进来,由最初的稀饭、软饭、烂面条逐渐变成一些干饭。等宝宝到了2岁以后,其饮食结构已经跟成人基本相似了,一日三餐,外加2次点心。

要避免用低蛋白、低热能的辅食来喂养宝宝。有些父母在断奶后单纯给宝宝喂米糊、面糊等,这些食物体积大、水分多,含一定量的糖类,但蛋白质和其他营养素的含量较低。长期食用此类食品,虽然宝宝体重可能达标,但生长发育不理想,免疫功能差,容易患病。断乳后要提供足够的热能和三大营养素,因此辅食应荤素合理搭配,并注意含有一定量的脂肪,要减少粗纤维和其他不易消化的物质,并可在医生指导下合理补充某些维生素和矿物质,如维生素 A、维生素 D、钙、铁等。高质量的菜粥和烂面条就是一种很好的辅食。

第四节　母乳喂养中的常见问题

一、母乳是否充足的判断

1. 观察母乳喂养婴儿吃饱程度

人工喂养的婴儿可以从奶瓶的刻度上知道宝宝吃了多少。而母乳喂养婴儿的家长,常常不清楚宝宝到底吃饱了没有,可以通过以下 6 个方面的观察,来判断母乳喂养的婴儿是否吃饱。

（1）吸奶时间及反应：一般来说,宝宝连续吸奶 15 分钟左右。在两次喂奶之间,婴儿很满足、安静。能安静入睡 1.5～3 小时,醒后精神愉快,说明宝宝吃得较饱。否则婴儿可能没有吃饱。

（2）母亲乳房的变化：母亲哺乳前乳房胀满,静脉显露,说明奶量充足。喂哺后,乳房明显变软,饱胀感消失。

（3）婴儿的吞咽声：喂奶时可听到婴儿吞咽乳汁的声音,一般连续几次到十几次。说明宝宝吸奶较多,是吃饱了的表现。

（4）婴儿大便情况：正常吃饱了的婴儿大便每天 2～4 次,色泽金黄,呈黏糊状、稠粥状或成形,而没有吃饱的婴儿大便量少,呈绿色,质稀薄或大便干燥。

（5）宝宝的小便情况：宝宝一般 24 小时尿湿 6 次或 6 次以上。小便应是无色的,而不是黄的。

（6）生长发育情况：婴儿面色红润,哭声响亮。体重明显增长,平均每天增长 18～30 克,或每周增加 125～210 克。

2. 母乳不足时可有以下表现

（1）母亲没有乳房胀满的感觉。

（2）宝宝吃奶时间长,用力吸吮却听不到连续的吞咽声,有时突然放开奶头啼哭不止。

（3）宝宝在哺乳后仍然有饥饿表现,如哭闹、吃手、嘴巴作吸吮状,或者总是要在哺乳后使用安抚奶嘴。睡觉不香甜,睡着不久就醒来要吃奶。

（4）宝宝出生第 4 天时仍然排出墨绿色的胎粪,或浅绿色的、棕色的过渡粪,未排出黄色的多气泡的大便。出生 4 天到 4 周之间每天成形的大便少于 4 次。

（5）婴儿出生第 4 天后每日清澈的小便少于 6 次,尿布上有红色或粉红色尿酸盐结晶。

（6）体重不增或增加缓慢。出生 14 天时体重未能超过出生体重。

大多数自认为没有奶的乳母并非真正母乳不足,应及时查明原因,排除障碍,并采取积极的催奶办法,千万不要轻易放弃母乳喂养。

二、上班妈妈如何保证母乳喂养

乳母因上班不能按时哺乳时,可以按时用吸乳器吸空乳房,吸出的乳汁在冰箱冷藏室中可保存 48 小时,冷冻室中可保存 6 个月左右。挤出的乳汁可放在密封的消毒塑料器里,不要用玻璃容器,以防容器冻裂。回家将挤出的奶煮沸后仍可喂哺。上班的母亲每天挤母乳喂宝宝最好不要少于 3 次,因为如果只有 1～2 次,乳房就受不到充分的刺激,母乳分泌量就会越来越少,对孩子健康成长不利。

挤出乳汁的方法包括直接手挤法和工具吸奶法。

1. 直接手挤的方法

开始挤乳前,准备一个碗、一个漏斗和一个可以密封的容器,然后,用消毒液或沸开水将所有的用具消毒,并开始挤奶。手挤法在头6周里大都有些困难,因乳汁产生量还不充足,但应坚持用手挤压。最好的挤乳时间是在早晨,此时乳量最多,但如果晚间有信心喂哺婴儿的话,那么,晚上也是很好的时机。一般可以毫无困难地挤出50毫升左右乳汁。如是早产儿,每天必须至少挤乳4次,以维持乳汁供应。为了保证乳汁继续供应,应把哺乳后剩余的乳汁挤出,使乳房排空,这样,下一次喂哺时就能产生更多的乳汁。

2. 吸奶的工具

(1) 手挤漏斗:有宽大的开口,便于收集挤出的乳汁,并带有螺纹可与任何标准奶瓶连接。漏斗边缘圆钝,便于清洁,可高温高压消毒。适合手工挤奶用。

(2) 电动吸奶器:能模仿婴儿吸吮节律,自动吸奶,且省力、无痛,适合乳汁分泌不足和上班的妈妈使用。可同时吸取双乳的乳汁,不仅省时,而且能提高乳汁的分泌量。

(3) 手动吸奶器:能模拟婴儿吸吮节律,对乳汁分泌有促进作用,可根据个人需要调节,感觉舒适无痛。在吸奶过程中使用肩臂运动,并可双手交替吸奶,使吸奶过程变得省力。乳房护罩插件的使用,可使中等或较小的乳房也能达到很好的吸力效果。可用高温高压消毒,或沸水煮沸消毒。配有一硅胶软管及可固定底座,可使吸奶器处于任何位置,能让第三者帮助吸奶,并且易于用被服遮盖。

(4) 母乳存放袋:该袋经过消毒真空处理,开袋即用。为确保卫生,该袋为一次性用品。每包装内有20个,并配有特殊封条,给装满乳汁的袋子封口使用。贮满乳汁的存放袋可直接放在冰箱冷藏室或冷冻室里。

三、哺乳中宝宝睡着了怎么办

新生儿经常有吃吃睡睡的现象,有时一吃就睡,过不久又醒来哭吵着,这样母婴双方都得不到很好休息。可以从以下几方面来解决。

首先,应考虑乳母的乳汁是否充足。如果乳汁分泌不足,婴儿吸吮费力,就容易出现吃吃睡睡的现象,乳母在哺乳时可用手轻挤乳房,帮助乳汁分泌;或采取补授法,在喂好母乳后再喂一些配方乳。

如果是人工喂养的婴儿,要注意橡皮奶头的软硬,如果觉得太硬,可以在使用前先用水煮一下,让它变得软一些。如奶头上的洞太小,可用烫热的针穿几次,使奶孔变大,避免婴儿吸吮太累。

在排除这些因素后,如果婴儿刚吃几口就睡着了,可以轻轻揉他(她)的耳垂,或用手指弹他(她)的足底,将婴儿弄醒后再喂哺。如果婴儿实在弄不醒,也不必勉强,让婴儿睡醒后再喂,这样连续数次,哺乳量基本足够了。这种喂奶方法比较接近"按需喂奶"。如果有时母亲乳胀,也可以弄醒婴儿喂哺。一般婴儿满月后,这种现象会逐渐改善,那时再建立较有规律的喂奶习惯也不晚。

四、宝宝拒绝吸乳怎么办

首先查看母亲的乳房是否盖住宝宝的鼻孔,使他呼吸不通畅,引起吸吮和吞咽困难。母亲就在喂哺时要注意保持宝宝呼吸通畅。如果宝宝有感冒鼻塞,可以请医生开一些滴鼻药,在每次哺乳前给宝宝滴鼻。

有些婴儿出生后未能及时母乳喂养,这样的宝宝有可能不愿意吸吮乳房。因此,现在提倡越早开始母乳喂养越好。婴儿在最先48小时内很快就能学会吸吮乳房,如果延误了开始时间,则会增加宝宝学会吸吮乳房的困难。但这并不意味着这样的婴儿学不会吸吮乳房。母亲必须有耐心坚持下去。早产儿往往出生后有一段危险期,需要住院观察和治疗,因此与母亲要暂时分开。母亲可以用挤出的乳汁来喂养早产儿,既能保证乳汁分泌,也有利于早产儿的生长发育。在早产儿度过危险期回到家中后,便可直接用乳房授乳。

有时候婴儿表现出很想吃奶,但是却动来动去,烦躁不安,母亲应检查一下尿布,或整理一下宝宝的衣衫,并且把宝宝紧抱怀中,一边轻声说话加以抚慰,也可哼哼音乐,待婴儿安静下来再喂哺,效果就会好一些。

五、乳头皲裂和疼痛

乳头皲裂会引起吸吮时的疼痛,还常常会引起乳腺炎和乳腺脓肿。预防的方法是哺乳前后用温开水擦洗乳头,以保持清洁。若有擦伤的地方,可涂抹凡士林以作保护,且哺乳前洗净。已经皲裂的乳头,可以用下面的方法处理。

(1)在哺乳结束时,挤出几滴乳汁,涂在乳头和乳晕上。

(2)用纯的无水羊毛脂涂抹乳头,使用专为哺乳母亲设计的品牌。

(3)水凝胶敷料:皮肤破裂时,使用水凝胶敷料可以保持乳头皮肤湿润,有利于伤口愈合。但是当存在感染时,不能使用水凝胶敷料。

(4)乳房护罩和乳头保护罩:可以缓解乳头疼痛。

(5)正确地中断婴儿的吸吮:指导母亲通过将手指插入婴儿嘴角和牙床之间,来中断婴儿的吸吮,然后再移开婴儿。不中断吸吮就将婴儿移开,容易导致乳头损伤。

(6)乳房休息:严重破裂、出水疱或出血的乳头可能需要其他措施来帮助愈合。如果乳头非常疼痛,难以哺乳,应中断哺乳24~48小时,直至伤口开始愈合、疼痛减轻。但是母亲在这一期间需要使用吸乳泵。在此期间使用奶瓶或小杯子来给婴儿喂奶。

(7)指导母亲掌握正确的哺乳姿势,使乳头疼痛和皲裂问题不再发生。

第五节　人工喂养的方法和技巧

当母亲因各种原因不能亲自哺乳时，只能采取人工喂养。例如母乳不足、母亲患有不宜哺乳的疾病或母婴分离等等。

一、适宜及可应用于婴幼儿的奶制品

1. 婴幼儿配方奶

婴幼儿配方奶是除了母乳以外婴幼儿首选的奶制品。配方奶将母乳作为"金标准"，尽量改变牛奶的营养成分，使之接近于母乳，故又称母乳化奶粉。它主要从5个方面进行了改造。

（1）用乳清蛋白替换牛奶中大部分的酪蛋白；

（2）去除牛奶中的动物脂肪，加入植物油，以提供必需脂肪酸；

（3）增加了乳糖，以提高能量和有利于钙的吸收；

（4）强化了许多维生素与矿物质，如维生素A、维生素D、维生素B、维生素C、维生素E和钙、铁、锌等；

（5）添加了一些特殊的物质，如核苷酸、双歧杆菌、乳铁蛋白、DHA、唾液酸、叶黄素等。

配方奶粉适宜宝宝生长发育，是除母乳外的首选食品。一般宝宝吃到2岁就可以了。要按照奶粉罐上提示的方法来冲调配方奶，配制时要先加水，然后再加奶粉，与全脂奶粉配制的方法不同。

2. 新鲜牛奶

新鲜牛奶是可应用于婴幼儿的奶制品，但对小月龄婴儿要注意配制的方法。这是因为：

（1）牛乳中酪蛋白较多，在胃内易结成较大凝块，不易消化；

（2）牛乳中必需脂肪酸含量较少，不能满足婴儿生长发育的需要；

（3）牛乳的钙磷比例不适当，影响钙的吸收；

（4）牛乳中无机盐含量高于母乳3倍，会加重肾脏负担。

在没有配方奶的地区，或客观情况不许可的情况下，也可采用新鲜牛奶喂养婴儿。但是要注意配制的方法，详见表5-4。

表5-4　鲜牛奶喂养方法

月龄	每日所需牛奶量（毫升）	加水量（毫升）	兑水比例（奶：水）	喂哺次数	每次总量（毫升）
第1周	140	280	1：2	7	60
第2周	280	280	1：1	7	80

月龄	每日所需牛奶量（毫升）	加水量（毫升）	兑水比例（奶：水）	喂哺次数	每次总量（毫升）
1个月	350	350	1：1	6～7	100～120
3个月	540	270	2：1	6	135
4个月	600	300	2：1	5	180
6个月	750	0	/	5	150
8个月	600～800	0	/	3～4	150～200
12个月	450～600	0	/	2～3	150～200

上述方法是已故著名儿童营养专家苏祖斐教授的建议，有些教科书本上介绍的稀释方法与此不同。日本著名育儿专家松田道雄建议鲜牛奶需稀释3倍后喂婴儿，并建议婴儿在5月龄前不宜用鲜牛奶喂养。表中笔者仅对8个月和12个月的喂哺次数以及相应奶量，根据目前实际生活情况作了改动。新鲜牛奶所含能量是不足的，因此需要添加蔗糖，按每次总量的5%～8%的比例加，如100毫升牛奶中加5～8克蔗糖，并应在牛奶煮沸离火后再加糖。

3. 全脂奶粉

在无新鲜牛奶、也无配方奶的地区可采用全脂奶粉喂养，其质量与鲜牛奶相似。配制时要按容积比进行配制，即1匙奶粉加4匙水；或按重量比为1：8配制，即30克奶粉加水240毫升。配制时应先加水，后加奶粉。按这样的比例冲调即为全牛奶。新生儿可按1：10的浓度配制。然后从1：9的比例，过渡到1：8。

二、不适合婴幼儿的奶制品

（1）炼乳：炼乳含糖量很高，蛋白质含量低，不适宜喂养孩子。

（2）麦乳精：麦乳精含糖量也很高，蛋白质含量低，常作为饮料，不宜喂养孩子。

（3）豆浆：豆浆是植物蛋白，其营养成分不适宜喂养孩子。

（4）原奶：未经加工过的原奶易污染细菌，而且入胃后容易形成较大的乳凝块，消化吸收慢，矿物质含量高，也不适宜喂养宝宝。

（5）酸奶：由于其营养成分不及配方奶和新鲜牛奶，也不适宜喂养宝宝。

（6）脱脂奶粉：脂肪含量低，能量不足，不宜喂养宝宝。

三、怎样选择婴儿奶粉

母乳是0～6个月婴儿的最佳天然营养品。联合国儿童基金会和世界卫生组织（WHO）推荐，婴儿出生后的头4个月要尽可能保证用纯母乳喂养，但是如果母乳量不够或母亲由于其他原因不能用母乳喂养时,就应考虑用奶粉喂养。

婴儿宜用母乳化配方奶来喂养,在选择配方奶时应注意乳清蛋白与酪蛋白之比以7∶3或6∶4为宜,钙磷比例宜在2∶1左右。有些配方奶粉还加入了其他成分,如核苷酸、牛磺酸、双歧杆菌等。核苷酸能增强婴儿免疫力;牛磺酸能促进视网膜和大脑发育,提高免疫功能;双歧杆菌能促进肠道有益菌的生长,因此这些成分对婴儿生长发育都是有益的,对于含这些成分的配方奶粉家长均可购买。

选择婴儿奶粉要掌握以下原则:一种适合婴儿的配方奶,应该甜度和口味接近母乳,婴儿体重增加理想,食欲良好,睡眠安宁,大小便的次数和质地与母乳喂养时接近。如果婴儿用配方奶喂养后出现大便少而干硬,排便困难,食欲不佳,口臭,睡不安宁,脾气暴躁,则要考虑婴儿可能对此配方奶的吸收不好。因此,首先要核对奶粉与水的配比是否合理,可以适当多加一些水,奶粉配得稍淡些,也可用部分米汤代替水或加一些蜂蜜。对腹泻或经常过敏的婴儿则可考虑使用无乳糖配方奶或蛋白水解的配方奶来喂养。

四、奶具的准备

人工喂养宝宝需准备的奶具有:奶瓶、奶嘴、奶瓶刷、消毒用蒸锅。

奶瓶有塑料奶瓶和玻璃奶瓶两种,可根据需要选择。现在一般用塑料奶瓶居多,塑料奶瓶轻便、耐高温、不易碎、清洁容易。但是要注意选择质量较好的塑料,如聚丙烯材料制作的奶瓶。有些奶瓶设计的形状能方便宝宝抓握,可训练宝宝自理;也有些奶瓶设计了防胀气结构。奶瓶至少应该准备4～6套,以免来不及清洗和消毒。其中大小奶瓶各若干个,用于不同需要。

奶嘴的选择也有两种:一种是传统的圆形奶嘴,还有一种是仿生化扁奶嘴。原来的奶嘴往往需要自己回家后扎孔,孔的大小又不容易扎得合适。孔过大,出奶过猛过快会呛着宝宝;孔过小的话又会使宝宝吸吮费力。现在市场上出售的奶嘴大多已经开好十字孔,解决了以往扎孔的难题,而且开孔比较科学,出奶量可以根据宝宝的吸吮力度变化而变化。准备进行混合喂养的婴儿最好选择模仿母乳形状的奶嘴,它们一般口径较宽、奶嘴较长。

奶瓶刷每次刷洗完奶瓶后应挂起晾干。消毒奶瓶时也应一起消毒,但这有可能使刷子加快老化。

消毒用的蒸锅应带蒸屉,容积大一些,便于放下所有奶具,一次完成消毒过程。

五、人工喂养喂哺技巧

1. 奶液的调配

宝宝配方乳成分应接近母乳,以适合母乳宝宝喂养。奶液要新鲜配置,一顿吃不完的奶原则上不应再给宝宝吃。冲奶时不能用沸水,一般用50～60℃的温开水冲调为宜,以免破坏配方乳中的营养成分。

2. 奶量的掌握

一般情况下可按配方乳奶量说明书介绍的量来调配宝宝奶液,配方乳喂养的宝宝比母乳喂养的宝宝喂食次数要少些,这是因为调配的奶液所需消化时间要长些,宝宝不会那么快就饥饿。人工喂养宝宝在头两三天以后,通常采用3小时制,因此每天要喂养6次,比母乳喂养可能少几次。宝宝刚出生时,每次可能吃奶不超过50毫升,但随着孩子逐渐长大,胃容量增加,就可以哺喂次数减少些,详见表5-5。

表5-5 配方乳喂哺奶量

年龄	喂哺次数	每次奶量(毫升)	一日奶量(毫升)
1周	7	30~60	200~300
2周	6~7	60~90	350~500
3周	6	90~110	500~650
4周	6	110~120	650~750
1~3个月	6	120~150	750~900
4~6个月	5	150~180	750~900
6~12个月	4~2	180~210	900~500

宝宝愈小,奶粉浓度愈淡,一般从9%开始,以后逐渐递增至15%。应记住任何时候配方乳液的浓度不宜超过15%。如果配制浓度太高,不仅宝宝不易消化吸收,使大便干结甚至便秘,而且会加重宝宝肝肾负担,严重时会损害宝宝健康。出生15天内,在3匙奶粉(约9克)中加水至100毫升;出生15天至2个月以内,在4匙奶粉(12克)中加水至100毫升。如果配制奶液不足或超过100毫升,可以按上述比例来计算。在喂养中如发现宝宝大便干结时,可适当减少奶粉的量,或适当多加一点水。如发现宝宝体重偏轻,则可以增加喂乳一次,半量或全量均可。如宝宝已经停止吸吮奶瓶中的配方乳,就不要强迫宝宝吃完瓶中剩奶。

3. 奶液要试温

喂奶前需要试温。方法是倒几滴奶在手背上,感到温度合适就可以喂哺;也可以将奶液滴在手腕内侧,感到滴下的奶滴不冷不热或略微偏温,说明奶液温度与体温相近,可喂宝宝。成人不能直接吸奶头来尝试温度,以免宝宝受成人口腔内细菌的污染。

4. 喂奶的姿势

喂养者必须洗净双手后喂奶。在安静的环境中,让宝宝斜坐在妈妈怀里,妈妈扶好奶瓶,慢慢喂哺。喂奶时将奶瓶倾斜45度,使奶瓶奶头和瓶颈中充满乳汁,以免将空气吸进,并避免奶液冲力太大。奶嘴应轻轻接触婴儿的嘴唇,当婴儿张口时将奶嘴放入嘴中。喂奶后需将宝宝抱起,轻拍背部2~3分钟,使宝宝打嗝,将胃里的空气排出,以免回奶。喂哺时喂养者要避免用手直接接触奶头。

5. 适量补充水

母乳中水分充足,纯母乳喂养宝宝在6个月内一般不必喂水,而人工喂养宝宝则必须在两顿奶之间补充适量的水,一方面有利于宝宝对高脂肪的消化吸收,另一方面有利于宝宝大便通畅,防止消化功能紊乱。有时宝宝的啼哭不是因为饿,而是由于渴,尤其在炎热的夏天。但注意不能长期给宝宝喂金银花水,因为金银花有清热之功效,性质偏寒,易伤宝宝稚嫩的脾胃功能,而影响食欲。有关宝宝哺乳和喂水时间安排见表5-6,每次喂水量见表5-7。

表5-6 配方奶宝宝哺乳与喂水时间

时间	6:00	8:00	10:00	12:00	14:00
内容	配方奶	水	配方奶	水	配方奶
时间	16:00	18:00	20:00	22:00	2:00
内容	水	配方奶	水	配方奶	配方奶

说明:6个月后,开始逐步减去宝宝午夜2时的夜奶,也就是说6月龄后可逐步不提供夜奶,一般在萌出第一颗乳牙后。而将早上一次提前半小时喂哺,晚上10时一次推后半小时喂。

表5-7 年龄与每次喂水量

年龄	第1周	第2周	1个月	3个月	4个月	6个月	8个月以上
每次喂水量(毫升)	30	45	60	75	90	105	120

第六节 混合喂养的方法和技巧

一、混合喂养的方法

有一部分妈妈,由于乳汁分泌量不能满足宝宝的需要,在喂哺母乳的同时还要给宝宝增添配方乳或其他乳品,这种喂养方式称之为混合喂养。但有些妈妈仅凭自己感觉母乳不足,就在母乳喂养同时擅自添加配方奶,结果造成宝宝过度增重。母乳是否不足要有客观依据,除了测量奶量外,最重要的是要根据宝宝体重增长情况来决定。只有在纯母乳喂养时宝宝体重偏轻才考虑。混合喂养一般采用两种方法:补授法和代授法。

1. 补授法

适用于母乳量不足时的喂养。每次喂奶时,先给宝宝喂母乳,将两侧乳房吸吮充分后,再补充喂配方乳或其他乳品。每日母乳喂哺次数一般保持不变。由于先让宝宝吸吮母乳,又注意把乳房尽量吸空,这样有利于刺激母乳分泌,不会使母乳量日益减少。

2. 代授法

适用于妈妈奶量充足,但妈妈不能亲自哺乳,不得不用配方乳或其他乳品代替1次或数次母乳喂养。在采取代授法时,妈妈全日喂哺母乳最好能保持3次,在不能哺乳时,应按时将奶汁人工挤出或用吸乳器吸空,以保持母乳分泌通畅,避免母乳分泌能力减退。吸出的母乳应放在专用母乳存放器中,并在冰箱内贮存。

二、混合喂养应注意的问题

对6个月以内的宝宝,首先考虑纯母乳喂养,其次考虑补授法,千万不可轻易地放弃母乳喂养,改为完全人工喂养。应根据宝宝月龄和母乳缺少的程度来决定每次补授量。一般先喂母乳后,再用奶瓶加喂配方乳,让宝宝自由吸吮,直至宝宝满意为止。试喂几次后,如宝宝无呕吐,大便正常,就基本上可以确定这是每次该补充的奶量。有些妈妈的乳汁分泌量会日益增加,如能满足宝宝所需,也可改为纯母乳喂养。

6个月以后的宝宝,如采用代授法,妈妈亲自哺乳次数不可少于每天3次,如果此时母乳仍较多,则可采用补授法,以免影响乳汁分泌。

▓ 思考题

1. 母乳的营养特点有哪些?
2. 母乳喂养对婴儿有何益处?
3. 母乳喂养对母亲有何益处?
4. 乳母的饮食要注意什么?
5. 可能影响母乳质量的有害因素有哪些?
6. 普通感染(如普通感冒)时能够喂母乳吗?
7. 母乳喂养的注意事项有哪些?
8. 母乳喂养时每次哺乳时间应为几分钟? 为什么?
9. 母乳的分泌量有哪些特点?
10. 促进母乳喂养成功的策略有哪些?
11. 断母乳应选择什么季节和月龄?
12. 如何判断母乳的供应是否充足?
13. 挤母乳的方法有哪几种? 挤出的母乳如何保存?
14. 吃奶时宝宝睡着怎么办?
15. 乳头皲裂和疼痛的处理方法有哪些?
16. 婴幼儿配方奶从哪些方面对牛奶作了改造,使之接近于母乳?
17. 用鲜牛奶如何喂养婴儿?
18. 不适合婴幼儿的奶制品有哪些?
19. 如何判断婴儿对配方奶是否吸收?
20. 人工喂养婴儿如何安排喂水?
21. 混合喂养有哪两种方法?

第六章
婴幼儿辅食的添加、制作及食谱安排

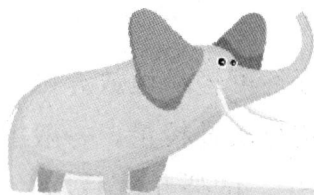

★ 学习要点：

1. 熟悉婴儿辅食的各种类型；
2. 掌握各类辅食制作的技能；
3. 掌握制作高质量辅食的原则及方法；
4. 掌握婴幼儿食谱设计。

第一节　婴儿辅食的基本知识

一、婴儿辅食的要求

好的辅食应该具有以下特点：

（1）富含能量、蛋白质和微量营养素（尤其是铁、锌、钙、维生素 A、维生素 C 和叶酸）；

（2）清洁和安全，无病原体，不含有害的化学物质或有毒物质，没有骨头或会使婴儿噎着的"硬块"；

（3）不是非常烫的，味道不太刺激或太咸的；

（4）婴儿容易咀嚼和吞咽，而且容易消化和吸收；

（5）价格能被普通家庭承受，而且在家里容易制备；

（6）与宝宝的月龄相符合。不应延迟添加辅食，也不应提早添加不适合该月龄婴儿的食物。例如，应该在 5 月龄添加的蛋黄，不可以提早到 4 月龄添加。

二、辅食的类型

当婴儿到了一定的月龄时，纯母乳或配方奶就不能满足他们的营养需求。此时辅食就能填补母乳或配方奶所提供的营养与婴儿所需的全部营养之间的差额。不同喂养方式的婴儿添加辅食的时间是不同的。我国辅食的类型主要包括以下十大类,但并不是婴儿一开始吃辅食就全部提供,而是应按照正确的顺序来添加。

1. 米粉

最先给孩子添加的是铁强化米粉,其优点是不仅容易吸收,而且不易引起过敏。4月龄之后,人工喂养或混合喂养的婴儿体内铁的储备基本消耗殆尽,补充铁是当务之急。含铁米粉是首选食品。调制营养米粉有3种方法:可以用配方奶或母乳调配,学会吃苹果后,可用苹果汁调配。稀释的苹果汁含丰富的维生素C,能促进米粉中的铁的吸收。米粉的调配应该由稀到稠,最初像肉汤一样稀薄,每天学吃1~2勺,等孩子完全习惯后,再逐渐增厚。随着月龄增加,可以与已经尝试过的蔬菜泥、蛋黄等食物混合食用。牛奶脂肪中含维生素A,因此米粉与奶混合食用也可提供维生素A。

2. 菜泥

如果不希望宝宝挑食的话,建议先添加菜泥,然后是果汁、果泥。制作菜泥的原料应先从豆类、根茎类、薯类食物开始,而不要选择绿叶菜。因为对宝宝来说,学习吃粉末状的菜泥总比学习吃有较多膳食纤维的菜泥要容易得多。常用的蔬菜泥包括胡萝卜泥、南瓜泥、豌豆泥、红薯泥、山药泥、土豆泥等。一开始将这些泥糊状食物加水调至肉汤一样稀,等孩子尝试过几次后,就可以吃原味的了。以后可以制作青菜泥,或碎菜。多样化蔬菜的添加会大大有助于满足婴儿对微量营养素的需求。

3. 果汁、果泥

等孩子熟悉3种以上菜泥后,家长就可以开始添加果汁了,先按2：1兑水,再改为1：1兑水,最后提供原味果汁。经过十几天的果汁训练,就能放心给孩子吃果泥了,果泥中含有丰富的不溶性纤维素,如苹果泥、香蕉泥、梨泥(可煮熟)等等。

4. 蛋黄

宝宝满5月龄后,可以开始尝试吃蛋黄。将鸡蛋煮熟,取出蛋黄,压成糊状。等孩子习惯蛋黄的味道之后,也可以将蛋黄拌入米粉中,或是拌在果汁中。蛋黄贮存了大量营养素,并且是维生素A的另一种丰富来源。蛋黄的铁含量是高的,但吸收并不好。全蛋最早要满10月龄才能添加,如果父母有过敏体质或宝宝自身是过敏体质,建议最好延迟到1岁以后再吃全蛋。

5. 鱼泥、禽肉和肉末

满6个月可提供动物性食品,从鱼肉开始。选择河鱼或海鱼,蒸熟,取肉去刺,压成泥,可以与胡萝卜泥等一起拌在米粉里,它是婴儿获得蛋白质的重要来源。到7月龄左右可添加禽肉,如鸡茸、鸭茸,或剁碎的鲜肉末,可煮熟、蒸熟或焖熟。鱼类、禽类和猪肉是许多营养素的丰富来源。

6. 动物内脏

动物新鲜的内脏(例如肝、心、血及血制品)和牛奶、酸奶、奶酪和鸡蛋一样,都是蛋白质的良好来源,同时内脏也是铁和锌的最佳来源,这是由于它们所含的铁和锌容易被吸收。即使少量肝脏也能提供大量的铁、维生素 A 和叶酸。宝宝满 7 月龄后可以添加动物内脏。鸡肝较嫩,可先于猪肝提供。

7. 豆制品

豆制品也是婴儿蛋白质的优良来源,嫩豆腐较适合婴儿食用,可以在 6 月龄以后供应。豆腐干质地较硬,因此一般应在 10 月龄后或宝宝长出较多门牙以后供应。

8. 主食

中国人的饮食习惯是以大米和面作为主食。小宝宝不太愿意吃太过稠厚的粥,因此要加入大量的水分使粥变得稀薄。汤面中也有大量的水分。水分太多的结果是能量密度以及营养素浓度降低。所以主食必须与其他食品一起食用才能使婴儿获得足够的营养素。

肉汤、鱼汤类也存在同样问题,虽然汤中可能含有营养性食品,但它们含水多且稀薄。即使婴儿尽可能地多吃了薄粥或汤,甚至一天喝 5 次,但也仍满足不了婴儿的营养需要。解决的方法是提供高质量的菜粥或烂面条。采用厚粥与蔬菜、荤菜、豆制品以及熬熟的植物油在高汤中混合的办法,其热能和营养密度都达到了营养学要求。此类食品要用小勺来喂,有时也可用牛奶取代部分或全部水,以获得额外的能量和营养素,使厚粥变得更富有营养。

婴儿食用混合食物是非常重要的。主食必须与其他食物同吃,才能填补能量和营养素的缺乏。实际上这种混合食物的结构已与平衡膳食的结构完全相同,包括粮食、蔬菜、水果、动物性食物、豆制品,加上婴儿食用的奶类(母乳或配方奶)及植物油。

9. 高汤

采用高汤,如鱼汤、肉汤、鸡汤或鸭汤制作高质量菜粥时,要撇去汤上的浮油。高汤味道鲜美,又含有一定的营养素,可增加菜粥或烂面条的鲜味,增加孩子的食欲,有利于喂养,且由此可避免使用味精。

10. 植物油和糖

植物油(例如豆油、菜籽油)和动物脂肪(例如黄油、奶油)是能量的浓缩来源。因此,在一餐中加入一匙油或脂肪可提供少量额外的能量。红棕榈油富含维生素 A,黄油和奶油也提供维生素 A。

糖、用棕榈树汁制成的粗糖和蜂蜜也富含能量,并且能少量地加入粥和其他食品中,但不建议婴儿 1 岁前提供甜品,尤其是超重婴儿。

三、食料的加工及选择要求

1. 食料的加工

在加工辅食之前,操作者必须认真地洗净双手。在喂宝宝之前,或宝宝自己进食前,也应认真清洗双手。2 岁以下婴幼儿的消化道器官发育尚未完善,尤其是吞咽活动尚未健全。所以婴幼儿的食物要做到"酥、软、烂",使孩子容易咀嚼和吞咽,并容易消化和吸收。因此

加工上有特别要求,具体如下:

(1) 蔬菜宜切成细丝、小片、小丁;含粗纤维的蔬菜,如芥菜、黄豆芽、金针菜、甘蓝菜等,则应切碎。

(2) 鲜豆要煮烂、整食,干豆切碎煮烂;豆腐干切成细丝、小片、小丁并煮烂。

(3) 肉要煮烂,切成细丝、小片、小丁,或做成丸子。带骨的肉类食前要去骨;带刺的鱼或带壳的虾、蟹类要由家长去刺或去壳、净肉入口。2 岁以上幼儿,则可逐渐改用与成人一样食品,不必再去骨、去壳和切碎。

(4) 禽血加水蒸熟,切成小块,可作为汤材,配豆腐等。

(5) 饭要烂熟,菜煨饭中的荤素菜都要熟软。面食除蒸、煮、烧、煨外,还可加工成饺子、包子。少量粗粮可以与细粮合煮做成烂粥,但不要经常供应,以免影响对钙、铁、锌的吸收。

(6) 带核水果,如橘子、樱桃、葡萄、桃、杏、李要去核食用或榨汁饮用,不可整食,西瓜可以去籽生食。

(7) 整粒的干果,如花生、核桃、腰果、杏仁、榛子等不能随意食用,婴幼儿偶一不慎可吞入气管造成窒息等不幸事故,要煮烂或磨碎成粉,或制成泥糊状才可以给幼儿食用。粒状、片状药物也应压碎后和水服用,理由同前。

(8) 烹调方式:荤菜、蔬菜可烧、煮、煨,点心烤、蒸、煨、煮都可以。

(9) 幼儿菜肴宜清淡,要少吃油炸食品。红烧、糖醋或茄汁味是孩子较喜欢的口味。带馅食品最受幼儿欢迎,如馄饨、包子、饺子、夹心面包等。孩子的菜肴要多样化,烹饪方面也应多样化,吃饭形式也要多样化,这样孩子才能吃得开心,吃得愉快。

2. 食料的选择

(1) 尽量采用新鲜食材,少用或不用半成品或熟食,如香肠、火腿、红肠、方腿,以及酱瓜、萝卜干等腌制食品,不仅缺乏营养,又含过高盐分,不适宜儿童食用。

(2) 少用刺激性食物,如咖啡、浓茶、辣椒、咖喱、胡椒、辣椒、五香粉等。

(3) 胀气食品,如洋葱、生萝卜、干豆类应少吃。

(4) 油炸甜腻食品应少吃。食盐要到 6 月龄之后加,量要少。1 岁内不提供添加蔗糖的甜品。不主张在婴儿混合食物中加味精等鲜味剂,2 岁以后可以少量添加。

(5) 奶酪一般在 1 岁后可食用。

第二节　辅食制作技能

一、米粉的喂养和调制方法

1. 米粉喂食要点

米粉是婴儿吃的第一种固体食物。混合喂养或人工喂养婴儿从 4 个月开始,可一直吃到宝宝1岁。对婴儿来说，米粉容易吸收、安全，不容易引起过敏。

（1）必须选择铁强化米粉而不是普通米粉，前者含铁丰富，可以帮助宝宝补充体内已经匮乏的铁，预防贫血。

（2）用勺子喂给宝宝，不用奶瓶。

（3）慢慢增加米粉的稠度。最初调制的米粉应该是稀薄的，宝宝适应以后再逐渐增加稠度。

（4）慢慢增加米粉的量。从每次喂1～2勺开始，宝宝适应以后，慢慢增加到3～4勺，每天喂1～2次。

2. 纯米粉的调制

（1）消毒过的宝宝专用碗、筷子和小勺。

（2）1匙米粉加入3～4匙温水，放一会儿，使米粉充分被水湿润。

（3）用筷子按顺时针方向调成糊状，呈像浓汤一样稀薄的米粉糊。

（注：建议应选择市售含铁米粉，自制米粉不含铁不适合4月龄婴儿。）

3. 奶米粉的调制

母乳或配方奶的味道婴儿已经熟悉，因此易为婴儿接受。制作方法如下：使用消毒过的宝宝专用碗和小勺。将米粉加入少量温水湿润后，再加入母乳或者配方奶。用筷子按顺时针方向调成糊状。

4. 苹果汁米粉的调制

苹果汁含丰富维生素C，用苹果汁调制米粉，能帮助铁强化米粉中的铁质充分吸收。苹果汁可以用家庭榨汁机自制，也可以买现成的。等孩子学会吃苹果汁后，就可以调制苹果汁米粉。使用消毒过的宝宝专用碗和小勺。将米粉加入少量温水湿润后，再加入苹果汁，用筷子按照顺时针方向调成糊状。不建议购买蔬菜类米粉，要采用新鲜蔬菜自己加工为好。

二、蔬菜汁与蔬菜泥的添加和制作

1. 蔬菜汁添加须知

人工喂养或混合喂养的宝宝满4个月时，可开始吃米粉，习惯后就可以添加一些蔬菜汁和泥了。蔬菜汁和蔬菜泥可使宝宝获得必需的维生素C和矿物质，并能起到防治便秘的功效。蔬菜泥的营养密度要高于同类的蔬菜汁。

可用来制作蔬菜汁的蔬菜品种繁多，各种新鲜的深色蔬菜，如绿叶蔬菜、青菜、红色的西红柿、胡萝卜，以及浅色的土豆等，但不宜选择洋葱、大蒜、香菜等刺激性蔬菜，哪怕只充当配料也不行，因为它们对宝宝胃肠道刺激太大了。制作菜泥的原料请参见"辅食的类型"。

蔬菜的添加一定要先于水果，因为先尝到甜的水果，孩子就会不太喜欢吃后面的蔬菜了。

（1）用于榨汁的蔬菜和水果一定要洗净，对有可能喷过农药的蔬菜，应削皮后使用。

（2）蔬菜汁一定要现做现吃，不要将菜汁放置过久，否则亚硝酸盐增高，导致高铁血红蛋白血症，甚至产生中毒。

（3）给宝宝喂菜汁时，第一次喂量约1茶匙，达10～15毫升，以后逐渐增多，最多每次不要超过80毫升。

（4）喝完菜汁后，妈妈应给宝宝喝些白开水或漱口，以保持口腔清洁。

（5）喝蔬菜汁的时间不要太长，要较快过渡到吃菜泥，因为后者营养价值较高。

2. 蔬菜汁的制作

（1）青菜汁

1）洗净的完整的菜叶，先在水中浸泡20～30分钟，去除残留的农药；

2）将菜叶切碎，大约1碗的量（注意：须现切现烧）；

3）取一碗水在锅中煮开，将碎菜叶倒入沸水中煮沸1～2分钟；

4）将锅离火，用汤匙挤压菜叶，使菜汁流入水中；

5）轻轻倒出上部的菜汁，留下菜渣。

（提示：油菜、白菜都可按此方法制作。但菠菜、米苋和蕹菜含植酸高，不宜取汁。）

（2）西红柿汁

1）选择成熟的新鲜西红柿1只，洗净、取蒂；

2）用开水烫软去皮，去籽；

3）切成小块加水煮后取汁即可；

4）如想获得较浓的西红柿汁，可用小匙挤压西红柿小块，让更多西红柿汁流出。

（3）胡萝卜汁

1）将一根胡萝卜洗净，用刀刮去外层薄皮后切成碎丁；

2）放入小奶锅内，加适量清水，中小火煮沸后转小火；

3）约煮20多分钟，胡萝卜变得酥烂后取汁即可；

4）如想获得较浓的胡萝卜汁，可用小匙挤压小块，让更多胡萝卜汁流出。

3. 蔬菜泥的制作

（1）南瓜泥

1）南瓜一小块（大约100克）蒸熟；

2）将蒸熟的南瓜，取出瓜肉放在小碗里，用小勺压烂成泥；

3）取适量南瓜泥，加适量开水稀释，调匀。

（提示：南瓜一定要蒸熟蒸烂。南瓜是中医讲的"发物"，有病时不宜吃。）

（2）土豆泥

1）选择新鲜没有发芽的土豆1只，去皮，切成小块；

2）蒸熟或者煮熟；

3）取出土豆，放入小碗，用勺压烂成泥；

4）给宝宝喂食时,加少量水调匀即可。

（提示:胡萝卜泥的制作、甜红薯泥的制作、南瓜泥的制作方法同上。）

（3）绿叶菜泥（如青菜泥）

1）将新鲜青菜去老叶及菜根,在流动的自来水中洗净;

2）以两碗水、一碗菜的比例在锅内加入适量清水,煮沸;

3）水煮沸后加入菜叶,水开后再煮 1～2 分钟;

4）取出菜叶,沥干水分;

5）制作青菜泥有二种方法。第一种方法是用刀切去煮好的青菜梗后,放入粉碎机粉碎成菜泥即成;另一种方法是用铜丝网,手拿着煮好的菜梗在铜丝网上研磨,流到下面碗里的便是菜泥;

6）在油锅里加适量油,急火煸炒菜泥后,单独或加入粥里食用。

三、水果汁和水果泥的制作

1. 水果汁的制作

（1）橙汁

1）将一只橙子用肥皂在流动的自来水中洗净并擦干;

2）橙子横向一切为二,并将剖面覆盖在挤橙器上;

3）旋转,使橙汁流入下面的容器内;

4）喂食时,需要加兑一些温水,果汁先按 2：1 的比例兑水,以后 1：1 兑水,最后可喝原汁;

5）喂宝宝之前要测温。可在手腕或手背处测试温度,温度合适再喂宝宝喝。

（2）西瓜汁

1）将适量去籽西瓜瓤放入碗中,用匙捣烂;

2）用消毒纱布过滤后取汁;

3）或用榨汁机将去籽西瓜榨汁即可。

（注意:5 个月以上宝宝可以尝试西瓜汁,选择既不太生也不太熟的西瓜。不能用冰镇过的西瓜取汁,过凉的果汁会伤宝宝的胃。）

2. 水果泥的制作

（1）香蕉泥

1）将香蕉洗净后,剥去外皮;

2）用干净小刀挖取中间一段,放碗里,用勺压成泥即可食用。

（2）苹果泥

1）取质地较为酥软的苹果一个,洗净切开;

2）用小匙在横剖面上刮取果肉,越细越好。

（3）橘子的食法：将橘子洗净，剥去外皮和内皮，剔去橘核，剩下的橘瓤即可喂食。

（注意：①橘子不是泥状食品，婴儿较大时才能食用；②橘子榨汁后兑水可供 4～5 个月的宝宝饮用；③橘子性热，内热婴儿不宜多喝。）

3. **蔬菜水果混合汁的制作**

（1）苹果胡萝卜汁：婴儿吃的每种食物必须经过单独尝试，不过敏的食物才能混合在一起吃。胡萝卜中含丰富的 β-胡萝卜素，可促进上皮组织生长，增强视网膜的感光力，是婴儿必不可少的营养素。但因胡萝卜有一种特殊的气味，宝宝可能会不喜欢喝，与苹果搭配，可改善胡萝卜汁的口味，使营养和口味两者兼得。

1）胡萝卜 1 个，苹果半个；

2）将胡萝卜、苹果削皮洗净后切成丁；

3）放入锅内加适量清水煮，约 10 分钟可煮烂；

4）用消毒纱布过滤取汁即可，或用榨汁机现榨现喝。

（2）胡萝卜山楂汁：山楂富含有机酸、果胶质、维生素及矿物质等，其中维生素 C 含量比苹果高 10 多倍。与胡萝卜搭配的山楂汁可健胃、消食、生津，对增进宝宝食欲有益。

1）新鲜山楂 1～2 颗洗净，每颗切成四瓣；

2）胡萝卜半根洗净切碎；

3）将山楂、碎胡萝卜放入锅内，加水煮沸，再用小火煮 15 分钟；

4）用消毒纱布过滤取汁。

（3）西红柿苹果汁：新鲜西红柿中富含维生素 B_1、维生素 B_2、尼克酸，维生素 C 含量虽然不高，但西红柿中的有机酸可以保护维生素 C，使其不易被氧化。

1）选新鲜西红柿半个，苹果半个；

2）将西红柿洗净，用开水烫后剥皮，去籽；

3）用榨汁机或消毒纱布把汁挤出；

4）苹果削皮蒸熟（也可直接榨汁），取 1～2 汤匙兑入番茄汁中即可。

（注意：一定要挑选成熟多汁的西红柿，不要空腹食用。）

（4）红枣苹果汁

1）红枣 5～10 只，半个苹果，分别清洗干净；

2）将红枣放入锅内加水，用微火炖烂熟，取汤汁；

3）苹果削皮，蒸熟（也可直接榨汁），取 1～2 汤匙汤汁兑入红枣汁中即可。

（注意：4 个月以上的宝宝可食用。内火大的宝宝不宜食用。）

（5）白萝卜生梨汁：白萝卜富含维生素 C，具有止咳润肺、帮助消化等保健作用。

1）小白萝卜 1 个，切成细丝；

2）梨半个切成薄片待用；

3）将白萝卜倒入锅内加清水烧开，用微火炖 10 分钟；

4）加入梨片再煮 5 分钟，取汁即可食用。

（注意：适宜于5个月以上的宝宝食用。果汁隔夜不要再给宝宝喂食。）

四、蛋类辅食的添加和制作

1. 蛋类辅食的添加要点

学会吃米粉、蔬菜和水果后，宝宝到5月龄时方可添加煮熟的鸡蛋黄。喂宝宝吃鸡蛋，要逐步添加，先1/4，然后1/3，1/2到一个蛋黄。不要每天吃两个蛋黄。蛋白容易引起过敏，要到第10个月才可以给宝宝吃全蛋。过敏体质的宝宝要延迟至1岁以后。鸡蛋是宝宝常吃的蛋类，不必刻意用鸽蛋或鹌鹑蛋。

需注意：鸡蛋黄外面颜色深的部分是黏蛋白，容易引起过敏，避免给孩子吃。

2. 蛋类辅食的制作

（1）鸡蛋黄

1）新鲜鸡蛋1只，将鸡蛋洗净；

2）放入冷水中煮10分钟，煮成老蛋；

3）冷却后剥去蛋壳和蛋白，取出蛋黄；

4）根据需要的量，将蛋黄压碎；

5）蛋黄可单独食用，也可与配方奶或米粉混合食用。

（注意：10月龄前的宝宝不要喂吃全蛋，过早吃全蛋会增加孩子5岁内的过敏发生率。有过敏史或有家族过敏史的孩子要在1岁后才能吃全蛋。）

（2）蛋黄米粉

1）将1/3或1/2的熟蛋黄放入碗内研碎；

2）加入已调配好的含铁米粉，混合均匀即可。

五、动物性辅食的制作

等宝宝习惯接受蛋黄后，可以尝试吃动物性的食品了。它们的添加步骤是：鱼泥，鸡肉茸和鸭肉茸，猪肉糜等。

需注意：动物肝脏要到第7个月才开始吃。

1. 鱼类辅食的制作

（1）鱼泥

1）选择新鲜的河鱼或海鱼，去鳞去内脏，洗净；

2）加葱姜酒后蒸约10分钟（以50克鱼1分钟计算蒸的时间），待鱼珠翻白，肉骨脱离即表示鱼已熟；

3）小心地将所有鱼刺挑出除去，取出鱼肉（不要鱼皮），用勺压成泥即可。

（2）混合鱼泥：可用鱼泥和胡萝卜泥一起调制营养米粉。具体制作方法：按上述方法做好的少量鱼泥连同胡萝卜泥一起拌在调制好的米粉里，即可给宝宝食用。

2. **禽类辅食的制作**

（1）鸡茸

1）将鸡胸脯肉剁碎，加料酒、生粉拌匀；

2）加少量植物油在油锅里，将肉末放入煸炒后，加少量水焖煮5分钟即可。可添加在高质量的菜粥或烂面条中。

（2）鸭茸

1）将鸭的胸脯肉或腿肉剁碎，加料酒、生粉拌匀；

2）加少量植物油在油锅里，将肉末放入煸炒后，加少量水焖煮5分钟即可。可添加在高质量的菜粥或烂面条中。

（3）熟鸡肉或鸭肉末

1）在鸡汤或鸭汤里，将鸡肉或鸭肉煮成酥烂；

2）取出煮熟烂的鸡肉或鸭肉，用刀剁成肉末即可。可加入粥里或面条里食用。

3. **猪肉类辅食的制作**

（1）猪肉末

1）生炒法：将新鲜猪肉剁碎成末；加少量植物油在油锅里，将肉末放入煸炒；再加少量水，焖煮5分钟即成。

2）熟制法：将整块瘦猪肉，加葱姜酒煮烂取出，用消毒过的刀和砧板剁烂成末即成。可多做一些存放在冰箱中冷藏备用。

（2）混合肉末米粉：可将适量煮熟肉末加入已调配好的米粉中，混合均匀即可。

4. **肝泥的制作**

（1）猪肝泥：动物肝脏不宜早吃，一般宜在满7个月时开始食用。婴儿宜先吃鸡肝，因为比较嫩，制作也方便。鸡蛋虽也含铁，但不易吸收。肝脏是理想的富铁食品。

1）生刮＋清炒法：先将新鲜猪肝洗净，放在砧板上，然后用刀将猪肝横披开，在披开的肝脏表面用刀背轻轻地刮，刮下的泥状物就是肝泥。起油锅，将肝泥放入清炒，加入葱姜、料酒去腥，烧熟煮透后，加入少量食盐即成。做好的猪肝泥或与碎菜混合成菜肴，或混入粥、面中同食。

2）生刮＋清蒸法：按上述方法刮出肝泥，将肝泥放入碗中，加料酒和适量生粉拌匀，覆上葱段和姜片，隔水蒸10～15分钟。蒸熟的肝泥可以与蔬菜泥（胡萝卜泥、青菜泥、土豆泥）以1∶1的比例混合，并在油锅里煸炒后使用。

3）熟剁法：先将猪肝洗净，置锅中煮熟，去掉筋、皮，然后在砧板上将煮熟的猪肝剁成泥状。再起油锅，放入肝泥清炒，或加水煮沸，加少量食盐即成肝泥。食法同上。

（2）猪肝肉泥：将猪肝和瘦猪肉洗净，去筋，放在砧板上，用不锈钢汤匙按同一方向以均衡的力量刮，制成肝泥、肉泥。然后将肝泥和肉泥放入碗内，加入少许冷水、料酒、姜汁和盐搅匀，上笼蒸熟即可食用。动物肝脏营养丰富，尤其含铁质多，有利于改善贫血。每次1小汤匙,一天喂2次,每天最多不超过2汤匙。每周1～2次,贫血者可隔天食用。

(3)鸡肝泥

1)制法一:将洗净的鸡肝放入煮生鸡的汤锅里一起煮熟(鸡汤放葱姜及料酒),取出鸡肝,把鸡肝外的薄皮剥去,将其剁碎成泥即成。用法同猪肝泥。

2)制法二:将洗净的鸡肝放入锅内稍煮一下,除去血水后再换水煮10分钟,然后把鸡肝外的薄皮剥去,切成细末,再将细末放入锅内,加入鸡汤稍煮一会,加入少量酱油和儿童蜂蜜煮至入味即可。

第三节　营养较全面的辅食制作

一、制作高质量菜粥的基本原则

(1)配菜的选择可根据喂养人居住地的物产来决定;

(2)每种配菜一定是宝宝已经单一品尝过的;

(3)不能使用味精,菜粥应该用高汤熬煮,味道鲜美,营养好;

(4)高汤一般选择与荤菜相同,如肉末加肉汤、鱼泥加鱼汤、鸡肉加鸡汤,且便于制作;

(5)菜粥可以与烂面条换着吃;

(6)菜粥或烂面条中的配菜应有荤有素,食物种类多样化,搭配合理,具有类似于平衡膳食结构的组成,并要经常翻花样;

(7)在菜粥或烂面条里要添加适量熬熟的植物油,以增加辅食的能量密度,并且可提供必需脂肪酸,有助于促进宝宝大脑发育与保护视力;

(8)菜粥或烂面条的量和稠度,要随着宝宝的发育而相应改变;

(9)纯母乳喂养婴儿,到6个月后开始添加辅食,因此吃高质量菜粥时间可向后延迟1个月左右。

二、添加高质量菜粥或烂面条的意义

人工及混合喂养婴儿经历了尝试吃的阶段后,要逐渐让孩子学会用勺子吃东西。6月龄婴儿仍应以奶类为其热能和营养素的主要来源,但辅食的数量和质量要随时间推移而相应变化,以弥补单纯奶的不足。其方法是增加食物的稠度、数量和种类,还要增加辅食的次数,以适应婴儿生长发育的需要。刚开始可吃2种或2种以上简单的混合泥糊状食品,或粥类。在此阶段如不能学会用勺子吃,仍以喝奶为主,将对孩子健康产生短期和长期的不利影响。7～8月龄时,婴儿配方奶量要慢慢减少。父母要做的一件重要事情是让孩子学会吃高质量的菜粥或烂面条。其意义在于:

（1）这是一种具有良好膳食结构的混合食品，包括粮食（米或面）、蔬菜（深色和浅色）、动物性食品（鱼泥、鸡茸、鸭茸、猪肉末或蛋黄等）、豆制品、植物油（大豆油、菜油或玉米油等），一共有 5 种成分组成。上述这些食品与奶类和水果一起，构成了与成人平衡膳食相似的食物结构。

（2）添加熬熟的植物油，从 3～5 克/天，逐步增加到 5～10 克/天，可以提供足量的热能及多不饱和脂肪酸，促进大脑发育和保护视力。

（3）与普通白粥相比，高质量菜粥或烂面条的能量及营养密度都很高，可以弥补单纯奶类提供热量和营养素缺额。可先从少量开始，随孩子食量增加慢慢提高摄入量，当逐步达到每天 135～185 克，就可以减少每日奶量 250 毫升左右。这种高质量混合食品的能量密度能达到每克 4.6～5.9 千焦，而普通白粥仅为每克 2 千焦。

（4）这种混合食品的内容可经常变换，利于食物多样化，且口味好，常会获得孩子喜欢。

（5）该混合食品是孩子学习咀嚼和吞咽的好食材，在这关键时期学会吃菜粥或烂面条，不仅可以顺利过渡到吃软饭或其他面食，同时也有利于促进语言发展及感知的发育。

三、吃高质量菜粥的注意点

（1）吃高质量菜粥前，应先对宝宝进行混合食品练习。将宝宝已经品尝过的食物，如蛋黄、胡萝卜泥、青菜泥，鱼泥、肉末等拌合在米粉里喂给宝宝，也可与白粥混合，这些简单混合食物是过渡到高质量菜粥的重要一环。等孩子习惯吃这样的营养米粉或粥后，你就可以制作宝宝营养菜粥了。需注意不能与没有尝试过的食品混合在一起吃。

（2）喂养人要采取人性化的喂养方法，尤其是要有耐心，更不要强迫孩子吃完你提供的所有食物。

（3）先练习少量吃，以后逐步增加。注意变换粥的花样。

（4）学会一天吃一顿高质量的菜粥后，慢慢进步到一天吃两顿。

（5）应把吃高质量菜粥的时间安排在正餐的时间，即午餐或晚餐。

（6）学会吃一顿高质量菜粥或烂面条就可减少一顿奶。

（7）宝宝 6 个月前，不要在他（她）的食物中添加盐。6 个月之后可加少量盐，口味一定要比成人淡许多，而且到了 6 个月渐渐不再给孩子提供夜奶。

四、几种高质量菜粥和面食的制作

1. 高质量菜粥

（1）南瓜鸡肉粥

1）南瓜蒸熟，用勺轻轻刮取其肉成泥，取适量南瓜泥；

2）家里事先炖煮好的鸡汤、肉汤或鱼汤等，撇除明浮油；

3）取适量厚粥,加入适量鸡汤,再拌入南瓜泥及少量剁碎的鸡肉;

4）将它们一起用小火炖开,加入3～5克熟植物油和少量盐(成人的小一半)即可。

变化:选择不同蔬菜及荤菜,按同样的方法可制作不同的高质量菜粥,如山药鸡肉粥。

特点:本粥热量和营养丰富,口味鲜美,质地酥软,富含胡萝卜素、蛋白质及必需脂肪酸。鸡肉富含赖氨酸,能弥补大米中的不足,提高蛋白质的利用率。粥中蔬菜可变换,如豌豆、西兰花、胡萝卜、土豆等。南瓜性偏热,内热孩子不宜常吃。

（2）胡萝卜菜泥肉末粥

1）将胡萝卜和青菜制作成泥。鲜肉剁碎,蒸熟备用(上述3种泥的制作方法见前面章节);

2）取适量厚粥,加入备好的高汤(肉汤)和胡萝卜泥、青菜泥和肉末;

3）小火炖开后,加入3～5克熬熟的植物油和少量盐即可。

特点:本粥色泽靓丽,热量和营养丰富,味美可口,富含胡萝卜素、蛋白质及膳食纤维。猪肉性平,有滋阴养胃作用,易消化,适宜婴幼儿食用。

（3）虾仁豆腐豌豆泥粥

1）河虾洗净后放入锅中,加适量冷水和葱姜料酒,待水开后再煮3～5分钟,取出熟虾仁剁碎备用;

2）嫩豆腐用清水冲洗,用勺压碎备用;

3）新鲜豌豆用沸水焯熟捞出,用勺子压成泥;

4）取适量厚粥,加入高汤(肉汤),再加入虾仁豆腐豌豆泥;

5）小火烧熟炖开后,加入3～5克熟植物油和少量盐即可。

特点:本粥花色品种丰富,口味鲜美,富含热量和营养。虾、豆制品和粥一起吃,蛋白质的生理价值最高。河虾属热性食品,与凉性的豆腐搭配起到平衡作用。内热重者可将虾仁换成肉末或鱼泥。

（4）菠菜土豆肉末粥

1）菠菜洗净,用开水焯过,然后剁碎;

2）土豆蒸熟去皮,压成泥;

3）鲜肉做成熟肉末备用;

4）取适量厚粥,加入高汤(肉汤),再加入准备好的菠菜泥、土豆泥和肉末;

5）用小火炖开,加入3～5克熟的植物油和微量盐即可。

特点:本粥富含热量和营养,口味较为清淡。菠菜味甘性凉,含较多维生素和矿物质,土豆含较多维生素C,还有通便润肠作用。但菠菜含较多植酸,会影响钙、铁、锌的吸收,要用开水焯过再吃。

（5）胡萝卜青菜鱼泥粥

1）新鲜河鱼洗净蒸熟;挑选鱼背和鱼肚上的鱼肉,挑去鱼刺,压成鱼泥;

2）青菜制作成菜泥,胡萝卜切丁煮熟备用;

3）取一碗厚粥，加入高汤、鱼泥、菜泥和胡萝卜丁；

4）用小火炖开，加入3～5克熟植物油和微量盐即可。

特点：本粥味道鲜美。河鱼性平，富含蛋白质，含脂量低，且多半是不饱和脂肪酸。胡萝卜、青菜富含胡萝卜素，可促进大脑发育和保护视力。

随着宝宝月龄的增大，练习吃过的食物越来越多，菜粥的品种也可越来越丰富，如"虾仁豆腐豌豆泥粥"，可以将虾仁换成白切肉末；"鱼泥青菜粥"里可添加胡萝卜泥等等，十几种食物可以变幻成百余种味道不同的菜粥。

2. 高质量面食

（1）虾肉肝菜什锦软面条

1）将虾肉挤干水分后切碎，加少量蛋清、生粉混合后备用；

2）起油锅，加入数段葱和1～2片姜片，煸炒出香味后捞出，放入虾肉翻炒至熟，推向锅的一侧，再放入菠菜煸炒片刻；

3）将面条放入开水锅内，水开后添2～3次水至面条软熟则可，将面条捞入另一小锅内，加入鸡汤（一半汤一半清水也可）及虾肉、菠菜、肝末后旺火煮开，小火再炖片刻，至面条的软烂完全适合婴儿，再把打好蛋液的四分之一倒入鸡汤内，煮熟即成。

特点：此面色艳味美，含有丰富蛋白质、碳水化合物、钙、磷、铁、锌及维生素 A、维生素 B_1、维生素 B_2、维生素 C、维生素 D、维生素 E 和尼克酸等多种婴儿发育所必需的营养素，制作中所用原料要切碎、煮烂，也可再加西红柿小块，更增食欲。鸡汤要去油，以清汤为好。

（2）番茄鸡蛋菜汤面

1）起油锅，放入植物油，热后加洋葱煸炒至香软，再加青菜煸炒片刻后，在锅内加入肉汤、面条、西红柿碎块，一起煮开，然后加盖用小火煨5～10分钟，至面香外溢。

2）将鸡蛋打匀后倒在面条上，再烧至凝结成块后，加精盐少许，混合均匀，盛入碗内即成。

特点：此面色泽鲜艳，味美色香，含有丰富的蛋白质、脂肪、碳水化合物、钙、磷、铁、锌等矿物质及维生素 B_1、维生素 B_2、维生素 C、尼克酸和胡萝卜素等，能为婴儿提供机体所需的充足热量，是婴儿较佳的一种营养食品，制作中要注意将面条和菜肴切碎，煨透至软烂。

（3）虾仁鸡蛋菠菜刀切面汤

1）将鸡蛋磕破取蛋清，加入面粉中，和成稍硬的面团，揉匀后擀成条状，切成薄片；

2）将鲜虾仁切成小丁；菠菜洗净，用开水焯熟，捞出后切末备用；

3）将高汤放入锅内，放入虾仁丁，待汤烧开后下刀切面，煮熟烂，淋入鸡蛋黄，再加入菠菜末，放少许香油后盛入小碗内即可。

（4）鸡肉白菜饺

1）将鸡肉末放入碗内，加入少许酱油拌匀；

2）洋白菜和芹菜洗净，分别切成末；

3）鸡蛋炒熟，并搅成细末；

4）将洋白菜末、鸡蛋末一起加入鸡肉末内,拌匀成馅,包成饺子,并下锅煮熟,捞出备用;

5）在锅内放入高汤,撒入芹菜末,稍煮片刻后,再放入煮熟的小饺子,加少许香油和酱油,使其具有淡淡的咸味即成。

特点:饺子皮软馅嫩,汤鲜味美,清香诱人,富含营养。该食品较适合不喜欢吃米饭和粥的10个月以上婴幼儿。

第四节　婴幼儿食谱设计和实例介绍

一、婴幼儿各年龄段每天饮食摄入量

饮食定量是婴幼儿摄取足量热能与营养素的保证。不同年龄婴幼儿每日饮食摄取量见表6-1。表中所列数据是一个框架,由于婴幼儿的年龄、性别、生理特点、身体活动情况,以及遗传等因素的影响,因此不能要求所有儿童都必须接受表中的推荐量,要注意个体的差异。要提倡人性化喂养的科学方法,不要强求孩子必须喝完瓶里的奶或吃完碗里的食物。

表6-1　婴幼儿各年龄每天饮食摄入量

年龄	饮食摄入量					
	配方奶(毫升)	荤菜(克)	蔬菜(克)	水果(克)	粮食(克)	豆制品(克)
4～6个月	900(180毫升×5次)	鱼10～20 鸡蛋黄半个	10～20	50	米粉10～50	/
7～12个月	600～700	禽、鱼、肉25～50 鸡蛋1个	50～100	75	50～100	15
1～3岁	400～500(2岁后可喝鲜奶)	禽、鱼、肉50～100 鸡蛋1个	100～150	75～100	100～150	25

注:要求食物多样化,食物种类宜每天10～15种。

二、各年龄段婴幼儿各食品组食品摄入量的变化

饮食摄入量随年龄增长而增加。表6-2～表6-9介绍的情况,有的涉及数量的变化,有的仅涉及摄入次数的变化。以食品组的方式来介绍食品,其目的是要显示出从简单辅食开始,到混合辅食,到吃餐桌食品,婴幼儿的饮食结构逐渐完善,最终膳食结构由5组营养性食品组构成,这是家庭平衡膳食的基本膳食结构,是科学进食的物质基础。在各组食物摄入量的变化过程中可以发现其变化规律,因此对平衡膳食的合理性会有更深的认识和理解。

表 6 - 2　牛奶（奶类和豆类组） （毫升）

月龄	全天奶量	提供次数	时间安排
7～12*	520	4 次	早 210，早点 50，午点 50，临睡前 210
13～18	520	3 次	早 210，早点 100，临睡前 210
19～36	450	2 次	早、临睡前各 1 次，有时可加酸奶 1 次

注：* 只吃一顿正餐的宝宝，可以增加 1 次奶，全天奶量为 700 毫升左右。

表 6 - 3　主食（粮食组） （克）

月龄	早餐加点心	中饭	晚饭	总量	推荐的摄入量
7～12	5～15	25（烂饭）	20	60	50～75
13～18	15～25	30（软饭）	25	75	75～150
19～24	25～35	35（软饭）	30	100	75～150
25～36	35～50	50（软饭）	40	140	75～150

表 6 - 4　蔬菜（蔬菜组）

月龄	全天量（克）	种类
7～12	25～50	青菜，荠菜，番茄，胡萝卜，菠菜
13～18	50～75	土豆，胡萝卜，青菜，卷心菜，白菜，黄芽菜
19～24	75～100	青菜，蘑菇，荠菜，丝瓜，木耳，豆腐，菠菜
25～36	100～150	花菜，木耳，紫菜，黄芽菜，荠菜，茭白，卷心菜，土豆

表 6 - 5　水果（水果组）

月龄	数量	月龄	数量
7～12	半只	19～24	1 只或多种水果
13～18	1 只	25～36	1 只或多种水果

表 6 - 6　荤菜（动物性食品组）

月龄	全天量（克）	种类
7～12	25～50	肉末，带鱼，鲳鱼，猪肝等
13～18	50～65	肉末，鸡丝，鸭肉，猪肝，青鱼等
19～24	65～80	青鱼，鳝鱼，猪肉，扁鱼等
25～36	80～100	鸡丁，猪肝，虾仁，鳝鱼丝，牛肉等

表6-7　鸡蛋(动物性食品组)

月　龄	数量	注　　意
7～12	1	10月龄后才可以吃全蛋,之前只吃蛋黄
13～18	1	蒸蛋,或当菜吃
19～24	1	蒸蛋,或当菜吃
25～36	1	蒸蛋,或当菜吃

表6-8　豆制品(奶类及豆类组)

月龄	数　量	月龄	数　量
7～12	豆腐40克或豆腐干5克,1周1～2次	19～24	豆腐50克或豆腐干10克,1周1～2次
13～18	豆腐50克或豆腐干10克,1周1～2次	25～36	豆腐50克或豆腐干10克,1周1～2次

表6-9　油(高能量食品组)

月龄	数量	月龄	数量
7～12	6克	19～24	8～10克*
13～18	8克	25～36	10～12克*

注：* 吃猪肉时少用

配方奶一般可喝到2岁,2岁后可以改喝新鲜牛奶。1岁后配方奶仅在早餐、临睡前喝,午点可以加1次酸奶。酸奶最好不要替代鲜奶。主食以中午一顿量最多,早、晚次之。全天能量供应,一般早、中、晚及点心的比例为:25%、35%、30%及10%。荤菜量从少量开始,以后逐渐增加至100克或略多。蔬菜也是逐渐增加,总体上全天蔬菜量要高于荤菜量。水果可以分几次吃,临睡前最好不吃。水果品种要多样,避免老吃单一品种。一天内可以同时供应几种水果,与总量相接近就可以。

蛋的种类有多种,以鸡蛋为主。较贵的鸽蛋含钙较高,鹌鹑蛋含维生素D较多,偶尔可与鸡蛋换着吃;鸭蛋性凉,小儿不宜多吃。吃蛋黄需满5个月,吃全蛋需满10个月,有过敏史或家属过敏史的要在满1岁后才能吃。不要认为小儿对蛋黄或全鸡蛋不过敏就可以早吃,这有可能增加宝宝1～5岁过敏发生率。

油脂是高能量食品,对小儿而言,因其生长发育快,而胃容量较小,所以辅食的能量密度相对要求较高,在蔬菜泥里、菜粥或烂面条里添加一定量的植物油是必要的。注意油量随年龄而增加,对超重孩子可以适量减少。

豆制品1岁内宜以嫩豆腐为主,给大月龄婴儿吃豆腐干应剁成细末。

三、婴幼儿一日食谱设计

1. 设计要求

食谱设计应首先考虑餐次安排,一般来讲,7～8月龄婴儿逐步建立一天三餐三点的饮食模式。全天有 6 次饮食时间,有时在下午提供午点,如小点心与水果,分 2 次吃,就有 7 次饮食时间。

其次要考虑提供的食物种类必须适合该月龄段宝宝,辅食的质地(包括颗粒大小)与稠度也应与年龄相适合。注意食物的能量密度及营养密度,以一周为时间单位,调配不同营养密度的食物,如富含微量元素铁、碘、锌和富含维生素 C、维生素 A、维生素 B_1、维生素 B_2等的荤菜、蔬菜、水果,以及全麦食品、动物内脏及海产品。提供的食物种类必须多样化,从每天 10～15 种逐步增加到 15～20 种。

最后考虑食谱的安排与婴幼儿的生活作息制度相协调。过晚吃早餐,或过晚吃晚餐,或午餐吃得太迟,都不利于宝宝的正常休息与身体活动。

2. 食谱实例介绍

(1) 点心及早餐举例

表 6‑10　点心

月龄	上午 9 点钟	下午 3 点钟	数量
7～12		水果或饼干	5～10 克
13～18	饼干 1 块	赤豆粥或蛋糕	10～15 克
19～24		小馄饨或果酱面包	15～25 克
25～36	饼干 2 块	小馄饨或赤豆粥	25～35 克

表 6‑11　早餐

月龄	1	2	3	4
7～12	面包 1 片	面包果酱	麦片 15 克	方糕半块
13～18	小肉包 15 克	面包果酱	麦片 15 克	方糕半块
19～24	小肉包 20 克	面包果酱	麦片 20 克	方糕半块
25～36	小笼包: 面粉 25 克、肉 15 克	蛋饼: 面粉 25 克、鸡蛋 1 个	麦片 20 克,鸡蛋 1 个	

(2) 不同月龄婴幼儿一天食谱举例:4～6 个月婴儿以奶为主要热能与营养素来源,全天有 5～6 次喝奶,每次 150 毫升左右,如母乳喂养次数可少一些。含铁米粉 10～50 克,其次是蔬菜泥 10～20 克,接着是果汁果泥 20～50 克,满 5 个月可加鸡蛋黄,从四分之一开始到半个。满 6 个月加鱼泥 10～20 克。辅食在两餐奶之间添加,全天 2～3 次。注意两餐奶的间隔时间最长不能超过 5 小时。

其余年龄段食谱举例见表 6‑12 和表 6‑13。

表 6-12　不同月龄婴幼儿一日食谱举例 1

	7～12 月龄	13～18 月龄	19～24 月龄	25～36 月龄
总量*	奶量 600～700 毫升	奶量 400～500 毫升	奶量 400～500 毫升	奶量 400～500 毫升
早餐 6:00	母乳或配方奶 210 毫升,面包 1 片	牛奶(5%糖)或配方奶 210 毫升	牛奶(5%糖)或配方奶 210 毫升,小肉包:面粉 10 克、肉末 10 克	牛奶(5%糖)或配方奶 210 毫升,鸡蛋饼:鸡蛋 1 个、面粉 25 克、油 3 克
早点 9:00	母乳或配方奶 50 毫升,饼干 1 块	牛奶(5%糖)或配方奶 100 毫升,饼干 1 块	牛奶(5%糖)或配方奶 100 毫升,饼干 1 块	牛奶(5%糖)或配方奶 100 毫升,饼干 2 块
午餐 12:00	烂饭:米 25 克 番茄肉末:番茄 50 克、肉末 25 克、食油 4 克	软饭:米 30 克 炒猪肝:猪肝 25 克、胡萝卜 15 克、卷心菜 25 克、食油 4 克	软饭:米 35 克 清蒸鳊鱼:鳊鱼 30 克、肉末 25 克, 豆腐肉末:豆腐 50 克、肉末 10 克、食油 4 克	软饭:米 40 克 罗宋汤:牛肉 35 克、土豆 25 克、胡萝卜 15 克、卷心菜 25 克、番茄酱适量、食油 4 克
午点 15:00	母乳或配方奶 50 毫升,苹果半个	小蛋糕 1 个,苹果汁 100 毫升	营养面糊 20 克,蛋黄半个	薄片糕:米粉 25 克、糖 5 克
晚餐 18:00	菠菜蛋花面:面条 20 克、鸡蛋 1 个、菠菜 25 克、食油 2 克	软饭:米 25 克, 虾仁蒸蛋:虾仁 10 克、鸡蛋 1 个、麻油 2 克 香蕉 1 个	猪肝面:面条 30 克、猪肝 30 克、卷心菜 25 克、食油 4 克 橘子 1 个	软饭:米 35 克, 糖醋鱼:鲳鱼 35 克、食油 2 克、糖醋适量, 焖蚕豆:蚕豆 50 克、油 4 克 香蕉 1 个
睡前 20:30	母乳或配方奶 210 毫升	牛奶(5%糖)或配方奶 210 毫升	牛奶(5%糖)或配方奶 210 毫升	牛奶(5%糖)或配方奶 210 毫升

注:* 主食吃得少的孩子,可以增加奶量 50 毫升。

表 6-13　不同月龄婴幼儿一日食谱举例 2

	7～12 月龄	13～18 月龄	19～24 月龄	25～36 月龄
总量	奶量 600～700 毫升	奶量 400～500 毫升	奶量 400～500 毫升	奶量 400～500 毫升
早餐 6:30	母乳或配方奶 210 毫升,面包一个	牛奶(5%糖)或配方奶 210 毫升,鸡蛋一个、面包 15 克	牛奶(5%糖)或配方奶 210 毫升,鸡蛋一个、面包 20 克	牛奶(5%糖)或配方奶 210 毫升,鸡蛋一个、面包 20 克
早点 9:00	母乳或配方奶 100 毫升,饼干 1 块	牛奶(5%糖)或配方奶 100 毫升,饼干 1 块	牛奶(5%糖)或配方奶 100 毫升,饼干 1 块	豆浆 100 毫升,饼干 2 块
午餐 12:00	总量: 主食 50～65 克 蔬菜 50～80 克 鸡蛋碎菜面:面条 25 克、鸡蛋 1 个、青菜 50 克、植物油 4 克	总量: 主食 100～150 克 蔬菜 100～150 克 番茄猪肝煨面:面条 30 克、猪肝 25 克、番茄 30 克、植物油 4 克	总量: 主食 100～150 克 蔬菜 100～150 克 番茄猪肝煨面:面条 35 克、猪肝 30 克、番茄 35 克、植物油 4 克	总量: 主食 100～150 克 蔬菜 100～150 克 软饭:米 40 克, 五丁菜:虾仁 35 克、卷心菜 25 克、胡萝卜 25 克、土豆 25 克、豆腐干 10 克、植物油 4 克

续　表

月龄	7～12月龄	13～18月龄	19～24月龄	25～36月龄
午点 15:00	母乳或配方奶100毫升	方糕半块,果汁	果酱面包半个,果汁	小馄饨:面粉25克、肉糜15克
晚餐 18:00	稠粥:米20克 肉糜豆腐:肉糜25克、豆腐40克、植物油3克 苹果:半个	软饭:米25克 滑炒牛肉丝:牛肉丝25克、胡萝卜25克、青椒25克、植物油3克 豆腐紫菜汤:豆腐20克、紫菜1克 香蕉1个	软饭:米30克 滑炒牛肉丝:牛肉丝30克、胡萝卜30克、青椒30克、植物油3克 豆腐紫菜汤:豆腐20克、紫菜1克 香蕉1个	软饭:米35克 滑炒牛肉丝:牛肉丝35克、胡萝卜35克、青椒35克、植物油3克 豆腐紫菜汤:豆腐20克、紫菜1克 橘子1个
睡前 20:30	母乳或配方奶210毫升	牛奶(5%糖)或配方奶210毫升	牛奶(5%糖)或配方奶210毫升	牛奶(5%糖)或配方奶210毫升

第五节　小儿四季菜谱

一、小儿四季饮食的注意点

菜谱是每个家庭烹调的好帮手,美味可口的菜肴可促进儿童的食欲。但一定要注意菜谱选择的合理性,也就是说家庭膳食的组成要遵循平衡膳食的四条基本原则,即多样化、均衡性、适量和个体化原则,一日三餐才能提供合理营养。在具体做法上,首先要懂得平衡膳食的总体食物结构,即小儿每天膳食应由粮食组、蔬菜组、水果组、荤菜组、奶类及豆类组组成,并应掌握各组食品的摄入量。每个家庭需按照总体食物结构要求,从菜谱中挑选合适菜肴,某一食品组摄入过多或过少都是不合理的,菜肴味道虽好但营养不全面不均衡,对小儿健康并无益处。一年四季的菜肴有各自的特点,在制作时要把握住其基本要领。

1. 小儿春季饮食注意点

幼儿春令饮食应与季节相适应。春回大地,气候乍暖还寒,有时甚至春寒料峭,因此菜肴宜易消化、有营养、有一定滋补性,并要注意选择温性和平性凉性食品相搭配。春季是小儿生长速度最快的季节。为了满足宝宝在这一时期对营养素需求量增加的特点,家长应对宝宝进行合理的安排,并注意以下几个方面。

（1）选用食补为主的方法:可选用一些"药食同源"的食物,如健脾益气类的枣子、山药、白扁豆、薏苡仁;滋阴补血类的百合、桑葚、黑芝麻、枸杞子、桂圆;益肾温阳类的八角茴香、刀豆、花椒、黑胡椒、肉桂、肉豆蔻等。这些食物既含有丰富的多种营养素,又口感好,只要适量进食,不失为宝宝强身壮体的天然食物滋补佳品,可提高身体的免疫力。食补是满足他们生长发育最安全、最有效的对策。只有体弱多病的宝宝,才可在医生的指导下对症进行合理的药补。

（2）适当增加优质蛋白质：宝宝生长发育速度增快，对优质蛋白质的需求也随之增长。因此，副食上应比平时适当地增加鸡蛋、鱼、禽畜肉、奶制品及豆制品等。主食上多选用大米、面粉，以及适量新鲜杂粮，如少量新鲜玉米、红薯等。牛肉、羊肉等食物性温热，不宜让宝宝吃得太多；肉、鱼尽量不要用油炸；米不要淘洗得遍数过多，也不宜放在热水中浸泡。

（3）补充含钙丰富的食物：宝宝每天如能喝2瓶奶，基本上能满足对钙的需求。春天气候转暖，为了保证钙的吸收，宝宝可多去户外活动，还应注意提供含维生素D较丰富的饮食，如动物肝、海产品、鹌鹑蛋等。要注意限制宝宝吃充气饮料，它可造成体内的钙质大量流失。

（4）注意维生素和矿物质提取：宝宝维生素摄入不能满足身体需要时，易发生"春季易感症"，如口角经常发炎、齿龈易出血、皮肤变得粗糙等。因此，要让宝宝吃多样化的蔬菜，如芹菜、菠菜、油菜、番茄、青椒、卷心菜、豌豆、花菜、胡萝卜、土豆等。动物内脏含较多矿物质，应每周食用1～2次。

（5）烹调方法：为了吸引宝宝吃的兴趣，春令蔬菜可炒、可炖，还可包成馄饨、饺子和春卷等；蔬菜要洗后切，切后马上炒，营养损失最小。烹调蔬菜时要用猛火，时间不宜长，以减少水溶性维生素的损失。

2. 小儿夏季饮食注意点

夏季幼儿饮食要注意营养、卫生、清淡可口3个特点。具体操作上应注意以下一些方面。

夏天气温高，出汗多，容易丢失水分和矿物质，如钠、钾、锌、钙等。应及时给孩子补充水分，以白开水为好。出汗多的孩子可以补充一些糖盐水，也可以喝矿泉水，但不能补充纯水或纯净水。充气饮料不能多喝，会增加钙的流失。新鲜蔬菜和水果中含有较多的钾，可选择橙子、草莓、杏子、荔枝、桃子、李子等水果；蔬菜中的青菜、芹菜、毛豆、香菇等含钾也丰富。莲子中钾多，可与绿豆一起煮汤。

夏季幼儿睡眠时间相对较少，消耗多，因此要保证摄入足够的营养，以满足幼儿生长发育快的要求。要供给充足的蛋白质，牛奶、鸡蛋、豆制品、肉类都富含蛋白质，同时也含有较多的锌和钙。不建议给孩子补充高蛋白质粉，除非有医生的建议。因天气炎热，胃液分泌减少，会影响孩子的食欲。故饮食应清淡容易消化，烹调方法不宜采用油炸，也不要提供油腻食品。多采用蒸、煮、凉拌、糖醋、茄汁、拼盆、氽等健康的烹饪方法。

夏季天气炎热，食物容易变质，因此宝宝的菜肴应现做现吃，或当日吃完为好。隔天的菜肴不要再给孩子吃，即使放入冰箱也是如此，避免发生食物中毒，引起急性肠胃炎。孩子的食具要专用，每次都要清洗消毒，放在合适的地方，避免虫蝇污染。要注意宝宝的个人卫生习惯，饭前便后要洗手。

天气炎热，冷饮最受宝宝的喜爱，但是吃多了会损伤孩子幼嫩的肠胃，造成食欲不振，甚至引起呕吐或腹泻。所以要控制宝宝吃冷饮的数量和次数，且最好在午后吃冷饮。冰箱里拿出的食物,最好放置一会儿,恢复到室温后再吃。

食物的冷暖性质应与季节相适应。夏令最好选择平性或寒凉性食物,无论是荤腥还是蔬菜、水果都应如此。也可采用热性和凉性相平衡的配菜方法,如虾仁豆腐,前者性热,后者性凉。

为了保证幼儿获得全面营养,要注意给孩子提供平衡膳食。注意食物的多样化,每个菜肴,包括汤都应由多种食物搭配而成,不仅口感好,而且营养全面。注意荤素菜的合理搭配,荤菜量不宜过多,蔬菜水果量要充足。多样化菜肴会使宝宝有新鲜感,既有利于改善夏天食欲,又能提供丰富的营养,并促进营养的吸收。

3. 小儿秋季饮食注意点

秋季乃收获季节,食品供应丰富多彩;加之气温变得凉爽宜人,宝宝的食欲逐渐增强,消化力也开始提高,正是弥补由于夏天炎热气候造成营养不足的好季节。但给宝宝安排秋季食谱时要注意,秋高气爽的天气同时也较干燥,容易引起宝宝口、鼻、皮肤等部位的干燥,或出现上火现象。不要选用太多热性食物或辛辣、煎炸食品,否则会伤阴助燥。适当食用一些清热生津、润肺止咳的食物,如莲藕、萝卜、南瓜、莲子、银耳、桂圆、黑芝麻、红枣、核桃、蜂蜜、梨、苹果、荸荠等,少吃辣椒、大葱、生姜、大蒜等刺激性食物。多采取炒、氽、烧等制作方法,晚秋时节可采取煲、炖的加工方法,多补充一些汤水,平时让宝宝多喝白开水。

充足而全面的营养是保证宝宝健康成长的物质基础。为了增强宝宝的体质,要强化营养供给,注意食物多样化,荤素搭配要合理。增加瘦肉、鱼、鸡鸭肉、鸡蛋、牛奶、豆类及其制品等。适量供应富含维生素 B、维生素 E 的食物,如花生、腰果、杏仁、核桃等,以健脑补脑;秋季新鲜蔬菜与水果种类丰富,选择上要注意适合宝宝的体质,避免太热或太凉的食品。秋季饮食是从夏季饮食过渡而来,又要向冬令饮食转变,因此,晚秋可以适当进补,但要以食养为主。

4. 小儿冬季饮食注意点

冬天幼儿热量消耗较多,可适当增加高热量、高蛋白的食物,点心可增加一些热的甜食,以满足他们对热量和营养的需求。冬季食物大多烹调时间较长,滋味较浓,以荤菜为主,辅以各色蔬菜,食物要煮软烂,味道鲜美,营养丰富。

冬季是蔬菜的淡季,品种较为单调,有些宝宝原本就不爱吃蔬菜,或者要吃的蔬菜品种很少。妈妈可以扩大蔬菜品种,从绿叶菜(如青菜、杭白菜、菠菜、蓬蒿菜、豆苗、塌棵菜等)、甘蓝族蔬菜(如卷心菜、紫卷心菜、包心菜、花菜等)、根茎类菜(如土豆、萝卜、冬笋、胡萝卜等)、菌菇类等各种蔬菜中去挑选孩子爱吃的蔬菜。

冬季还应以温热性的食品为主,但要注意食物不同性质之间的冷暖平衡。适于冬季吃的水果有苹果、梨、猕猴桃、香蕉、柚子、橘子等;适于冬季吃的动物性食品有猪肉、牛羊肉、鸡肉、鱼、虾等。豆制品是冬季菜肴很好的原料,如豆腐干与红烧肉同煮,内酯豆腐做肉羹或鱼羹、白菜猪肉豆腐煲等,都是适合宝宝冬季的营养佳肴。

菜肴的烹饪方式应以热食为主,以煲菜类、烩菜类、炖菜类,或汤菜等为佳。不宜给宝宝多吃生冷的食物。生冷的食物不易消化,容易伤及宝宝幼小的脾胃,脾胃虚寒的孩子尤要注意。另外,冬季热量散发较快,用勾芡的方法可以使菜肴的温度不会降得太快,如羹糊类菜肴。冬季菜肴宜味道厚重,与夏季菜肴清淡的特点明显不同。

关于冬令进补,并不是所有孩子都适合。一般来说体质虚弱的孩子需要进补,身体健康的孩子则不需要。要提醒家长注意千万不要自作主张给宝宝滥补,如果急于求成,胡乱给宝宝进补,造成孩子补品吃得太多太杂,剂量过大,身体不能吸收,或与孩子体质状况不符,反而会造成各种不良后果。即便要进补,也建议在中医儿科医师指导下科学进补。

冬天容易感冒,除了注意饮食外,还要经常让孩子参加各种户外运动。室内经常要通风,不要经常带宝宝去人多的公共场所。衣着上既要保暖,又不能穿得过厚过重,以免影响宝宝的自由活动。

二、春季菜谱

1. 香干菜肉百叶卷

主料:百叶 2 张,净笋 50 克,肉糜 100 克,豆腐干 50 克,黄芽菜 50 克,胡萝卜 50 克,小青菜 150 克。

辅料:酱油半匙,黄酒 1 匙,精盐、糖、味精少许,精制油适量,鲜汤半碗。

制法:

(1) 将胡萝卜洗净、煮熟,并切成小丁备用。

(2) 豆腐干、黄芽菜、笋洗净,分别切成细末,再与肉糜、胡萝卜混匀,加精盐、黄酒、酱油、糖,拌匀成馅料。

(3) 百叶切成三角形后,将其摊平,逐一包入馅料,卷成小长卷。

(4) 锅烧热,下百叶卷略煎,加适量鲜汤,加盖并用大火烧开,小火煮熟,取出置于盆中央。

(5) 原锅洗净,将油烧至七成热,放入小青菜煸炒至熟,加少许盐和味精,出锅后围在盆四周即成。

特点:本品以豆制品为主,富含蛋白质和钙,所选食物品种多,荤素搭配合理,营养丰富。本肴口味鲜美,颇受小儿喜欢。

2. 香干胡萝卜蛋烧肉

主料:豆腐干 6 块,胡萝卜 200 克,鸡蛋 6 只,肋条肉 500 克。

辅料:酱油,盐、糖、葱姜少许,精制油适量。

制法:

(1) 豆腐干洗净后用刀批成三角,胡萝卜洗净后切块备用。

(2) 鸡蛋煮熟后去壳,用刀沿蛋的长轴划上 5～6 道口子,以便肉汤能煮到蛋内。

(3) 猪肉洗净切成长方块,起油锅,烧至七成热,放入葱姜煸炒一会,然后放入肉块,炒至表皮干燥泛黄、肉质紧缩，即加入黄酒、酱油，继续翻炒至肉上色，然后放入清水600毫升，再加入豆腐干、胡萝卜、鸡蛋，用旺火烧开，撇去浮末，然后加盖用小火焖一个多小时，加入白糖和适量味精。如汤汁仍较多，可以用大火略收干即成。

特点：此菜肴呈紫红色，肉质酥软香浓，不易嵌牙，豆腐干、萝卜有滋有味，蛋黄浸有卤汁，一改蛋黄的干燥无味，因而颇受小儿喜欢。

3. 面筋山药白菜煲

主料：白菜500克，油面筋12只，肉糜200克，胡萝卜50克，山药100克。

辅料：黄酒10克，盐、酱油、味精适量，浓白汤300毫升，麻油15克。

制法：

（1）肉糜放入盆内，加黄酒、酱油、葱姜末及适量盐、糖、味精，拌匀后加80克水，顺一个方向将肉糜打上劲，制成肉馅。将油面筋用清水冲一下，然后挖空，塞入肉馅。

（2）白菜洗净，取用菜梗带嫩叶，沥干水分后切成宽条；胡萝卜洗净后切成块；新鲜山药洗净后去皮，切成小段，备用。

（3）起油锅，用大火烧热，放入白菜不断煸炒，煸出水分后放入煲内，加浓汤后再在四周放入胡萝卜、山药，中间放入油面筋，大火烧开后加盖再用小火焖煮至熟，加上麻油即可。

特点：本肴色泽明丽，品种多样，山药糯软，有健脾功效，油面筋入口一包卤汁，味道鲜美。

4. 罗宋汤

主料：大土豆2只，卷心菜500克，洋葱75克，番茄200克，胡萝卜100克，牛肉500克。

辅料：精盐、油适量。

制法：

（1）将牛肉切成块，土豆去皮，胡萝卜切块，卷心菜切碎备用。

（2）锅烧热，加油，放入切成丝的洋葱及牛肉块，加黄酒煸炒片刻，待肉质紧缩后，放入一大锅内，加清水并用大火烧开，撇去浮末后再用小火焖煮至九成熟。

（3）在锅内加入土豆、卷心菜和胡萝卜，用小火煮熟。

（4）锅烧热，加油，放入番茄煸炒成番茄酱，用筷子将番茄皮捞出，并放入大锅内，加适量盐和味精。

特点：此汤色泽鲜红，美味可口，牛肉酥软，土豆粉熟，品种丰富，营养全面，诱人食欲，尤其适合体虚儿童。食用此肴时可配合吃面包。

5. 鸡茸烩豆苗

主料：净豆苗400克，鸡茸100克，虾仁50克，鸡蛋2只（取蛋清），冬笋25克，蘑菇25克。

辅料：牛奶50毫升，浓白汤400毫升，黄酒、姜少许，淀粉20克，盐、糖、味精适量。

制法：

（1）鸡脯肉切碎后剁成茸，加牛奶和白汤各少许调和后，加入鸡蛋清和适量盐搅匀备用。

（2）锅烧热，放油，投入用蛋清调过的虾仁，加少许黄酒翻炒后，出锅备用。

（3）锅烧热，放油，投入豆苗，加姜汁和黄酒，煸透后捞出沥干汁水。

（4）砂锅内倒入浓白汤，将切成片的冬笋和蘑菇放入锅内，烧开后放入鸡茸，小火焖煮至香气外溢后，再加入豆苗和虾仁，烧滚后加适量盐和味精，然后用水淀粉勾芡即成。

特点：此肴翠白相间，香气四溢，鸡茸质嫩，豆苗滑脆，汤汁鲜美可口，能引起儿童食欲。

三、夏季菜谱

1. 美芹拌双丝（糖醋味）

主料：绿豆芽 150 克，西芹梗 100 克，肉丝 150 克，豆腐干 100 克。

辅料：香油、香醋、白糖、盐、味精少许，精制油适量。

制法：

（1）豆芽摘根成雀菜，将其洗净，把西芹梗切成火柴梗长短洗净。

（2）用沸水将雀菜、芹菜断生，用凉开水冲凉摊开，使豆芽与芹菜梗保持银白与翠绿色。

（3）豆腐干洗净后用冷水煮沸，切成薄丝。

（4）将瘦肉丝上浆滑油至熟或开水氽熟。

（5）将上述食品置于容器内，加适量香油、香醋、白糖、盐、味精，按小儿口味拌匀装盆。

特点：本品有多种食物，营养丰富。清脆爽口且绿白相映，孩子即使不喜欢吃绿豆芽和豆制品，但看到这色彩，也会胃口大开。

2. 双菇青椒肉丝（鲜咸味）

主料：新鲜金针菇 150 克，干香菇 40 克，青椒 100 克，肉丝 150 克。

辅料：香油、糖、盐、味精少许，精制油适量。

制法：

（1）金针菇去根洗净，用开水焯熟，切成火柴梗长小段。

（2）干香菇发胀煮熟切丝。

（3）大青椒洗净，批去白筋，用开水焯熟，切成细丝。

（4）将肉丝上浆滑油至熟或开水氽熟。

（5）将上述食品置于容器内，加适量香油、糖、盐、味精，按小儿口味拌匀装盆。

特点：夏季，多数孩子胃口不好，故应以鲜咸口味的菜肴为主。本品包含的食物种类不太多，但富含动物蛋白和植物蛋白及维生素 C，其操作简便，可作为夏季家庭常用菜肴。

3. 水果茄汁鸡肉双丁

主料：鸡胸脯肉 100 克，猪里脊肉 100 克，生梨一只（约 150 克），糖水菠萝数片（约 150 克）。

辅料：面粉适量，料酒 1 匙，番茄酱 1 匙，糖半匙，醋、盐、味精少许。

制法：

（1）将鸡胸脯肉及猪里脊肉用刀背敲打,使纤维松散,然后切丁,加料酒和盐,将肉丁放在厚面粉糊内,一块块取出,用小火煎熟煎脆。

（2）生梨和糖水菠萝切丁,放在锅内加少量水煮片刻,然后加入番茄酱和糖,如不够酸可适量加一些醋,其比例为1汤匙水加1汤匙番茄酱、半汤匙糖。待煮至香气外溢时再加适量盐及味精。

（3）将所制作的水果茄汁浇到鸡肉丁上。

注意:如鸡、肉双丁搁置太久变软时可用微波炉再热一下。水果茄汁中若再加新鲜小豌豆则更佳。

特点:肉质鲜嫩,菠萝清香,生梨甜脆,菜肴色泽鲜艳,味甜酸,是夏令佳品。

4. 冬瓜毛豆土豆鲜肉汤和黄瓜番茄白切肉拼盆（一菜一汤联合制作）

主料:精瘦肉400克,毛豆300克,土豆200克,冬瓜250克,番茄200克,黄瓜200克。

辅料:葱、姜少许,料酒1匙,精盐、糖、味精少许。

制法:

（1）将精瘦肉加水、葱姜、料酒煮沸后撇去血沫,小火焖至肉熟。将肉捞出作为白切肉备用。

（2）将新鲜毛豆、土豆块放在肉汤中,待毛豆与土豆煮酥后再加冬瓜片,加盐和味精少许即成冬瓜毛豆土豆鲜肉汤。

（3）将黄瓜、番茄切片分装两碗,黄瓜中加适量盐,番茄中加适量糖。入味后大盆外周放番茄片,内周放黄瓜片,中间放白切肉片,即成拼盆。可另备一小碟宴会酱油用于蘸白切肉。

特点:本品制作相当简便省时,特别适合工作繁忙、家务重的双职工家庭,虽食品种类不多,但较好地处理了荤素搭配,富含优质蛋白质和维生素C。

5. 酸奶拌水果

主料:梨150克,桃子150克,猕猴桃100克,香蕉150克,酸奶3～4杯。

制法:

（1）将梨、桃子、猕猴桃洗净后去皮,切成小薄片;香蕉去皮后切成薄片,装入容器内。

（2）加入质量好的酸奶数杯,如达能、优诺、光明等品牌均可。

（3）用汤匙拌匀,夏天可在饭前制作完毕,放入冰箱冷藏室保存。

说明:其中水果种类可根据小儿喜爱而更改,还可做成水果色拉。

特点:本品奶香浓郁,色艳味美,营养丰富,是夏季理想食品,可用作饭后甜食,或下午点心,颇受小儿喜欢。

四、秋季菜谱

1. 水果色拉

主料:土豆300克,生梨100克,苹果50克,香蕉50克,青豌豆50克,胡萝卜50克,西芹 50 克。

辅料:卡夫奇妙酱 100 克,纯牛奶 50 克。精盐、味精各适量。

制法:

(1) 土豆洗净、煮酥、去皮、切丁。

(2) 生梨、苹果和香蕉去皮、切丁。

(3) 青豌豆入沸水用旺火煮熟,捞入冷开水中急冷后沥干;胡萝卜煮酥、去皮与芯,切成小丁;西芹梗洗净汆熟、切丁。

(4) 各丁料堆放一盆,加入卡夫奇妙酱,精盐与味精先加入奶中调匀,倒入盘中拌匀即可。

要点:土豆不宜用白色呈粉性者,宜选黄色带韧性者佳,色拉口味不宜偏咸。

特色:色彩鲜艳,清香诱人,丁料有脆有酥,口味咸鲜带甜,很受儿童喜欢。

2. 五彩荤素酸丝

主料:云丝豆腐干 100 克,茭白 100 克,胡萝卜 100 克,莴笋 100 克,瘦猪肉 150 克,鸡蛋 2 只。

辅料:少许生粉,黄酒、镇江醋、白糖、精盐、味精、麻油各适量。

制法:

(1) 茭白、莴笋去皮洗净,入沸水中汆熟,捞起切成细丝。

(2) 胡萝卜去皮洗净,切成细丝。

(3) 云丝豆腐干洗净,入沸水中汆熟,切成段。

(4) 瘦猪肉入沸水中煮沸,加葱、姜、黄酒少许,文火焖至六成酥,捞起切成细丝。

(5) 鸡蛋打匀,调入少许水生粉,铁锅上加少量精制油,倒上一半蛋液,转动锅子使之摊成蛋皮饼,继续用小火加热成蛋皮起锅。按此制成两张大蛋皮,分别切成细丝。

(6) 将各细丝一一装入盆内,将调料按口味均匀浇入。食用前再加麻油拌匀即可。

要点:茭白不要太酥,摊蛋皮最好用平底锅或不粘锅。各丝宜切得细,长短基本一致。酸甜要适合孩子口味。

特色:生脆微酸,色彩纷呈,有荤有素,搭配合理,是家庭较为理想的菜肴之一。

3. 水果奶汁鲈鱼

主料:鲈鱼 1 条(约 500 克),梨 150 克,苹果、青豌豆、鲜山楂各 50 克。

辅料:生粉 100 克,鸡蛋 1 只,淡奶 20 克,糖 25 克,盐 2 克,胡椒粉少许,白醋 20 克,番茄酱 50 克,油 50 克。

制法:

(1) 鱼洗杀好后,在鱼身两面剞上斜刀片,然后洒些盐、少许胡椒粉。

(2) 鸡蛋打匀,将鱼放入拖上蛋液,再放入干生粉中拍上粉,然后放到热油中炸成金黄色取出装盘。

(3) 苹果和梨削皮后切丁,山楂洗净后去核并瓣成两半,青豌豆入沸水用旺火煮熟,捞入冷开水中急冷后沥干备用。

（4）另取锅入油，放入番茄酱，待炒出红油时再放入水及水果、山楂等，待熟后再加糖、盐，然后加入白醋、淡奶，用水生粉勾芡后加入少许热油，将汁浇在鱼身上即成。

要点：鱼要炸脆。

特点：糖醋味配入水果，使甜酸中带果香，且有助味作用，奶汁、糖醋结合使色泽更柔和，味更香醇，是一种新的调味品。

4. 什锦山药八宝鸭

主料：光鸭1只（约重1 500克），栗子10只，白果15只，通心莲20粒，花生仁50克，水发香菇5只，瘦猪肉50克，糯米250克，新鲜山药500克。

辅料：香葱15克，八角茴香2颗。黄酒、酱油、白糖、味精各适量。

制法：

（1）鸭去内脏洗净。糯米淘净、沥干。栗子、白果去壳，连同花生仁用沸水泡后去衣，鸭肫、瘦猪肉、香菇各切丁，与莲心、花生仁、糯米共八样加酱油、糖、葱末、味精拌匀，纳鸭肚中，用棉线将开肚处缝合。

（2）鸭置烧锅中，加清水及酱油、茴香，用旺火煮沸，烹黄酒，改用中火煮沸半小时，然后加入大块新鲜山药，用大火再煮半小时后，用小火焖熟，然后加糖、味精即成。

要点：糯米不要多，连其他七物约占鸭肚1/2为度。煮时水要浸没鸭身，沸后不能用文火。酱油加少量即可。煮沸1小时后剩汤不多，汁稠味鲜咸。

特色：此为家庭名菜，不仅可合家享受，而且可招待宾客。此肴烹后室内香气四溢，诱人食欲。鸭肉香酥滑嫩，八宝饭糯软可口，内含品种丰富，口味各异，满口生香，山药酥软，有健脾、补肺肾之功效。

5. 芦笋白煮蛋盖浇饭

主料：芦笋750克，鸡蛋3个，米饭300克。

辅料：精制油适量，盐和味精少许，淀粉20克。

制法：

（1）将芦笋掰成1寸长的小段，较老的部分可用刀削皮后再掰。芦笋的皮不要弃去，洗净后可以熬水当茶喝，有清热排毒之功效。

（2）将新鲜鸡蛋大头处用针打一小孔，然后放入已沸腾的开水中煮5分钟，用冷水冷却后去壳待用。

（3）起油锅，将芦笋放入油锅翻炒片刻，然后加小半碗冷水，加盖焖煮至香气外溢时，去盖后加适量盐和味精并勾芡即成。

（4）将适量米饭装入浅盆内，将一个鸡蛋和1/3芦笋浇在饭上，吃时将蛋黄与米饭拌匀后食用。

特点：此盖浇饭是从德国友人处学得，制作方法简单，但营养丰富，口味极佳。饭后可以饮芦笋外皮熬的水喝。

五、冬季菜谱

1. 肉糜洋葱西红柿

主料：猪瘦肉 50 克，西红柿 150 克，洋葱头 15 克。

辅料：植物油 25 克，酱油、料酒、精盐、白糖、干淀粉各适量。

制法：

（1）将洗净猪肉剁成肉糜，放入碗内入锅蒸熟；西红柿去蒂洗净，切成小指宽的圆形片，两面撒上干淀粉放在盘内。

（2）将炒锅烧热放油，逐片放入粘匀干粉的西红柿，两面煎成金黄色后盛入盘内。

（3）在炒锅内加少许底油，将切成细丝的洋葱放入煸熟煸香，再放入煎好的西红柿片，把熟肉糜均匀洒在西红柿片上，略加一点清水，加盖用小火焖至香气四溢时揭盖，再将肉糜碗内所剩的汤汁倒入锅内，并将西红柿片碾成泥，加入少许酱油、料酒、精盐和适量白糖混匀后盛入盘内即成。

特点：酸甜鲜香，含有丰富的蛋白质、脂肪、钙、铁及维生素 A、维生素 B_1、维生素 C 和尼克酸等多种营养素。

2. 红烧荤素肉丸

主料：猪腿肉 300 克，土豆 100 克，胡萝卜 100 克，鸡蛋 50 克。

辅料：植物油 750 克（实耗 80 克），干淀粉 25 克，料酒 15 克，酱油、精盐、白糖及葱姜各适量。

制法：

（1）将肉洗净后剁成肉糜，放入盛器中备用。

（2）将洗净的整只土豆及一根胡萝卜放入锅内加冷水煮熟，去皮后用刀或勺子将其压成泥状，各取出 100 克加入肉糜盛器中，加鸡蛋、盐、葱姜末后用筷子朝一个方向拌匀，再加干淀粉拌匀，做成乒乓球大小的肉丸子。

（3）将炒锅烧热，加入大量油，待油温至 4～5 成热时，将肉丸下油锅炸至定型后，用漏勺捞出放入另一烧锅内备用。

（4）在装有肉丸的烧锅内加适量酱油和水，先用大火烧开，然后用小火焖煮 25 分钟，再转旺火，待汤汁少时加白糖少许，再用水淀粉勾芡，淋少量熟油，即可装碗。

特点：此菜红煨味，荤素合一，鲜咸软酥，很适合有挑食偏食不良习惯的孩子食用，含有丰富的蛋白质、脂肪、钙、铁及维生素 C、尼克酸、胡萝卜素等多种营养素。

3. 彩丝肝膏

主料：猪肝 125 克，鸡蛋 2 只，胡萝卜 50 克，青椒 25 克，鲜香菇 25 克，洋葱 25 克，肉末 15 克。

辅料：油 15 克，葱姜水 80 克，黄酒、盐适量，水淀粉 50 克，清肉汤 125 克。

制法：

（1）除去猪肝筋膜，洗净后用刀排斩成极细的茸浆（或用绞肉机绞两遍），放入盛器，加葱姜水 80 克，搅拌后用网筛过滤除去肝渣，留下肝浆备用。

（2）将鸡蛋去壳，倒入肝浆内搅匀后将盐、水淀粉、黄酒、清肉汤倒入肝浆，打匀后将肝浆倒入涂过猪油的盆子中，放入沸水锅内蒸 15 分钟，蒸至肝浆结膏时出锅。稍冷后用熟刀切开盛入盆中。

（3）胡萝卜、青椒、鲜香菇、洋葱洗净后均切成细丝。

（4）炒锅烧热，加入油 15 克，将姜末煸炒至香，并煸软煸透洋葱，然后倒入肉末、黄酒，稍炒之后加入胡萝卜丝、香菇丝、青椒丝，炒至三丝断生时，加少量水焖煮片刻，待香气溢出时，开盖加盐，转旺火用水淀粉勾芡，出锅后直接盖在肝膏上。

注意：

（1）制猪肝膏时，葱姜水、鸡蛋、水淀粉、清肉汤与猪肝浆的比例要合理；

（2）蒸猪肝膏时，火力不宜太猛，也不可多蒸，一结膏就应出锅。

特点：猪肝膏极嫩，入口即化，又配适量蔬菜，色艳味好，特别适合 2 岁左右幼儿食用。本肴为富含特殊营养素菜肴，营养价值高，有机铁含量高，易被幼儿吸收，又富含蛋白质、脂肪、钙、磷及维生素 A、维生素 B_1、维生素 B_2、维生素 B_{12} 和尼克酸等多种营养素。

4. 五彩虾仁

主料：虾仁 250 克，豌豆、胡萝卜丁、土豆丁、冬笋丁、鲜香菇丁各 25 克，鸡蛋 1 只。

辅料：植物油 300 克（实耗 30 克），香油 6 克，精盐 3 克，料酒 5 克，淀粉 15 克，葱姜各少许。

制法：

（1）将虾仁洗净，用洁布吸干水分（或用双手挤出水分），放入碗内，加入精盐拌匀，再加蛋清，拌匀上劲，最后加入干淀粉拌匀备用。

（2）炒锅烧热，放油烧至四成热，下入虾仁滑散，捞出沥油备用。

（3）原锅留油少许，下入葱段及姜片炝锅后弃去，将豌豆、胡萝卜丁、冬笋丁、香菇丁放入锅内煸炒，再加入少许水后加盖焖煮，至菜香外溢后揭盖，再放入蛋、盐、料酒，用湿淀粉勾芡，倒入虾仁，淋入香油装盘即成。

注意：虾仁上浆前水分要挤干，上浆拌出黏性再加淀粉拌匀，这样滑出的虾仁才粒粒整齐。

特点：此肴色泽鲜艳，味道鲜美，食物多样，营养全面，能引起幼儿兴趣与食欲。含有丰富的蛋白质、钙、磷、铁、维生素等，适合幼儿营养需求。

5. 红烩牛肉膏

主料：牛肉 300 克，猪肉 100 克，鸡蛋 2 只，洋葱 100 克。

辅料：植物油 30 克，酱油 5 克，精盐 3 克，砂糖 25 克，番茄酱 25 克，水淀粉 30 克，葱姜水 15 克，鲜汤 60 克，黄酒 5 克。

制法：

（1）将牛肉、猪肉洗净,除去筋膜,斩成肉酱。加盐、鸡蛋、葱姜水、黄酒、水淀粉,用筷子朝一个方向拌匀,待拌出黏性后,将肉糜放进涂过油的盘子里,用手抹平后直接放入沸水锅蒸25分钟,待冷却后取出切成小块。

（2）炒锅烧热,倒入植物油,将切成细丝的洋葱煸透煸软,加少许水后加盖焖煮至香气外溢,揭盖加入番茄酱,待熬出红油时加鲜汤、砂糖、精盐、酱油、肉酱,大火烧开后,转小火焖烧15分钟,用漏勺捞出装盆。余下汁水用大火煮得稠浓,浇在肉膏上即成。

注意：牛肉膏蒸熟后,要冷却透了才能切成小块,否则易碎。

特点：此肴色泽红亮,口味咸甜鲜美。牛肉膏极嫩,适合幼儿食用。牛肉含蛋白质高,是小儿生长发育所必需的营养品之一。洋葱能健胃杀菌,可提高幼儿抗病能力。

思考题

1. 婴儿辅食的要求有哪些？

2. 婴儿辅食的类型有哪些？ 正确添加顺序是什么？

3. 蔬菜、豆类、肉类、水果辅食的加工要求是什么？

4. 辅食的食料选择要注意什么？

5. 米粉喂食要点有哪些？

6. 蔬菜汁添加时要注意什么？ 可以选择哪些蔬菜？

7. 制作菜泥的原料有哪些蔬菜？

8. 蛋类辅食的添加要点是什么？

9. 制作高质量菜粥的基本原则是什么？

10. 添加高质量菜粥或烂面条的意义是什么？

11. 吃高质量菜粥的注意点有哪些？

12. 各月龄婴幼儿奶类、粮食、蔬菜、水果和荤菜的供应量如何变化？

13. 婴幼儿一日食谱的设计要求是什么？

14. 小儿春季饮食要注意什么？

15. 小儿夏季饮食要注意什么？

16. 小儿秋季饮食要注意什么？

17. 小儿冬季饮食要注意什么？

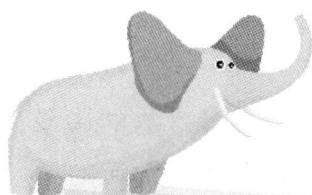

第七章
家庭膳食管理

★ **学习要点**：

1. 掌握家庭膳食管理方法；
2. 掌握与孩子沟通的语言技巧；
3. 掌握良好饮食习惯的表现及其培养方法；
4. 掌握矫正婴儿挑食偏食的对策；
5. 掌握文明用餐的意义及其培养方法。

第一节　家庭膳食管理的方法

一、人性化管理

从营养学的角度来看,家庭膳食管理要围绕3件事:膳食的营养质量、营养行为(膳食行为与文明用餐),以及家庭和社会的营养环境(营养氛围)。家庭要掌握有关知识与相应技能。目前许多家庭仅仅关注孩子的膳食质量,这是远不够的。孩子的不良膳食习惯,如挑食偏食会破坏餐桌上平衡膳食的合理结构。营养环境,如电视和各种媒体的食品宣传广告(软饮料、洋快餐、休闲食品等),严重地扰乱和诱惑孩子的食品选择。家庭传统的饮食偏爱和不合理管理方法对孩子养成不健康的饮食习惯有重要影响,对孩子健康的影响更大。

为了科学地喂养孩子,每个家庭都应学会人性化的方法来规范孩子的膳食行为。此项工作应从小开始。俗话说:三岁看大,七岁看老。孔子讲:少成若天性,习惯成自然。表明少时养成的好习惯一生受益。在行为管理上要采取人性化的喂养方法。注意经常与孩子有目光的交流、语言的表扬、肌肤的抚触、细心加耐心的喂养和指导,以及必要时的示范,并且要尊重孩子的饥饱信号,不要求孩子吃完碗里的所有食物。让孩子在进食的过程中,有爱的关怀、交流、沟通和鼓励。亲子互动、感情交流,才能真正做到让孩子在生理上、心理上健康成长,养成健全的人格,以及良好的人际关系。具体操作宜注意以下几方面。

1. 家庭要达成共识

喂养者应经常和家庭中的其他人员一起商讨如何来喂养孩子,科学育儿知识是家庭在喂养孩子方面达成共识的基础,应避免不同的喂养主张来干涉孩子良好饮食习惯的建立,家庭的不一致意见,会使孩子钻空子,使好的建议无法实施。

2. 要尊重孩子的个性

要充分估计和正确认识孩子在进食行为中表现出的个性,如接受与适应新食物的快慢程度、口味的选择,以及对食物的喜爱等,要采取相应的细致措施,不能生搬硬套别人的经验用在自己孩子身上。要尊重孩子的饥饱信号,不能强制性喂食。用餐前家长要提前告知孩子,让孩子有个心理准备。经常给孩子介绍一些食物的简单营养知识,让孩子自觉爱好这些食物。要让孩子主动参与,例如一起去菜场挑选食品。孩子有了自主权,吃饭的积极性会更高。

3. 宜采取表扬鼓励与提要求相结合的方法

在肯定孩子优点的前提下,对孩子提出合理的要求,常能够取得事半功倍的效果。采取表扬鼓励与提要求相结合的方法,既可调动孩子的积极性,又可规范孩子的行为,充分体现在现代家庭中的平等思想。孩子虽小也是人,要尊重他的权利。父母要用好言好语提出要求,把一些好的饮食行为变成孩子自己愿意做的事情。例如有些孩子喜欢吃饭时走来走去,家长可以对他们说:"你是好宝宝,吃饭的时候不能到处走。"如果父母只采取单纯表扬方法,而不对孩子提出正确行为的要求,也是无效的。

4. 掌握有效的对策

当发现孩子有不良饮食习惯时,可以采用多种方法来纠正。在不改变食物内容的前提下,可采用不同的烹调方法,改变菜肴的味道,以及选择合适的时间,让孩子重新接受。千万不要采取强迫或哄骗的方法。任何打骂、威胁的手段都是不可取的,但也不能听之任之,认为孩子长大了会自然而然地纠正。孩子的不良饮食习惯主要表现在不爱吃某些健康食品,如蔬菜、鸡蛋或牛奶等,以及嗜好某些不健康食品,如油炸食品、洋快餐、充气饮料或休闲食品等。父母应该学会矫正不良习惯的必要技能,才能有效地帮助孩子。

5. 父母要以身作则

家长常常是孩子最好的老师。孩子到了2~3岁后,已有一定的自我意识,如果父母能够以身作则带头吃各种食物,孩子就会以父母为榜样吃多样化的食品。如果孩子偶然出现对某些食品不接受的现象,父母千万不能采取语言来强化。我们常常听到有些家长经常不分场合地说:"我的孩子这也不吃那也不吃。"这样,非但无助于纠正孩子的坏习惯,而且由于暗示性的语言,会给孩子在心理上贴上标签,强化孩子挑食偏食的习惯。

二、掌握与孩子沟通的语言艺术

与孩子说话要有艺术,方能达到沟通之目的。婴儿5个月时就能对父母不同的声调作出相应的反应。1岁以后的孩子已经能够说简单的话,在理解能力方面也有较大的进步,正是与孩子交流沟通的好时机。与孩子沟通实际上是一种早期的教育,因此沟通的目的就是培养孩子良好的生活习惯,包括饮食习惯、卫生习惯、生活作息习惯,也涉及到孩子的礼貌、与人交往等方面。语言的沟通是众多沟通手段中重要的一种,应与目光交流、亲切笑容、肌肤抚触、细致耐心等人性化管理方法紧密结合起来。在这里主要介绍如何运用合理的语言来营造家庭和谐的营养氛围,促使孩子养成良好的饮食习惯,以利于孩子健康成长。在方法上需注意以下几方面。

1. 与孩子说话要慢,口齿清楚,声调温和亲切

要根据孩子的年龄,用他们能理解的语言来沟通。说话要简单明确,一句话或一件事可以多次重复,一定要让孩子明白大人的意思和要求。例如妈妈说:"宝宝要喝奶,喝奶又长牙,又长个子。"又如:"宝宝要吃鱼,鱼有营养。"妈妈说话一定要有自信。当孩子做得很好时,一定要多用鼓励性的语言。夸孩子是任何时候都要提倡的,以便让好习惯巩固下来。

2. 经常夸孩子是妈妈手中的法宝

夸孩子与向孩子提要求是一件事的两个方面,缺一不可。当孩子拒绝吃某一食品,如青菜时,妈妈不要着急。一边要求孩子再尝尝,如果孩子能吃一点就要夸孩子,说:"宝宝真乖,吃青菜宝宝身体棒,大便好。"记住不能要求孩子一次就解决吃青菜的问题。做法上要注意:第一次可少一点,尝尝就可以了,以后逐渐多一点。如果孩子还是不吃,妈妈也不要采用严厉的办法去批评孩子,而是说:"没关系,妈妈明天把青菜和肉包在馄饨里,很好吃,宝宝一定会喜欢的。"妈妈不要从反面去总结孩子的问题,并经常在家里讲或在公共场合对其他人讲,例如:"我们宝宝不爱吃青菜","我们宝宝不爱吃萝卜"等等。这样会给孩子贴上坏习惯的标签,就不利于矫正。

3. 就餐时妈妈不宜问孩子要吃什么

这样提问其实是在暗示孩子不要吃其中的一些食品。妈妈可以根据具体情况,恰当地对孩子提出合理建议。例如妈妈比较明智的做法是同时提出两个建议,让孩子从中选一。如孩子不爱吃蔬菜,家长可以问:"宝宝你喜欢先吃土豆,还是番茄?"孩子就会从中选择。有时正面的鼓励,加上妈妈的示范也很重要。妈妈一边吃胡萝卜,一边说:"哇,胡萝卜味道很香,很好吃。"妈妈的笑容和亲切的语言,会感染孩子想吃的情绪。

4. 不要用命令性或禁止性的语言来管理孩子

不能简单的要求孩子要做什么、不要做什么。例如,宝宝边吃饭边玩的时候,妈妈不要说"吃饭不能玩",而是说"宝宝现在吃饭,吃完饭可以玩"。如果妈妈认为孩子不该做一件事,应该用孩子听得懂的话来说,例如,孩子睡觉前要吃糖果,妈妈要告诉孩子:"宝宝睡觉前吃糖,虫子就会咬宝宝的牙齿,牙齿变成虫牙,牙好痛哟。"

5. 采用问答方式与孩子沟通

2岁左右的孩子就会提问题。家长可以问孩子:"为什么宝宝要吃牛奶呢?宝宝为什么要吃胡萝卜?"妈妈要用最简单的话来回答,"喝了牛奶长得高高的",或"喝了牛奶牙齿长得

棒"，"宝宝吃了胡萝卜，就有好多维生素来保护宝宝不咳嗽"。妈妈采用提问的方式与孩子沟通，可以增加孩子的兴趣，也可促使孩子养成爱提问题的习惯。家长应对孩子提出的问题认真回答，万一一时答不上来，可以告诉宝宝，宝宝的问题提得太好，妈妈要查一下书再回答，千万不可随便答，也不可以忘记答。妈妈也要倾听孩子的说话，要作出恰当的反应，要做到互动，这样就会增加孩子的兴趣。

6. 不要用话恐吓孩子

恐吓只会引起孩子胆怯，失去自信，使孩子就餐情绪低落。如孩子吃饭特别慢，妈妈说："快点吃，不吃就把你关到黑房子里。"或说："快点吃，再这样慢，就不带你去公园玩。"这样说的效果并不好。有些孩子会流泪，直接影响到孩子的消化功能。有时恐吓会起到一时效果，孩子这次把不爱吃的食物吃了，下次却又不吃，并把不愉快情绪与食物联系起来，在孩子心理上留下阴影。交流一定要注意尊重孩子的个性，有真情流露，语言亲切友善。为了营造家庭用餐的愉快氛围，保证孩子愉快的就餐情绪，家长遇到问题要采取冷处理的方法，如对吃饭经常超过半个小时的孩子，可以讲："这顿饭吃的时间太长，饭冷了，宝宝吃下去会不舒服，就不吃了。"此种情况经常发生时，家长不要发脾气，批评训斥孩子。好的做法是：一方面坚决不提供任何零食（除温开水外），直至下一餐；另一方面及时去看医生，以改善孩子的消化功能，并且注意提高家庭烹饪的技能。

7. 妈妈与孩子沟通时要有耐心

孩子养成不好的饮食习惯，如不爱吃绿叶蔬菜，有时会很难改。有个孩子虽然每次都吃一点，但很少，很勉强。妈妈见孩子进步不大，心里就着急，批评孩子说："妈妈已经对你说了许多次，吃蔬菜，宝宝身体好，你一点也不听话。"孩子见妈妈批评他，就不高兴，一边流泪，一边把菜含在嘴里。其实，妈妈可以换一种说法，如："宝宝这几天都吃菜，妈妈很开心，明天妈妈再给你做一个更好吃的蔬菜，你要多吃一点。"孩子听到妈妈表扬他，心里很高兴。在宽松的环境里，孩子会有更多的自信，既有利于养成好习惯，也有利于改正坏习惯。

总之，语言沟通的关键是能真正传递爱。如果一味顺应孩子不合理的要求，是宠不是爱；如果强迫孩子吃健康食品，不尊重孩子个性，也不是爱。简单粗暴的语言，是家长无能的表现。运用正确的语言，给孩子营造一个轻松愉快的营养氛围。让孩子在宽松的环境里，学习好习惯、改正不良习惯，在亲子互动中，传递爱的信息，感受爱的温暖，健康成长。

三、创造良好的进餐环境

为了孩子的健康，要营造适合不同孩子的家庭进餐环境。进餐环境对孩子摄取食物有促进作用。对有不同饮食习惯的孩子，环境应有不同的布置。饮食正常的孩子，应该采取有吸引力的布置，以营造一种温馨的饮食氛围；对于拒绝或摄取少量食物的孩子，进食环境应该选择无视觉、听觉干扰的环境。孩子要有固定的位置、桌椅和专用餐具，这样可以养成良好的条件反射，孩子坐在固定的位子上，体内的消化系统就开始工作，并且专用餐具可以了解孩子的进食量,以便掌握孩子的食欲情况,避免多吃或少吃。

进餐时要采取安全、平衡和舒适的姿势,确保孩子吃饭的动作协调和注意力集中。进食时要用语言鼓励孩子,孩子吃得好时要及时表扬。可以帮助孩子做一点清洁工作,如擦擦嘴,或做一点指导,让孩子在轻松愉快的气氛中进食。千万不能采取强迫、哄骗、威胁、训斥等不合理喂养手段。吃饭时不能边看电视边吃饭,不能下地到处走,不能吃一会玩一会,更不能由他人喂着吃。

在控制进餐时间上,一般每餐需要 20～30 分钟。注意在进餐前 1～1.5 小时不要给孩子提供任何零食,以保证孩子的正常食欲。如果孩子胃口不好、吃饭慢,半小时后撤去食物,注意千万不要强迫孩子吃,打骂孩子更是错上加错。孩子没有胃口时应该去看医生。吃饭是一件愉快的事情,要采取人性化的喂养方法,要有爱的交流和沟通。

第二节　培养孩子的良好饮食习惯

一、如何从小培养良好饮食习惯

孩子的摄食行为是出生后就有的,但是良好的摄食行为并不是天生的,需要从小培养和建立。家庭在喂养孩子的无数实践中,需要规范孩子的摄食行为,让孩子在家庭的表扬和鼓励中,逐步纠正不良习惯,积累和固化良好的饮食行为,并在不知不觉中演变为自己的饮食习惯。帮助孩子从小建立良好的饮食习惯,是保证孩子正常生长发育和身心健康的基础。孩子一旦养成了不良的饮食习惯,就会直接影响到摄取合理营养,其不良作用甚至会影响到孩子一生的健康,父母千万不能掉以轻心。

1 岁以后是培养良好饮食习惯的关键时期。家长,尤其是具体喂养者,对幼儿的摄食行为有着直接的影响。喂养者应经常和家庭中的其他人员一起商讨如何来喂养孩子,科学育儿知识是家庭在喂养孩子方面达成共识的基础,应避免不同的喂养主张来干涉孩子良好饮食习惯的建立。要充分估计孩子在进食行为中表现出的个性,每个孩子接受和适应新食物的快慢程度不同,同一个孩子接受不同新食物的快慢程度也不同。当发现孩子有不良饮食习惯时,应采用多种方法来纠正,在不改变食物内容的前提下,可采用不同的烹调方法改变口味,以及换一个时间、场合,让孩子重新接受。千万不要采取打骂、强迫或哄骗、威胁的方式,但也不能听之任之,认为孩子长大了会自然而然地纠正。

在培养孩子良好饮食习惯时,宜采取表扬与鼓励的方法,在肯定孩子优点的前提下,指出尚存在的不足之处,常常能够取得事半功倍的效果。孩子到了 2～3 岁后,已有一定的自我意识,家庭人员常常是孩子最好的老师,父母以身作则带头吃各种食物,常可收到满意效果。如孩子偶然出现对某些食品不接受的现象,父母千万不能采取语言来强化。这样非但无助于纠正孩子的坏习惯,反而会由于暗示性的语言而使孩子更自觉地坚持这种习惯。

总之，年轻父母需要认真学习科学育儿的知识，懂得组织家庭平衡膳食的基本原则与方法，学会从小规范孩子的摄食行为，掌握纠正孩子不良饮食行为的具体对策。父母的以身作则，以及家庭一致的喂养方针，是帮助孩子建立良好饮食习惯的最佳基础。

二、良好饮食习惯的"七要"、"七不要"

饮食习惯关系到儿童健康，应引起父母足够重视。有些父母过于溺爱孩子，长期无原则顺应孩子们不合理的饮食要求，这是养成孩子们挑食偏食的一个重要原因。父母应该从小就对孩子的饮食行为给予指导，告诉孩子应该吃什么，不应该多吃什么，并要告诫孩子学会控制自己不健康的饮食欲望，逐步确立良好饮食行为。所谓良好饮食习惯，是指该饮食习惯能把平衡膳食的4条基本原则，即食物多样化、均衡性、适量和个体化原则，全面贯彻落实到日常的饮食行为中去，并使这种饮食行为演变为自己的习惯。凡符合上述4条原则的饮食行为均可称为良好饮食习惯，反之则称为不良饮食习惯。为了便于家长和孩子记忆，现将良好饮食习惯归纳为"七要"、"七不要"介绍如下。

1. **要吃多样化食物，不要挑食、偏食**

世上无任何一种食物可提供人体所需的全部营养素，因此必须吃多样化食物，任何挑食、偏食都会妨碍我们获得全面营养。若有些孩子仅仅对个别食物有所挑剔，家长可从同一食品组选择其他食物替代，但严重的挑食、偏食，如不吃荤菜或蔬菜等，则必须予以纠正。每天菜谱应包括5个营养性食品组的食物，缺一不可。

2. **要均衡地吃各类食品，不要爱吃的多吃，不爱吃的少吃**

不同食物具有不同的营养成分，机体对各类营养成分都有一个量的要求，摄入多了或少了都不行。如果我们爱吃的多吃，不爱吃的少吃，虽然表面上食物种类也很丰富，但从营养素的量来看就会发生偏差，破坏了营养素的平衡。应按比例地摄入各组食物，并注意同组食物之间的搭配，如粗细粮搭配、深色与浅色蔬菜搭配、鱼禽肉类的搭配等。

3. **要按时用餐，不要在餐间多吃零食**

一日三餐是我们摄入营养的主渠道，这符合人体消化系统的生理特点。若餐间多吃零食就会影响正餐时摄入食物的数量。孩子下午放学以后可以吃一些点心，但数量不宜太多。

4. **要三餐饥饱适度，不要不吃或少吃早餐和午餐而多吃晚餐**

一日三餐总热能应为早餐和晚餐各占30％，午餐占40％。不吃或少吃早餐会影响身体健康，降低体力和影响大脑的正常活动。如果午餐马马虎虎吃一点，晚餐就会进食过度。此外，节假日和家庭宴会都应适度进食，不要大吃大喝，更不要狼吞虎咽，否则会损害胃肠道正常消化功能，甚至造成呕吐或消化不良。

5. **要吃清淡饮食，不要嗜好油炸食品、糖果、冰激凌及含糖饮料等高能量食品**

儿童一天总热能有一半以上应来自粮食，约1/6来自蛋白质，从油脂中获得热能只应占

1/4。若过多摄入重油食品或糖,不仅会使热能摄入过高,还会使儿童发生高血压、高血脂、肥胖、冠心病等现代文明病的危险性大大增加,且由于过于甜腻而难以消化,又因缺乏膳食纤维而影响消化功能,引起消化道疾病,如便秘、胃炎等。

6. 要选择适合自己体质的食物,不要单凭口味挑选食物

食物可以养人也可伤人,譬如脾胃虚寒儿童贪吃生冷食品常会引起肠胃不适或腹泻,内热较重的儿童嗜好油炸食品或吃羊肉火锅常会引起口舌溃疡或大便干结。这是因为食物属性与儿童体质不相符合。家长应熟知食物的温凉属性,提供与孩子体质相一致的食物,同时还要根据季节变换调整食物。

7. 要文明用餐,不要在用餐时看电视、看书、玩耍或大声交谈

就餐环境要安静,培养细嚼慢咽的习惯。轻松舒缓的音乐有利于使人保持愉快的情绪。父母可在餐桌上结合菜肴讲些能促进儿童食欲的话,或介绍营养知识。餐桌并不全是纠正儿童不良饮食习惯的场所,应加强平时的教育,不要在就餐时训斥孩子。

三、帮助宝宝学会选择健康科学的食物

喜欢吃健康食品需要从小培养与引导。这件事关系到宝宝一生的健康,家庭要充分重视才行。可以按以下建议做。

(1)首先要让宝宝知道,饮食的口味绝对不能取代食物的营养价值。要告诉宝宝,好吃的食物不一定就是有营养的。一些含糖及脂肪高的食品,虽然好吃好闻,但对健康不利,多吃会长胖,血脂也会出问题,是所谓的垃圾食品。要启发宝宝丰富自己的口味感觉,蔬菜水果也是非常美味的食品,要学会品尝。父母要担负起对孩子引导的作用。

(2)不要用食品奖励宝宝,尤其不要奖励糖果、巧克力或奶油蛋糕,也不要用外出吃洋快餐来奖励。一些宝宝不爱吃蔬菜,有的父母答应宝宝吃完蔬菜后给他吃糖,这种做法使宝宝误认为菜是不好吃的,糖是好吃的。应该鼓励宝宝在正常就餐时间进食,或者是感到饥饿时才进食,逐渐培养他们的自控能力,自觉抵制外界的诱惑。

(3)当电视中播放食品广告时,可以让他走开,或者告诉他这些食品对健康没有好处,让宝宝对不健康食品有一道心理防线。

(4)家庭要多购买健康的蔬菜和水果,要讲究烹调技巧,做出美味可口的蔬菜。在家里让宝宝可以随手取到新鲜的水果和可生吃的蔬菜,要鼓励宝宝饥饿的时候吃这些食品。父母要对宝宝的良好饮食习惯给予一定的鼓励,对不良习惯也要耐心帮助宝宝克服。

(5)父母的以身作则是宝宝养成良好习惯的榜样。父母首先要克服自身不良嗜好,改变经常购买不健康食品的习惯。父母在发表对食品的意见时要谨慎,避免宝宝的误解,譬如说胡萝卜味道不好吃,或者说菜太老很难吃。

总之,让宝宝学会选择健康食品,可以减少超重和肥胖的发生,对他们的健康成长有很好的作用。

四、宝宝厌食怎么办

宝宝不吃饭的原因众多,除了疾病外,喂养不当、不良饮食习惯及营养不平衡是目前多数宝宝厌食的主要原因。其实这三者之间存在因果联系,喂养不当常可养成宝宝的不良饮食习惯,而挑食偏食的不良饮食习惯又可引起营养摄入的不平衡,其结果均可导致厌食,而厌食又加重了营养的失衡及喂养的困难,如此恶性循环,会严重损害宝宝的健康。因此,简单地请医生采取开胃治疗常常得不到满意的结果。一个综合的干预措施,包括建立科学喂养方法、培养良好饮食习惯以及纠正目前营养不平衡状况,才是行之有效的。父母应该与医生密切配合,才能真正落实该项综合干预措施的实施。

凡符合上述原因的厌食宝宝可去医院营养专科或宝宝保健专科,请医生诊治。医生的任务是通过膳食史的询问、必要的体格检查与化验,弄清宝宝目前的营养状况。可采取"缺啥补啥"的基本原则,适当补充营养。对肠胃功能较差的宝宝可以选择适合的中药或成药来调理。医生要掌握"不缺不补",即使要补充也要注意间断性及小剂量。父母不要以为这些营养剂是补药,可以天天吃。要知道,是药都会有不良反应,有的甚至会中毒。故父母不要自作主张上市场购买此类药品,应在医生指导下服用才是安全有效的。

厌食宝宝的父母除了要安排好宝宝吃药外,还要做好以下两件事。

一是纠正宝宝不良饮食习惯。父母首先要懂得科学喂养,不过分宠爱与放任宝宝,也不要强迫宝宝进食。要摒弃所谓的硬塞法、软法、硬法及软硬兼施法等不科学喂养方法。掌握克服宝宝挑食偏食的对策,避免不分场合讲述自己宝宝"不吃这不吃那",不给宝宝任何不良的心理暗示;家庭人员在喂养上要意见一致,要经常鼓励和表扬孩子,并应以身作则,吃多样化食物,成为宝宝的榜样。要控制宝宝吃糖果、饮料、巧克力等甜食的总量,少吃油炸的、油腻的食品,包括洋快餐。在治疗期间,最好少吃或不吃零食。

二是要在烹饪方面下功夫。父母要使菜肴口味尽量迎合厌食宝宝喜欢的口味,如糖醋味、茄汁味、红烧味。菜谱要经常翻新,提供饭菜数量要先少盛后再添。有条件的家庭可在餐前20分钟向宝宝提供营养丰富的各式浓汤,如鲫鱼汤、黑鱼汤、牛肉汤、猪肉汤、鸡汤、鸽子汤等,以补充营养和增加食欲,但量不宜过多,汤的种类要经常更换。

第三节 纠正挑食偏食的对策

不良饮食习惯的形成与许多因素有关,大致包括:家庭管理策略与方法不合理,喂养不当,摄食行为偏离,食物种类偏差,缺乏有效对策,缺乏科学育儿和家庭平衡膳食基本知识等等。不良的饮食行为主要可分为两大类:一类是不爱吃健康食品,另一类是嗜好吃不健康的食品。家长要懂得矫正不良饮食行为的管理策略,并且掌握每一种不良行为的具体对策。下面详细介绍针对不爱吃健康食品,以及爱吃不健康食品的对策,它是许许多多对策中的一些例子,每一个家庭可以结合自己孩子的个性特点,寻找适合的解决办法。

一、宝宝不爱吃荤菜怎么办

不爱吃荤菜的宝宝大致有3种原因:一是食欲差,一见油腻的菜肴就反胃;二是嫌猪肉、牛肉咬不烂而塞牙;三是受家庭的影响。因此,在具体操作上,应对宝宝的具体表现采取相应的措施。

1. 要改善宝宝的肠胃功能

食欲不好的宝宝可以去看中西医,在医生指导下适当地服用中成药或汤药来改善宝宝的肠胃功能。也可以适量补充B族维生素或锌制剂等。不要自己去商店买药给宝宝吃,服错药或过量服用,对宝宝不仅无益反而可能有害。一些药食同源的食品对改善肠胃功能也有一定效果,如新鲜山药、米仁、白扁豆、红枣等。

2. 要改变肉类的加工方法,使肉质鲜嫩可口

肉类加工时合理的上浆,可以使肉的质地变得鲜嫩,宝宝就不会嫌肉老塞牙;肉糜蒸蛋羹、荤素肉丸(胡萝卜土豆泥加肉糜)、红烧肉烧好后再隔水蒸一个多小时,这些方法都可以让肉类变得更容易进食。

3. 提高荤菜的香味

加工荤菜时,要注意不要太油腻,肉汤要撇去浮油,肥肉不要入菜,加工时要用葱、姜、料酒去腥。炒菜时加入蒜泥或蒜末,不仅增加菜肴香味,而且还能促进食欲。洋葱煸炒后加入荤菜也有类似效果。菜肴口味上以红烧、茄汁、糖醋等浓味菜肴较受宝宝喜欢。

4. 提供荤素搭配的菜肴

如毛豆胡萝卜炒肉丝、青菜肉片汤等,并且不断变换荤菜品种,如鱼、肉、禽、鳝丝、虾等,烹调上注意色、香、味、形俱全,提高宝宝对这些菜肴的兴趣。菜肉馄饨或饺子,萝卜或土豆煨肉,牛肉先煮烂再加胡萝卜、土豆、卷心菜和番茄酱做成罗宋汤,都是荤素合一加工方法的好例子。

5. 父母要以身作则带头吃多样化食品(包括荤菜)

有些父母自己就挑食、偏食,而且经常发表一些不爱吃的理由,或者在餐桌上无意识地评论菜肴的口味不佳,常常会潜移默化地影响宝宝对菜肴的取舍。父母带头,以及对宝宝的鼓励与表扬,是宝宝养成良好饮食习惯的强大动力。

二、宝宝不爱吃蔬菜怎么办

宝宝不爱吃蔬菜一般都有原因。有的是由于蔬菜本身的问题,如菜太老宝宝咬不碎,或菜有怪味;或菜不如肉香,口味不佳,宝宝不喜欢吃;还有的是家庭或父母的问题,如家庭

所选蔬菜品种有限，或父母自己不爱吃蔬菜，或父母无意中对某些蔬菜发表了不恰当的意见，说某某菜肴真难吃等。要解决宝宝不爱吃蔬菜的问题，必须对上述原因逐一予以排除。具体做法上可分3方面。

1. 扩大蔬菜品种

蔬菜品种繁多，像一个大家庭，它包括鲜豆类，如黄豆芽、绿豆芽、豇豆、扁豆、毛豆、豌豆等；根茎类，如土豆、胡萝卜、白萝卜、藕等；茎、叶、花类，如青菜、油菜、菠菜、菜花、花椰菜等；瓜茄类，如黄瓜、冬瓜、丝瓜、灯笼椒等。如果有的宝宝仅仅不吃1～2种蔬菜，并不足为怪，完全可以更换同类的蔬菜，如不爱吃丝瓜的可以改吃黄瓜、冬瓜等，不爱吃青菜的可以改吃荠菜、菠菜等。一般来说，每天应提供3～5种蔬菜，并注意经常更换品种。父母要有意识地让宝宝品尝四季时鲜蔬菜，不断增加蔬菜品种，这不仅培养了宝宝进食多样化食品的良好习惯，而且让宝宝从不同蔬菜中获得丰富的营养。

2. 讲究烹调方法

讲究合理的蔬菜烹调方法，对不爱吃蔬菜的宝宝来说尤其重要，合理烹调的宗旨是要保持蔬菜特有的色泽和鲜嫩生脆的特点，以吸引宝宝的喜欢。基本方法大致有以下几种：

（1）汆法：将一些蔬菜，如青菜、芹菜、藕、菠菜等洗净后，放入已煮开的水中煮数分钟，捞出后根据口味做成咸鲜味、糖醋味等。这种方法能保持蔬菜的嫩脆特点。另外，水汆过的青菜或荠菜还可以用作包馄饨或饺子的馅料，一般宝宝都可接受。

（2）荤素合一法：有些宝宝不喜欢胡萝卜的气味，可以挑选不同品种的胡萝卜来试试，同时可将胡萝卜与肉一起煮，不仅味道好，而且利于胡萝卜素的吸收。制作荤素肉丸也是个好办法，将肉糜与土豆泥、胡萝卜泥混匀后制成肉丸子，是典型的荤素合一的做法，此种肉丸质地松软香酥，并且可以做成红烧味，颇受宝宝喜欢。此外，还可将水汆过的青菜与红烧肉一起煮，萝卜与羊肉一起煮，都是好吃的菜肴。

3. 父母要以身作则

父母就餐时要以身作则，并讲解多吃蔬菜的好处，同时还应注意不要随口批评某某蔬菜不好吃，因为宝宝尚未具备独立判断的能力，父母的话常常成为他们选择菜肴的依据。父母要经常鼓励宝宝尝尝不同品种的蔬菜，对他们的良好饮食行为要予以肯定或表扬，这对纠正宝宝不良饮食习惯大有帮助。

总之，要让不爱吃蔬菜的宝宝喜欢吃蔬菜，并不是一件难事，只要父母有耐心，能针对宝宝问题所在采取合理的措施，一定会取得满意效果。

三、宝宝不爱吃鸡蛋怎么办

蛋类食品有很高的营养价值。一般父母都从小就给宝宝吃鸡蛋。但令父母烦恼的是，有的宝宝不爱吃鸡蛋，有的宝宝只吃蛋白不吃蛋黄，或只吃蛋黄不吃蛋白。父母们或对其听之任之，或强迫宝宝吃蛋，还有的父母认为只要宝宝肯吃就行，管它是蛋白还是蛋黄。其实蛋白与蛋黄的营养价值是不同的。蛋黄含有丰富的卵黄磷蛋白,是全价蛋白,消化率很高;钙、磷、铁、钾、镁等矿物质含量高于蛋白;鸡蛋的脂肪、维生素 A、维生素 D、维生素 E 和 B 族维生素绝大多数存在于蛋黄,且蛋黄中的脂肪呈液态,易被人体吸收利用;蛋黄中的卵磷脂和胆固醇含量也较高。但是蛋白也有蛋黄中没有的成分,如卵蛋白,是一种消化率很高的全价蛋白。因此,除了刚刚添加辅食的婴儿只吃蛋黄外,1 岁以后的宝宝应吃全蛋。

宝宝不吃蛋或只吃蛋白(蛋黄)的原因通常有两个:一是父母很少改变烹调方式,天天吃同样的白煮蛋,使宝宝对鸡蛋产生厌恶;二是白煮蛋的蛋黄较干且缺乏滋味,或蛋白没有味道。解决的办法是经常改变烹调方法,具体如下:

(1)鸡蛋打碎后适量加水和盐蒸成蛋羹;

(2)炒鸡蛋或煎鸡蛋夹面包;

(3)白煮蛋去壳后,在蛋白上划三四个口,与肉一起红烧,使肉汤渗到蛋黄中,增加蛋黄的味道;

(4)做虎皮蛋或茶叶蛋;

(5)炒鸡蛋加上其他配料,如西红柿、蘑菇、豌豆、银鱼或虾仁等;

(6)蛋花汤,其中可加入如紫菜虾皮、丝瓜豆腐、榨菜、鸡毛菜、番茄等都行;

(7)自制牛奶鸡蛋煎饼、葡萄干或红枣鸡蛋糕。

四、宝宝不爱吃水果怎么办

有些父母以为自己的宝宝不爱吃水果,其实这并不完全符合实际情况,有些宝宝可能不爱吃苹果或香蕉,但并不排斥葡萄、草莓、橘子、西瓜等汁多味美的水果,甚至他们还喜欢喝新鲜果汁,如橙汁等;有些宝宝可能在某一段时间内对水果不感兴趣,尤其是父母把水果的品种仅仅局限于苹果或香蕉之类时。事实上,真正不爱吃水果的宝宝并不多见。因此父母在得出宝宝不爱吃水果的结论之前,首先应该自问:"是否供应水果的品种太少?""供应水果的品种是否符合宝宝的口味?"如果父母能及时纠正在供应宝宝水果方面的局限性,那么可以相信水果将成为许多宝宝心目中最喜爱的食品之一。

父母除了提供水果原形外,还可以把水果做成菜肴,如水果色拉、拔丝苹果、卡夫酱拌草莓、牛奶香蕉片、水果羹等,也可自制草莓酱、苹果酱。酸奶拌水果是多数宝宝喜欢的一道餐后食品。一些脾胃功能较差的宝宝,可以请中西医先改善肠胃功能,并且选择中性或偏热性的水果,例如温热性的有桃、橘子、荔枝等(后两者均不宜多食),中性的有苹果;也可以选择多种湿凉属性不同的水果搭配,洗净后切片与酸奶拌食。要注意不要选用奶饮料或乳酸饮料。

五、宝宝不爱喝牛奶怎么办

牛奶可提供大量的天然钙质,是宝宝生长发育必要的营养素,宝宝不爱喝牛奶的常见原因有:一是嫌牛奶不好喝;二是喝了牛奶肠胃不舒服,甚至腹泻。父母可根据自己宝宝的具体情况采取相应措施。

1. 宝宝嫌牛奶单调的对策

有些宝宝嫌牛奶颜色单调,且无浓郁香味,常常不喜爱喝。可以在牛奶中添加一些有颜色和香味的食品,如可可粉(加入冷牛奶中煮沸后吃更香)或阿华田等,可为牛奶增色增香并引起宝宝兴趣;也可以改吃酸奶。

2. 宝宝有乳糖不耐症的对策

有些宝宝可能有乳糖不耐症,他们的肠道内缺乏乳糖酶,因此对牛奶中的乳糖不能分解,乳糖在肠内被细菌分解产生乳酸、二氧化碳和水,会产生腹胀、腹痛、腹泻等不适。除了反应特别严重的宝宝可改吃豆浆或豆奶粉外,一般可以先喝少量牛奶,适应后再逐渐增加奶量,也可以改喝酸奶,因为酸奶中部分乳糖已转化成乳酸。牛奶的天然属性是寒凉的,对肠胃道功能较虚弱的宝宝来说,不宜吃刚从冰箱内取出的冷牛奶,以热饮为好。餐后吃比空腹吃好一些。即使在夏天,也应预先从冰箱中取出牛奶或酸奶,待升至室温时再吃为好。

3. 运用宝宝心理学,帮助纠正宝宝的不良饮食习惯

如一个小女孩不爱喝奶,我们可以说三句话来帮她。第一句,"小妹妹的眼睛很好看",她听了很开心;第二句,"可惜皮肤有点黑",她听了有点不高兴;第三句,问她"牛奶什么颜色?"她回答说"牛奶是白的",则趁机告诉她,以后天天喝牛奶,皮肤就会变白。因为爱美之心人皆有之,用这种方法可以让小女孩爱喝牛奶。父母要发挥聪明才智,采取表扬鼓励方法,做好宝宝的教育工作。

此外,要提醒父母注意,不要把奶饮料与奶混为一谈。奶饮料实际上属于饮料一类,其营养价值不高,其蛋白质含量仅为1%左右,而牛奶为3%;而且添加了碳酸钙的奶饮料会中和宝宝的胃酸,常可导致食欲不振。

六、宝宝喜欢吃洋快餐怎么办

洋快餐是高能量、高脂肪、高蛋白、低碳水化合物和低膳食纤维的食品。作为父母,我们并不能强制宝宝远离快餐食品。因为宝宝的好奇心和逆反心理都比较重,我们越是禁止,其欲望就会越大,一旦约束放松了或我们不在宝宝身边时,他们就会趁机暴食一番,从而对机体造成更加恶劣的影响。实际上,如果能保证日常饮食的营养性、低糖和低脂肪性,每月去1～2次快餐店也是允许的。但千万要告诫宝宝洋快餐是一种不很健康的食品,不能常吃;不要用洋快餐来奖励宝宝;不要把洋快餐店作为宝宝生日或家庭聚会的固定场所。

在进入快餐店就餐时,我们首先应该选择营养搭配较为合理的套餐,也就是三大营养素比例合适的套餐,一般碳水化合物应占总能量的50%～60%,蛋白质占总能量的10%～15%,脂肪占总能量的25%～30%。建议父母在快餐店赠送的免费资料里寻找有关信息,如果没有找到合适的套餐,那就自己来搭配吧。这样虽然价钱会比套餐贵一些,但是为了

你和宝宝的健康,也是值得的。

(1) 尽量选择非油炸食品。如果你已经点了一份炸鸡翅的汉堡包,就不应该再点其他的炸鸡块、炸鱼或炸薯条。

(2) 有些快餐店里供应蔬菜色拉,或其他蔬菜产品,虽然它们不包含在套餐里,你也应该为每个人点一份。

(3) 在挑选饮料或冷饮时,要选择糖分低的,或者点一杯牛奶或柠檬茶,按口味自己加糖。

(4) 吃快餐时应留有余地,回家可再吃一些水果来平衡膳食结构。

如果快餐店里有购买套餐赠送玩具的规定,那么当我们没有选择套餐,而是自己选择了一份健康合理的快餐后,宝宝们会因此得不到免费玩具。这时可以考虑一些其他方式来弥补宝宝的遗憾。例如,可以去购买一个类似玩具,可以答应他和小朋友多玩 15 分钟,可以保证回家后给他多讲一个故事等。此外,也可以在家制作类似洋快餐的风格,但食物结构合理的食品。

七、宝宝喜欢吃油炸食品怎么办

有一个基本的原则,父母要许可宝宝品尝几乎所有美味可口的食品,其中包括一些高糖、高脂肪的高能量食品或饮料。因为生活是美好的,我们没有剥夺宝宝吃美味食品的权利,但并不是说父母可以放弃管理,重要的是父母要做好控制宝宝摄入这些食品的数量和次数。不要一味溺爱宝宝,满足宝宝所有的食物愿望,因为一旦宝宝养成了不良嗜好要改也难。油炸食品一周可提供 1 次,也可以两周 1 次。每次的数量不要太多,并与清淡的蔬菜搭配,使能量需求符合营养学要求。安排吃油炸食品最好不要有规律,尤其不要拿油炸食品作为奖励宝宝的手段。

父母还要掌握提高菜肴口味的烹调技术,可采用宝宝喜欢的口味,如糖醋味、红烧味及茄汁味来加工荤菜,如红烧排骨、糖醋带鱼、茄汁鲳鱼等,使荤菜变得多滋多味,花色品种繁多。这样做宝宝就不会老是盯着油炸食品而念念不忘。宝宝的天性是喜欢美味的食品,以及花色品种的多样。如果父母能满足这些要求,就可以改变宝宝喜吃油炸食品的习惯。

用面包屑和面拖办法制作的油炸食品含有过多油脂,如果采用平底不粘锅加少量油煎炸肉类,不仅可获得诱人香味,而且所含的油也不多。一个好办法是用锅中的剩油烹制蔬菜,使蔬菜也带有美味的肉香,很受宝宝们的喜欢。

油炸食品中也包括蔬菜在内,如炸薯条、炸茄盒子、油炸面裹茄子、油炸面裹洋葱圈等,此类食品也不能多吃。另外,炒面类、煎饺子或馄饨含油也较多,不宜多吃、常吃。

八、宝宝喜欢喝饮料怎么办

含糖充气饮料供应量的上升与儿童肥胖的流行有密切联系。喝惯此类饮料的宝宝常常会出现成瘾性。往往每天都要喝,不喝会坐立不安。由于此类饮料含糖量高,喝多了能量就超标,是产生超重或肥胖的重要原因。虽然含糖新鲜果汁有一定营养,但也不宜多喝。父母从小就要控制宝宝喝此类饮料的数量,家中不要常备,不要吃完了就买,冰箱不要常放,宝宝不能随意就喝。可以在周末和节假日适量提供一些。父母要注意,不要禁止宝宝品尝这些食品,关键是控制这些食品的供应量,在供应时要告诉宝宝多喝这种空营养素饮料对健康的负面影响。如果绝对禁止宝宝吃这些饮料,宝宝对喝饮料的害处一无所知。以后有了零用钱,宝宝就可能会在同学的鼓动下大量饮用这些饮料。父母要经常给宝宝打"预防针",对洋快餐、冷饮等也应如此。如是超重和肥胖宝宝,可以提供同类的无糖饮料。

饮料是宝宝喜欢的一类食品,尤其是天气炎热的季节。家庭自制饮料是一个好的办法,如:

(1)购买榨汁机,自己动手榨果汁,如橙子汁、猕猴桃汁、番茄汁、黄瓜汁、西瓜汁等,但最好现榨现吃,不要存放过久,以免滋生细菌。

(2)用刚刚榨出的柠檬汁或橙汁作底物,然后在其中加入少量蜂蜜,搅拌均匀后放入冰箱。

(3)夏天时做一些绿豆百合汤,放在冰箱里,既解渴又清凉。也可以用菊花、大麦或草决明泡茶喝。

(4)在家里准备足够的矿泉水或凉白开水,以备宝宝们口渴时饮用。

(5)鼓励宝宝每天喝2～3杯牛奶,为增加宝宝的兴趣,还可以在牛奶中加入自制的果汁,如草莓汁。

九、宝宝喜欢吃甜食怎么办

糖果、巧克力、冰激凌、甜点心等,是宝宝比较喜欢吃的一类食品。喜爱甜食是宝宝的天性。出生以后如果父母经常供应甜的食品,如加糖的奶粉、糖粥、奶糖、蜜饯等,可促进宝宝养成酷爱甜食的习惯。因此父母从小就要注意不要经常购买这类食品,也不要经常提供甜食,避免养成不良习惯。

随着宝宝的成长,他们的味觉也逐步发育成熟。父母要指导宝宝品尝食物的天然风味,并提供不同口味的家庭菜肴。父母可以把自己品尝鱼类、肉类、青菜萝卜等蔬菜及各色水果的不同味觉告诉宝宝,让宝宝分享。经常介绍健康食品的好处,并以身作则不挑食偏食,也不嗜好甜食。同时父母要把多吃甜食的危害告诉宝宝,如"甜的东西吃多了会牙齿疼"。这是宝宝最容易接受的道理,因为宝宝一般都怕疼。

家庭要不经常供应甜食,并控制甜食数量。制作甜点时要少加糖,或用糖的代用品,如蛋白糖。要把糖果、巧克力等含糖多的食品放在宝宝不易拿到的地方,而把新鲜水果或其他健康食品放在孩子容易拿到的地方。不要经常用甜食来奖励宝宝。

第四节　培养孩子文明用餐

一、文明用餐的重要性

我国是礼仪之邦,具有悠久的饮食文化传统与美德,文明用餐是人类文明进步的标志之一。用餐虽然是个人摄取热能与营养素的过程,但也是与家人或亲戚朋友、同学同事共聚之时,要讲究与人交往的礼仪。每个家庭都应该从小培养宝宝学会文明用餐。如果一个宝宝在用餐时"坐无坐相"、"吃无吃相",或"食无德",看见桌上自己喜欢的菜肴就大吃特吃,一点也不考虑别人;或者在用餐时随便用手去拿碗里的菜肴,弄得手上脏兮兮的还要到处乱擦乱拿;吃剩的骨头不放在自己的碟子里,而是乱吐乱放,这样的宝宝谁会喜欢?这种餐桌上的不文明表现,反映了宝宝没有养成尊重他人、照顾他人和不妨碍他人的良好品质,是一个缺乏道德、缺乏文明礼貌的宝宝。如果不及时纠正,长大后到了社会上,难免给他带来许多不利。因此,提倡文明用餐是非常必要的。

现在有些父母缺乏文明用餐的教育意识,对独生子女溺爱有加,常常对子女百依百顺,在这种环境中逐渐养成了他们挑食偏食,以及唯我独尊的不良饮食习惯和不文明的个性。年轻父母要深刻地认识餐桌上的不文明行为可能会给宝宝带来一辈子的遗憾。有些父母虽然懂得文明用餐的重要性,但由于宝宝食欲不佳,因此只要有宝宝喜欢吃的菜肴,就全部让给他吃,如果长此以往,就会在宝宝幼小的心灵上不知不觉地烙上自私的烙印,以为独占佳肴是理所当然的事情。遇到这种情况,父母可以一方面带宝宝去医院,在有关医生的帮助下解决宝宝的食欲不振问题;另一方面同时进行文明用餐教育。因此,无论宝宝发生什么情况,年轻父母都不要放弃对宝宝进行吃的教育,从每一件小事抓起,从一点一滴中积累。一个在餐桌上有礼貌、讲文明的宝宝,才能成为受欢迎的人。

二、如何培养宝宝文明用餐

1. 思想方面

在思想上要教育宝宝懂得尊敬爷爷奶奶、父母、叔伯等长辈,吃饭要谦让,把好吃的先敬老人,对年老者或行动不便的,应该帮助添饭或倒茶,在餐桌上不要随便打断长辈的谈话。对比自己年龄小的弟弟妹妹要热情款待和爱护,把自己喜欢的菜肴让给他们,对同年龄的宝宝也要谦让。千万不要在餐桌上旁若无人,专挑自己喜欢的菜肴吃。餐桌上菜肴不多时,应尽量让他人吃饱吃好。

2. 行为方面

在行为举止上要教育宝宝懂得不要影响同桌其他人的进餐,吃要有吃相。具体做法上要注意以下几个方面。

（1）不该用手拿的菜肴就不能用手去拿；

（2）在餐桌上不能随便吐渣，要吐就吐在自己面前或碟子内；

（3）手弄脏时不要乱擦，要用餐巾纸擦或用水洗干净；

（4）用餐时坐相要好，不能晃动身子、抖腿，也不要歪歪斜斜，或趴在桌子上，或做出其他不文明动作；

（5）吃饭时要规规矩矩坐着，不要到处乱跑；

（6）别人在夹菜时不能急不可待地去争，甚至与别人的筷子相碰；

（7）在夹取菜肴时不能随意在碗内、盘内翻动选择；

（8）不要边吃边大声说话，以防唾沫乱喷；如要说话先把饭菜咽下后再说；

（9）不要在餐桌上发出不和谐的响声，如喝汤声、碗碟碰撞声、很响的咀嚼声；

（10）打喷嚏时要用手纸掩盖口鼻，咳嗽时不要面对餐桌。

3. 语言方面

餐桌上要教育宝宝懂得饮食礼仪的语言美。在家庭用餐时，父母的语言要给宝宝一个好的榜样。对宝宝文明用餐的语言教育要从小开始，父母的言传身教是关键。餐桌上家庭成员和睦相处，不仅可以促进食欲，也有利于健康。餐桌上要注意的语言文明有以下几方面。

（1）一家人就餐之初相互说："祝您好胃口"；

（2）妈妈在厨房里忙碌时，宝宝不能先吃饭，应该对妈妈说："妈妈辛苦了，我等您一起吃"；

（3）爸爸妈妈给宝宝夹菜时，宝宝应说"谢谢"；

（4）宝宝不应在餐桌上指责饭菜的质量，说："菜一点也不好吃"，更不能因菜不合胃口而推碗离桌，而应该说："今天的菜特别香"，以表示对劳动的尊重；

（5）就餐时宝宝可向爸爸妈妈和其他一起就餐的人说："请多吃一点菜"；就餐完毕，宝宝应对大家说："我吃好了，请你们慢用"。

4. 仪表仪容

父母要讲究宝宝在饮食场合的仪表仪容，要整洁、整齐、大方、得体。这不仅是个人的习惯问题，而且也是对他人的尊重。

（1）满头大汗时，或者户外活动后小手、小脸还脏兮兮时，不要马上上桌吃饭；

（2）早晨起床不漱口、不刷牙就不应该先吃早餐；

（3）没有生病时不要在床上就餐；

（4）夏天不要光着身子吃饭，尤其是有客人时就更显得不礼貌；

（5）外出吃饭，要穿着整洁大方，衣服颜色的搭配要协调，头发要梳理整齐，手指甲要清洁并不能太长；

（6）被人宴请时还要注意自己的表情，即使有不高兴的事，也不要流露在脸上，以免被他人误解为对菜肴或主人安排有意见；

（7）吃饭时不要摇动桌椅或抖腿，或做出不雅观的动作，如当众剔牙或者挖鼻孔等。

总之，当一个人讲究文明用餐时，他的人品和修养会受到别人的赞赏，反之则会被人批评或指责。年轻的父母，为把您的宝宝培养成一个懂得文明用餐的人而努力言传身教吧。

三、教育宝宝懂得与人共享食品的快乐

人的天性本无善恶之分，但随着宝宝的逐渐长大，进食行为让宝宝感受到食品是个人所有。因为从宝宝吃的牛奶，到以后增加的辅食，都是宝宝专用的食品，似乎没有人会去分享。这会给宝宝造成一种假象，似乎食品都是宝宝的专用品。有些父母常常会逗引宝宝，去假装吃宝宝的苹果或奶，宝宝本能的反应是哭闹，然后父母又马上归还，宝宝便马上喜笑颜开。这种做法无意中不断强化了宝宝把食品看作为私有的东西。宝宝从对食品的基本属性"可以吃"，逐渐转化为一种潜在"私有"的意识，即自私的最初观念。这种情况在独生子女家庭中很常见，应该引起父母的重视。

宝宝的私有意识是在不经意中逐渐形成的，要改变这种不牢固的意识，并非难事，但父母要做有心人。要鼓励宝宝与家人分享食品，有几代人一起生活时，宝宝的父母可以将好吃的食物孝敬爷爷奶奶或外公外婆，给宝宝做好的榜样。在家庭亲朋好友聚会时，要让宝宝学会照顾同龄的小朋友，让他们吃好玩好。在家庭中父母应该与宝宝经常交流把好食品与人分享时获得的愉快心情，也要把在某些场合下，出现有些宝宝不愿意与别人分享好食品的例子说给宝宝听，让宝宝明白在生活中会出现好人好事，也会出现不好的人和事。要做个好宝宝，就应该大大方方，学会与人共享食品，并从中获得快乐。

■ 思考题

1. 怎样人性化喂养孩子？

2. 与孩子说话时要注意什么技巧？

3. 怎样创造良好的就餐环境？

4. 什么是良好饮食习惯"七要"、"七不要"？

5. 怎样帮助宝宝选择健康的食物？

6. 宝宝不爱吃荤菜怎么办？

7. 宝宝不爱吃蔬菜怎么办？

8. 宝宝不爱吃鸡蛋怎么办？

9. 宝宝不爱吃水果怎么办？

10. 宝宝不爱喝牛奶怎么办？

11. 怎样在快餐店里选择较为健康的食品？

12. 宝宝喜欢吃油炸食品怎么办？

13. 家庭如何自制饮料？

14. 家庭文明用餐的行为有哪些？

15. 家庭文明用餐的仪表仪容有哪些？

16. 餐桌上的文明语言有哪些？

17. 如何教育宝宝与人分享食品？

第八章
婴幼儿常见喂养问题及其处理

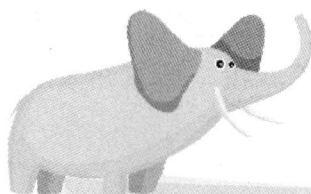

★ **学习要点：**

1. 熟悉婴幼儿常见营养性疾病的防治；
2. 掌握婴幼儿喂养不当的原因、表现及其处理；
3. 掌握营养不良和单纯性肥胖的防治；
4. 掌握小儿厌食症常见原因及其对策。

第一节 喂养不当的原因与表现

一、喂养不当的原因

喂养不当是在喂养婴幼儿过程中出现的误差。其主要表现为在喂养过程中不能正确落实好科学育儿"5个喂"的指导。在落实"如何喂、喂什么、谁来喂、何时喂及何处喂"过程中，既没有掌握好相关的喂养理论知识，又不能很好地落实具体操作措施及相关技能。就目前的家庭喂养状况而言，形势不容乐观。许多家庭在喂养孩子方面或多或少都存在不足之处。有的采取传统的喂养方法，缺乏现代的科学喂养理论指导；有的以零星的育儿知识为指导，常常在喂养的许多环节上出现喂养不当的错误；有的则随心所欲地喂养孩子，常出现喂养过度或喂养不足现象。喂养不当的常见后果是喂养不足或过度喂养。喂养不足，严重时可导致婴幼儿身体虚弱、抵抗力下降、营养不良，严重影响他们正常的生长发育，并可能造成一辈子的不良后果；过度喂养则可导致肥胖，同样对健康造成严重负面影响。这是当前儿童中间健康状况两极分化现象的主要根源。凡此种种，就需要有专门的人才来推广科学育儿的系统知识，普及科学育儿理念及技能，让科学育儿的知识泽被千家万户。

喂养不当的原因按其性质来分，大致可归结为以下3方面。

1. 没有掌握好科学育儿的理论

比如:科学育儿的4个基本原则(及时原则、营养充足原则、恰当原则、个体化原则),辅食添加的原则(7个字原则),以及添加辅食的正确顺序(按月龄添加),辅食的能量密度与营养密度(婴幼儿食物能量及营养素来源的变化规律)、喂养人的职责(人性化喂养方法),组织家庭平衡膳食的原则(多样化、均衡性、适量和个体化原则),合理的饮食模式(一日三餐三点)等等。喂养者通常没有掌握"如何喂"的策略知识。对人性化喂养知识全然不知或略知一二。

2. 不能正确制作不同月龄婴幼儿的辅食

如:从单一的食物、简单混合食物、高质量的混合食物逐步发展到合理的膳食结构的整个变化过程中各类食物的制作,不能正确设计不同月龄一日食谱及制作相应的食物等等。喂养不当者常缺乏动手能力。有的即使有一定的操作技能,但缺乏"如何喂"的科学指导,不能按照不同月龄的正确添加顺序来提供相应的辅食或食物;或发生过早或过晚提供辅食;或没有提供含某些高营养素密度的食物,如胡萝卜(富含维生素A元)、动物肝(富含铁)等;或没有给大月龄婴儿辅食中添加植物油,导致能量及必需脂肪酸供应不足等等。

3. 在喂养技巧方面出现的问题

如正确的母乳喂养方法、母乳喂养的乳房准备、配方奶的冲调、奶瓶及食具的清洗消毒、混合喂养的两种方法的正确选择、用奶瓶喂孩子的正确方法、落实人性化喂养的管理措施(与孩子交流的方法)、食物过敏的发现及处理等等。喂养不当者常出现配方奶量的过多或不足,或配制方法的失误。对奶瓶与餐具的清洗消毒认识不足,常导致婴幼儿发生消化不良的疾患。

总之,喂养不当在理论上表现为不知道如何喂,在操作上表现为不知道如何制作辅食和计划合理膳食,在技能上表现为不知道如何促进安全有效喂养。在实际生活中有些家庭可能在其中一方面、或两个方面、或全部都出现问题。有的问题少一点,有的则多一点。有的偶然发生,有的经常发生。要克服喂养不当,应该从这三方面着手,即要将学习喂养理论知识和提高动手能力与技能密切结合起来。不断提高科学喂养的理论水平,增强实际操作能力,以及掌握相关的喂养技巧,这样才能真正促进孩子的健康成长。

二、喂养不当的常见表现

1. 喂养不足

喂养不足的原因是多方面的,喂养不当是最重要的原因之一。例如:母亲奶量不足时,既没有想办法增加母乳量,又没有及时提供配方奶;配方奶量供应不足;到了辅食添加的月龄没有及时添加辅食;全天奶量过多而影响吃辅食;辅食的能量与营养密度不足;辅食中没有添加植物油;缺少动物性食物的供应;1岁内经常提供甜品而少吃肉等等。喂养不足的最重要表现是体重不足,在婴儿前6个月内,平均每月体重增加850克左右,就是正常的。有的婴儿除了体重增加较为缓慢外,身长也不达标,这种情况表明孩子的热能与蛋白质的供应都是不足的。除了造成喂养不当三方面的原因之外(理论、食物制作技术、其他喂养技能),与孩子自身的健康状况也有关系,如疾病、消化吸收能力差、食欲不振、某些营养素营养状况不良(如铁、锌、维生素 D、维生素 C)等等。应针对具体的原因及时处理。小婴儿应每月(或半月)去儿童保健门诊体检,观察婴幼儿的生长情况并得到医生的指导。

2. 过度喂养

目前许多家庭依然喜欢白白胖胖的孩子。实际上,按照现代科学知识,孩子小时候胖,会增加长大以后肥胖的可能性。而且在 0~4 岁阶段,肥胖孩子的体内脂肪细胞会成倍的增加,最高可达 3 倍之多。肥胖不仅与许多慢性疾病有关,还会影响孩子的心理健康。可见,白白胖胖是隐患不是福。一般来说,母乳喂养的孩子不会造成过度喂养。如发现母乳中油脂较多时(婴儿大便呈油脂状,或出现较多的奶块),可在哺乳前喝一大碗温开水,以减少母乳中的油脂。人工喂养和混合喂养婴儿中常见有喂养过度情况。原则上,配方奶的奶量不应超过 1 000 毫升/天。奶量不是由喂养者决定的,而应该根据孩子的需要来决定,孩子不想喝就不能勉强。如果体重已经超标,要减少配方奶量。混合喂养的孩子,如母乳量不足时可采用补授法,但每次都应先吃母乳,之后再喝配方奶。有些乳母在喂养过程中奶量会逐渐增加,此时可以由混合喂养改为纯母乳喂养。如果发现 6 个月以内婴儿连续 3 个月,平均每个月体重增加达 1 000 克或以上,就表明喂养过度,要采取一定措施来控制。

喂养过度的另一表现是经常给孩子吃甜食,或在辅食中添加蔗糖或葡萄糖,造成体重偏重、体脂增多,但孩子却抵抗力差,经常生病。这是由于糖类是空营养素的高能量物质,于健康无益。因此世界卫生组织建议,一岁前不建议给孩子吃甜品。

过度喂养和喂养不足是育儿中最常见的问题,要真正避免其发生,还是要掌握正确的喂养知识,并须采取灵活的操作技巧,方能获得满意结果。

三、喂养中的其他问题

1. 溢奶或回奶

1 岁之前,婴儿的胃呈水平方向,学会走路后,慢慢转为垂直方向。胃有两个口,上口接食管,叫贲门。贲门的肌肉比较松弛,容易引起婴儿溢奶或回奶。胃的下口叫幽门,肌肉张力好,比较紧,能使食物充分停留在胃里消化。婴儿在喝奶时会吸进一部分空气,如果喝奶后不拍背使孩子打嗝,就容易发生吐奶。因此每次喂奶后(母乳或配方奶),都应该将婴儿竖起,用空心掌轻轻拍打婴儿背部,听到打嗝声后才可放下婴儿,但婴儿的头要转向侧面,以避免回奶时奶汁吸入气管,导致吸入性肺炎。为了避免婴儿在吃奶时吸入过多空气,还应注意在吃奶时要使整个奶头充满奶液。

在配方奶喂养时,如果一次的奶量过多,超过了宝宝的胃容量,比如给不足 1 月龄的婴儿一次喂 150 毫升,这时不论拍不拍背,都容易发生溢奶。

回奶现象一般不会使婴儿痛苦或不适,回奶的时间有长有短,有些婴儿到会走路时才停止。如果婴儿吐奶很厉害,每餐都有呕吐,或呕吐呈喷射状,呕吐物有奶瓣、酸臭难闻,这种情况可能是先天性肥厚性幽门狭窄。这是新生儿期幽门肌层肥厚所造成的机械性梗阻,呕吐是本病最早出现的症状,多于出生后1～3周开始。哺乳后几分钟发生呕吐,呕吐会愈来愈重,但吐后求食欲仍强。长期剧烈呕吐使胃酸丢失过多,可导致脱水、碱中毒,最终导致营养不良,先是体重不增,以后日渐消瘦,甚至轻于出生时的体重。遇到这种情况应立即去看医生。还有其他一些先天性消化道畸形或代谢性疾病患儿也会引起频繁呕吐,也应及时就诊。

2. 便秘

便秘是婴幼儿常见的消化道问题之一。如婴幼儿大便坚硬、干燥,需要十分用力,甚至会出现肛裂,排便次数少,至少3～4天排一次便,可称为便秘。如果婴幼儿每2～3天排1次便,尤其是母乳喂养,大便是松软的,这表示是自身的排便习惯,而不是便秘,俗称"攒肚子"。

产生便秘的原因很多,包括以下一些情况:

(1) 饮水过少;

(2) 较少提供新鲜蔬菜与水果;

(3) 配方奶调配太浓;

(4) 经常提供食物性质偏热的荤菜与蔬菜水果,如河虾、南瓜、胡萝卜、新鲜荔枝;

(5) 没有养成每天排便习惯,大便在肠道内水分被重吸收而导致干燥变硬;

(6) 提供经常热性的补品,如太子参、红枣;

(7) 也有的孩子因为上次大便时有剧痛,因此把大便忍住以避免再次发生疼痛所致;

(8) 孩子每天活动时间太少,因为人体骨骼肌活动时也会促进平滑肌的活动,而活动少就会影响肠道蠕动;

(9) 孩子发热时,由于进食减少,而且发热时身体为了保存水分,会从肠道重新吸收水分而使大便变得干硬。

对于无任何疾病症状的便秘不必担心,几乎都可以通过给婴儿补充更多的液体而得到纠正。对于各种原因引起的便秘,要有针对性的措施,如:增加每天的蔬菜量、水果量;配方奶调配合理,甚至可以加更多一些水分使浓度低一点;避免经常提供热性食物,大便干时可提供平性或凉性食物,如豆腐、酸奶(含有益活菌)、菠菜、橙子、香蕉等;发高烧时让孩子多喝水;有内热时提供焦米汤(大米不要洗,炒到金黄色后烧粥);增加每天的活动量;养成每天大便的习惯。慢性便秘的孩子如发生肛裂应及时就诊。

3. 腹痛(肠绞痛)

腹痛引起的哭闹通常发生在每天的同一时间,大多见于傍晚或晚间。一般在婴幼儿出生后2～4周开始出现,在3～5个月左右好转。也有许多小婴儿会在白天有阵发性地啼哭,也有的在晚间喂奶之前或之后发生,这是正常的。它的原因不很清楚,有时在吞咽空气、过度喂养,或在婴幼儿过分饥饿时出现。也有些医生认为这是婴幼儿神经系统发育中的一个阶段,生活环境中的紧张气氛也会使婴幼儿出现腹痛症状,常常突然发作,哭闹剧烈,有的可持续 2～3 个小时。如果孩子脸很红,双腿朝向肚子方向曲起,好像有剧痛似的,经过尽力抚慰也无济于事,或采取喂乳、抚拍背部使孩子打嗝、抱着哄着等都不行的话,就很可能是腹痛。有的情况在婴幼儿排便或排气后突然好转。发现情况变得严重需立即去看医生,但切忌用力摇晃婴幼儿。

肠套叠多见于 6 个月左右的婴儿。由于被套入的肠子血液供应受阻碍而引起疼痛,时间过长可能发生坏死。如果盲目按揉,可能造成套入部位加深,加重病情。如婴儿发生阵发性哭吵不安、呕吐或有果酱样大便应立即上医院急诊。

4. 腹泻

真正的腹泻是大便很松散、次数增多,甚至如水样,呈肠道受到刺激的症状。腹泻的原因较多,不洁饮食、病毒感染、消化不良等都可引起。当给婴儿提供辅食或改变饮食时,例如食用一种新的水果或蔬菜,也会引起婴儿腹泻。

对于小婴儿来说,腹泻往往是危险的。其原因是肠道没有足够时间吸收水分,并且严重脱水可以进展得十分迅速。如果腹泻婴儿状态很好,吃得很正常,精神状态良好的话,那么就没有必要为大便较松散而过分担心。但是,如果婴儿有脱水表现,如皮肤弹性差、前囟或眼眶凹陷、哭时无泪,应及时就医。如果婴儿排出的大便呈绿色且有臭味,或带黏液脓血、发热、拒食、精神差、面色苍白或发灰,则表示病情严重,应该立即就诊。

如果宝宝仅出现轻度腹泻,没有出现其他症状,可以在家治疗。母乳喂养的婴儿要继续悉心护理与授乳,腹泻通常可以通过母乳完全恢复。配方奶喂养婴儿要稀释奶液,用平时一半的浓度来喂,或暂时改吃低乳糖或无乳糖的配方奶粉。较大的婴儿除了吃奶,还可以吃一些营养米粉或白粥。如果轻度腹泻在两天后未见好转,尽管孩子看起来很好,也应就诊。

腹泻停止后的饮食也应注意。开始时最好是温和的食品,如用水稀释的果汁、炖苹果、牛奶配制的谷物、煮软烂的蔬菜、薄粥、焦米粥、煮或蒸鸡蛋、煮山药、藕粉等。在开始的头1～2 天,用平时喂食量的 1/3 或 1/2,第三天都正常且胃口很好的话,就可以恢复到平时的喂食量。

第二节　婴幼儿常见营养性疾病的防治

一、佝偻病

1. 病因

维生素 D 缺乏性佝偻病,简称佝偻病,是一种婴幼儿常见的营养缺乏性疾病。其原因是由于维生素 D 缺乏引起体内钙、磷代谢紊乱,骨骼钙化不良,骨骼发育异常的一种疾病。

以3岁以下婴幼儿为防治对象,母乳喂养婴儿出生2周后未能及时补充维生素D,以及人工喂养婴儿(除配方奶喂养外),尤其是胎龄较小的早产儿较容易发病。佝偻病发病缓慢,不容易引起重视。佝偻病使小儿抵抗力降低,容易合并肺炎及腹泻等疾病,影响小儿生长发育。因此,必须积极防治。

维生素D缺乏性佝偻病,一般人常误认为本病为"缺钙"所致,这是错误的,应是缺乏维生素D。在人体骨骼的发育过程中,维生素D起着十分重要的作用,婴幼儿期生长发育旺盛,骨骼的生长发育迅速,因此需要足量的维生素D才能维持正常的骨骼发育。

2. 诊断

佝偻病的诊断标准如下。

(1) 病史:有无在近1～2个月缺少日光照射,并同时未补充维生素D等维生素D缺乏史。凡早产儿、低出生体重儿、体弱多病、食欲低下、偏食、生长过快的孩子要仔细询问及检查体征。

(2) 症状:可能出现夜惊、多汗、烦躁不安。但须注意出现这些症状者并不一定都是佝偻病,不能仅凭这些症状就说孩子是佝偻病。

(3) 骨骼改变:为主要诊断标准,重要骨骼变化包括乒乓头、方颅、肋串珠、肋膈沟、手镯脚镯征、X形腿或O形腿等;次要变化包括漏斗胸、鸡胸、囟门增大(大于3×3厘米)或闭合延迟(>18月龄)、出牙延迟(>10月龄)等。

附:名词解释

乒乓头:颅骨枕颞部呈乒乓球样弹性软化。

方颅:颅骨额顶部呈对称性隆起。

肋串珠:第5～8肋与肋软骨交界处类骨组织增生,形成串珠状。

肋膈沟:两侧肋骨软化受膈肌牵拉,肋弓缘上部内陷形成沟状。

漏斗胸:胸骨下端内陷。

鸡胸:胸骨前突。

手镯脚镯征:指手腕或脚踝部环状钝圆形隆起。

(4) 血生化检查血钙、血磷可降低,碱性磷酸酶活性增高。

(5) X线表现:长骨干骺端透明带增宽,松质骨的骨小梁广泛变稀和增粗。

3. 预防

对佝偻病要预防为主,可采取以下一些措施。

(1) 广泛开展健康教育:可从胎儿期开始。对缺少日光照射、食欲低下、体弱多病的孕妇或妊娠后期在冬季的孕妇,应补充维生素D和钙剂,以预防先天性佝偻病,于妊娠28周开始每天口服维生素D 400～800国际单位,同时口服钙剂。

(2) 指导合理饮食:母乳喂养婴儿应在出生后2周开始补充维生素D。配方奶喂养的婴儿,如果每天奶量达750毫升或以上者,因奶粉中已添加了维生素D和钙,就不必重复补充。混合喂养的婴儿如果配方奶量超过400毫升,则隔天补充1次维生素D即可,无需补钙。要及时添加辅食,鸡蛋黄中含较多的维生素 D(100 克蛋黄含维生素 D 250 国际单位)。动物肝、鱼、鱼子及鹌鹑蛋黄也含有较多的维生素 D。

（3）多进行户外活动：多晒太阳,阳光中的紫外线可以使人体皮肤合成维生素 D,促进钙磷的吸收。提倡孕妇、乳母和婴幼儿经常进行户外活动。婴幼儿可以从小进行日光浴与空气浴的锻炼。

4. 治疗

在医生指导下补充维生素 D。如饮食中含钙量不足,可适当口服钙制剂。注意不要长期过量服用维生素 D,以免维生素 D 中毒。

二、缺铁性贫血

营养性缺铁性贫血是小儿时期常见的营养缺乏病之一,尤其是 6 个月到 2 岁婴幼儿最多见。该病发病缓慢,多不能确定发病日期,不少患儿因其他疾病就诊时才被发现患有此病。临床上将缺铁性贫血分为 3 个阶段：缺铁、缺铁性红细胞生成、缺铁性贫血。在未演变到贫血期之前,缺铁已可引起婴幼儿机体各器官代谢的功能障碍,特别是对智力的影响,因而诊断及防治都应考虑缺铁的 3 个阶段。

1. 铁的代谢

正常人体每千克体重含铁 35～60 毫克,其中 65%～70% 存在于循环红细胞的血红蛋白中,25%～30% 为储存铁,存在于肝、脾、骨髓等组织中。约 5% 存在于肌红蛋白及含铁酶类中。在血浆中运转的铁仅占 0.1% 左右。人体需要的铁来源于食物以及衰老红细胞破坏后释放的铁。

一般食物中所含的铁仅有 5%～10% 能被吸收。植物中铁盐吸收率低于肉类中的有机铁。二价铁比三价铁容易吸收。有些因素可促进铁的吸收,如维生素 C、果糖、氨基酸以及胃液中的盐酸;有些因素则不利于铁的吸收,如食物中的磷酸、草酸、植酸,以及软饮料、茶。

正常婴幼儿每日损失的铁量极微,约 1 毫克。但婴幼儿期生长发育迅速,故需要从饮食中补充铁的量较多。据中国营养学会制的《中国居民膳食营养素参考摄入量》推荐的摄入量 0～0.5 岁为 0.3 毫克;0.5～1 岁为 10 毫克;1～11 岁为 12 毫克。铁是合成血红蛋白的原料,当机体缺铁或铁的利用发生障碍时,会引起血红素合成不足,从而导致血红蛋白合成减少。由于新生的红细胞中血红蛋白量不足,而形成小细胞低色素性贫血。

2. 症状

临床主要特点为小细胞低血色素性贫血,故又称营养性小细胞性贫血。

（1）一般表现：皮肤、黏膜逐渐苍白,以口唇、口腔黏膜及甲床最为明显。容易疲劳,易烦躁哭闹或精神不振,不爱活动,食欲差。年长儿可诉头晕、眼前发黑、耳鸣等。

（2）造血器官表现：由于骨髓外造血反应,肝、脾、淋巴结经常轻度肿大。年龄愈小,病程愈久,贫血愈重,则肝脾肿大愈明显。

（3）其他症状与体征：长期缺铁除可引起贫血外，还会影响小儿生长发育及机体各组织器官的功能。由于上皮损害可出现反甲、口腔黏膜及肛门发炎，舌乳头萎缩等。消化系统症状常有食欲低下。在婴儿期可表现为面色苍白、神情淡漠、反应差，或烦躁不安、抵抗力下降。较大儿童常有行为异常、智商低下、注意力不集中、多动、理解和记忆力减退、厌食、异食癖，以及呼吸、脉搏加快、心悸等症状。严重贫血时甚至可出现心脏杂音、心脏扩大，或并发心功能不全。

3. 缺铁的原因

（1）体内铁储备不足：胎儿期从母体所获得的铁以妊娠期最后3个月最多。正常足月新生儿体内铁的储备量为250~300毫克（平均60~70毫克/千克体重）。储存铁及红细胞破坏后释放的铁足够出生后3~4个月内造血之需。如储备不足，则婴幼儿期易较早发生缺铁性贫血。孕母患严重缺铁性贫血、早产或双胞胎会导致出生体重过低，以及胎儿失血，这都是造成新生儿储铁减少的原因。

（2）铁摄入不足：饮食中铁的供应不足为导致缺铁性贫血的重要原因。人奶和新鲜牛奶中含铁量均较低（小于0.21毫克/升），不足婴儿所需。婴儿需要添加辅食时，若未能首先添加含铁米粉，或添加家庭自制米粉米汤，或以蛋黄替代含铁米粉；并且未能按照辅食添加正确顺序，添加富铁食物，如红色的肉、动物肝、动物血，以及富含维生素C的蔬菜与水果，从而造成铁摄入不足的贫血。除铁供应不足外，因长期腹泻、消化道畸形、肠吸收不良等引起铁的吸收障碍时，也可导致缺铁性贫血。

（3）生长发育因素：随体重增长，血容量相应增加，生长速度愈快，铁的需要量相对愈大，愈易发生缺铁。婴儿在1周岁时体重增至出生时的3倍，早产儿可增至5~6倍，所以婴幼儿期，尤其是早产儿最易发生缺铁性贫血。

（4）铁的丢失或消耗过多：正常婴儿在出生后2个月内由粪便排出的铁比由饮食中摄取的铁多，由皮肤损失的铁也相对较多。此外，消化道慢性失血都是发生缺铁性贫血的重要原因。长期反复感染，也会因消耗铁增多而引起贫血。

4. 诊断

缺铁性贫血是体内铁缺乏后，由缺铁、缺铁性红细胞生成进而发展为贫血。以上3期统称为铁缺乏症。在诊断上可从以下5条来判断。

（1）血清铁蛋白降低；

（2）红细胞游离原卟啉升高；

（3）贫血为小细胞低血色素性，红细胞平均体积、平均红细胞血红蛋白含量和红细胞平均血红蛋白浓度3项指标均降低，红细胞形态变小，染色浅，中央透亮区加大。小儿在海平面上血红蛋白值：出生10天以内的婴儿的血红蛋白<145克/升，10天~3个月的血红蛋白<100克/升，3个月~6岁的血红蛋白<110克/升；

（4）有明确的缺铁病因，如铁供应不足、吸收障碍、需要增多或慢性失血等；

（5）铁剂治疗有效（4周后血红蛋白在原有基础上升大于10克/升）。

凡符合以上第 1 条者为铁减少期。凡符合以上第 1、2 条者为缺铁性红细胞生成期。凡符合以上第 1、2、3 条者或 3、4、5 条者为缺铁性贫血期。

6 岁以下小儿贫血程度分类：血红蛋白值为 90～109 克/升是轻度贫血，血红蛋白值为 60～89 克/升是中度贫血，血红蛋白值为 30～59 克/升是重度贫血，血红蛋白值<30 克/升是极重度贫血。

5. 治疗

凡符合铁缺乏症诊断者均为治疗对象。首先要尽量查明和去除病因，然后采取铁剂治疗。铁减少期和缺铁性红细胞生成期，每天每千克体重补充元素铁 1 毫克；轻中度贫血每天每千克体重补充元素铁 1～2 毫克；中重度贫血每天每千克体重补充元素铁 2～3 毫克；在服用铁剂时同时服用维生素 C 片剂，每次 100 毫克。治疗期间要随访，每月复查 1 次。

饮食治疗主要是在平衡膳食的基础上，根据不同年龄和不同生理状况来调整蛋白质、铁、维生素 C、维生素 B_2、叶酸等与造血有关的营养素，并配合药物达到纠正贫血的目的。在饮食治疗方面要注意以下几点：

(1) 供给含铁丰富的食物和足够的蛋白质：食物中铁的存在形式有两大类，即血红素铁和非血红素铁，血红素铁存在于动物性食品中，如动物肝、血、肉类、禽类、鱼类等，在体内吸收好，生物利用率高，不易受膳食中其他成分的影响，其吸收率为 20%～22%；蛋类蛋黄中的铁为复合磷酸铁，吸收率较低，仅为 2%～3%。但鸡蛋含其他营养成分较丰富如维生素 D、B 族维生素、蛋白质等，故仍不失为婴儿的营养食品。非血红素铁存在于植物中，如蔬菜类、粮谷类等，其吸收受植酸、草酸、磷酸、碳酸以及植物纤维等因素的影响，吸收率很低，一般都在 10% 以下，如菠菜的吸收率仅为 1.3%，以往认为菠菜是补铁佳品的观念是不科学的。因此，补铁应首先考虑选择富含血红素铁的动物肝脏、动物血和红色肉类。

(2) 增加维生素 C 的摄入：维生素 C 是一个强还原剂，能使食物中的高铁还原为亚铁，促进植物性食物中非血红素铁的吸收，故在进餐的同时食用含维生素 C 丰富的水果或果汁，可使铁的吸收率提高数倍。如无条件的，也可服用维生素 C 片剂 50～100 毫克。

(3) 动植物食品混合摄取：因为各种食物之间对铁的吸收有一个相互作用，特别是肉类食品可促使植物性食品中非血红素铁的吸收。另外，不要将补铁食品集中在一顿食用，可将其分配于三餐与其他食物混合食用，这样可提高铁的吸收率。

(4) 不要在进餐时或餐后立刻服用抗生素及各种制酸剂，或碳酸钙之类的补钙剂，因为这些药可影响食物中铁的吸收。另外，咖啡和茶叶中的鞣酸也会影响食物中铁的吸收，故不要让小儿服用这些饮料。

(5) 在安排食疗时，可考虑选用有补血功效的食品，如赤豆、红枣、桂圆、枸杞子、芝麻、百合、黑木耳等。

6. 预防

要认真学习科学育儿的系统知识，掌握科学育儿的 4 条基本原则。及时添加含铁的米粉，并随着月龄增加，及时添加动物肝、动物血以及红色的肉类，提供富含维生素 C 的蔬菜与水果。有些蔬菜植酸含量高,如菠菜、蕹菜及米苋等,要先用开水焯一下再吃。含铁米粉可以用苹果汁调配,其所含的维生素C有助于铁的吸收。含铁米粉可吃到1岁。

三、营养不良

营养不良儿童首先出现体重增长下降,低于同龄儿童平均值,其皮下脂肪减少,消瘦,精神萎靡,烦躁不安,活动减少,面色苍白,皮肤干燥,肌肉松弛,食欲不振,抗病能力减弱,容易患伤风感冒等呼吸道疾病,以及消化不良、腹泻等消化道疾病,而这又更使营养不良加重。往往从厌食开始,引起营养不良,又进一步导致疾病的发生,营养不良与疾病更可加重厌食,形成恶性循环,使病情日渐加重,儿童健康大受损害。慢性营养不良儿童能量与蛋白质长期供应不足,不仅引起低体重,还可影响身高的增长,使生长发育迟滞,身材矮小。

1. 病因

(1)喂养方法不当:人工喂养时配方奶调配浓度不够,放入水分过多,热能、蛋白质、脂肪长期供不足,母乳喂养婴儿没有及时添加辅食,都可使婴儿发生营养不良;也有的是家长没有掌握好科学育儿的基本理论与实用技能,未能提供高质量的食物来取代奶或奶制品;有些家长对挑食偏食的孩子没有掌握行为矫正的对策。

(2)疾病因素:体质差,反复发生感染、消化不良、食欲不振、慢性消耗性疾病(寄生虫、长期腹泻、慢性痢疾),不仅使营养物质流失,而且会增加机体对营养物质的需求。

(3)生长发育过快:各种营养物质不能及时供应,造成供不应求。

2. 诊断

营养不良的诊断主要是根据临床表现作出初步诊断,然后按照下列各种症状的程度确定分度。

(1)轻度:体重低于同年龄同性别参照人群的中位数－2SD。腹部、躯干、大腿内侧脂肪层变薄,肌肉不结实,但张力正常,面色无华,精神状态比正常儿较差,身高正常。

(2)中度:体重低于同年龄同性别参照人群的中位数－2SD～－3SD。腹部、躯干脂肪层完全消失,四肢和面部轻度消瘦,皮肤苍白、干燥,肌肉松弛,背瘦削,抑郁不安,睡眠差,食欲减退,易患腹泻,身高低于正常。

(3)重度:体重低于同年龄同性别参照人群的中位数－3SD。皮包骨头,肌肉萎缩,反应性低,体温不升,精神萎靡,烦躁与抑郁交替,身高明显低于正常。

3. 治疗

应首先祛除病因,积极治疗原发疾病(如呼吸道和肠道感染)。同时根据科学育儿及家庭平衡膳食的原则,安排好孩子的饮食,落实好良好的饮食模式,以及合理的作息制度。

(1)轻中度营养不良,采用含优质蛋白质、高能量密度,以及足量微量营养素(可根据化验结果)、易于消化的各类食物,组成具有合理膳食结构的家庭膳食。

(2)增加蛋白质的供应,提供正常蛋白质供应量的2倍(学龄前幼儿每天每千克2～2.5

克优质蛋白质/(千克·天),热量增加到 1.5 倍(学龄前幼儿 500～625 千焦(120～150 千卡)/(千克·天)。

(3) 在营养状况恢复、体重正常后,蛋白质仍应达到推荐摄入量的 90%～100%,热量应达到推荐量的 90%～100%。

(4) 中西医结合治疗,促进食欲,改善整体身体状况。中医中药健脾益气、消导化积、推拿捏脊等。西药则可根据微量元素测定结果补充相应元素,以及各类维生素制剂。

(5) 重视饮食行为的矫正方法,以及加强家庭人性化管理技能的指导。

4. 预防

要避免婴幼儿营养不良,最好的办法是积极做好预防。其关键是抓好科学喂养的基本理论与实用技能的普及教育,使所有家庭都能按照科学育儿指导来抚养孩子。针对出现的喂养不当,要及时地有针对性地解决,避免问题由轻变重,产生营养不良。要做到早发现、早干预、早恢复。如孩子有病,则要及时去医院诊疗。

四、儿童单纯性肥胖症

儿童肥胖症是指 0～18 岁儿童的肥胖症,它是一种以能量过剩、运动不足、行为偏差为特征,全身脂肪组织普遍过度增生、堆积的慢性疾病,是目前最常见的营养性疾病之一,严重影响着儿童的健康成长。从年龄来分,可分为婴幼儿肥胖(0～2 岁)、少儿肥胖症(2～12 岁),以及青春期肥胖(12～18 岁)。目前在大中城市流行的儿童肥胖症与遗传基因的变异关系不大,绝大部分肥胖儿童都属于单纯性肥胖。

1. 危险因素

儿童肥胖不仅已成为 20 世纪儿童期严重健康问题,也是 21 世纪严重的公共卫生问题,需要引起全社会的重视。当前人们生存的大环境发生了巨大变化,有专家称之为"肥胖生成环境",如电视食品广告、垃圾食品、传媒的过度宣传等,极大地影响到孩子的食物取向和娱乐取向。儿童肥胖的危险因素包括挑食偏食、嗜好高能量食品,以及不爱运动、不健康的娱乐方式,这些危险因素存在于各家各户。家长的管理不当是肥胖流行的主要家庭原因。每个家庭都要重新认识儿童肥胖。虽然胖小孩看起来很招人喜爱,白白胖胖的小孩也常常是许多家庭的期盼,但其实这并不是福,而是一种不健康的隐患。

2. 流行特点

在儿童肥胖症中,尤需对少年肥胖症予以更多关注。这是基于它年龄跨度大、涉及人数多,又是向春青期肥胖和成人肥胖过渡的重要环节。少年肥胖症的早期,儿童体内的脂肪细胞正处在特殊时期,不仅数量会成倍增加,而且每个脂肪细胞的体积也在扩大,这是一种混合型肥胖。该期的肥胖儿童正处在容易过度肥胖的高度肥胖期,而且比较不易减肥成功。更令人担心的是如任其发展下去,肥胖就可能延续至青春期肥胖,甚至陪伴他们终生,因此,需要每个家庭、每个学校以及全社会都来关注这样的孩童肥胖。

小学生是儿童肥胖高发人群,且发病率随年龄增长而增加。在我国男生发病率高于女生,与西方国家不同。这个时期也是家长预防少儿肥胖症的黄金时期。小孩在2岁左右,父母就应留意孩子是否存在超重或肥胖的倾向,要及时采取相应的措施,越早越好。

3. 诊断

对孩子超重或肥胖的判断,可以采取不同的评估方法。简单来说,如果一个孩子的体重,与同性别同身高孩子的理想体重相比,超过10%就是超重,超出20%～30%就是轻度肥胖,超出30%～50%就是中度肥胖;等于或超出50%就是重度肥胖。目前世界卫生组织建议采用体质指数(BMI)百分位法。适用于2岁以上儿童。

4. 危害

童年期肥胖可产生各种症状及疾病。肥胖儿童往往多汗,容易患粉刺、毛囊炎,在皮肤皱褶处特别容易发炎。特别肥胖的人在走路时双腿内侧相互摩擦,引起皮肤破损和发炎。体重增加到一定程度还会使一些关节,如膝关节、踝关节等处磨损,甚至撕裂,可引起前臂骨折、扁平足及骨骼变形。由于行动迟缓,一不小心容易遭受各种外伤。肥胖儿童的体质也较差,容易患感冒和肺炎。

肥胖儿童可发生胆结石,其脂肪肝的发生率很高。还可出现呼吸系统问题,睡眠呼吸通气不爽,严重时发生呼吸暂停,有人会有哮喘,以及轻微运动就气喘吁吁。肥胖儿童可较早出现心血管系统问题,如血压偏高、血脂异常,并有凝血倾向。

童年期肥胖所造成的损害并不是30～40年后的事情,现已发现不少肥胖青少年已患有心脏病。在死于外伤的青少年和年轻成人中,尸检时已发现存在动脉硬化等心血管疾病危险因子。一项研究表明在英国人群中童年期超重肥胖会增加成年期缺血性心脏病死亡的危险性。

肥胖严重影响着内分泌系统功能,我国儿童糖尿病的发病数占全部糖尿病人数的5%,且每年都以10%的幅度上升。据调查,被诊断为2型糖尿病的儿童,有92%以肥胖为特征。令人担忧的是一种前糖尿病状态,包括糖耐量异常和胰岛素抵抗似乎在严重肥胖儿童中高度流行,甚至在正式诊断糖尿病之前就可见到这种现象,胰岛素抵抗综合征最早可见于5岁肥胖儿童。

此外,肥胖儿童容易发生性早熟、女孩出现多囊卵巢综合征、男孩可出现性发育滞后。重度肥胖儿童还可出现皮肤色素沉着,表现为颈部和腋下皮肤色素沉着,家长常常认为是脏,但又洗不掉,这其实就是黑棘皮病的表现。

肥胖儿童的并发症并不单纯与年龄有关,肥胖程度越严重,出现并发症的年龄可能越早。一般来说,儿童从超重,逐渐发展到肥胖,并产生并发症是有一个过程的。超重儿童具有的危险行为因素越多,发展越快。

5. 儿童体重管理的策略

总体策略包括饮食、身体活动、行为管理3个环节,需要父母积极参与。体重控制策略,概括而言,以肥胖儿童的危险行为矫正为根本任务,一头抓膳食结构调整,一头抓锻炼,以个体化关键危险因素作为行为矫正突破口。要根据儿童是否具有身高增长潜力,来决定体重干预的策略。小年龄儿童具有良好的生长潜力,一般不主张减肥,而是控制体重的增长。对身高增长没有潜力或潜力有限的青年主张减少绝对体重。在青少年儿童体重管理项目中,行为改变是一项主要内容。尽管以往大多数儿童肥胖管理研究使用了一些行为干预,但主要评估指标仍是体重的变化,而没有正式地评估行为学改变,因此需要改变这种局面。实际上行为偏差如未矫正,体重控制就难实现。

6. 行为矫正方案

以家庭为基础,家长在儿童控制体重中发挥着关键作用。家长不仅是行为矫正的受教育角色,同时又是行为矫正的实施者。家庭在行为矫正的认识上要一致,行动上要互相配合,任何疏忽常常会使儿童体重控制工作功亏一篑。在行为矫正过程中,家长自身不良行为的矫正是十分重要的。家长以身作则可以起到榜样作用。儿童身上表现出来的不良的膳食行为、运动行为以及其他日常生活行为,不仅反映出家长在以往管理上的缺陷,同时也可能是家庭群体不良行为在儿童身上的反映。因此,家庭中的三代人都要参与行为矫正。

对不良行为的矫正要一条一条地进行。不要一把抓,要抓重点。行为矫正要从关键的危险因素着手,其中包括饮料、甜食、油炸食品、蔬菜水果、看电视、电脑游戏、上网、怕运动8大危险因素。实施中以主要危险行为为重点,以此带动其他行为的矫正。家长须知儿童的行为矫正是一个痛苦的过程,一个行为矫正要花几个月甚至一年时间,有时矫正了还会出现反复,家长对此要有足够的心理准备、要有耐心。具体做法上可按以下5方面着手。

(1)通过膳食结构调整的方法来减少能量摄入。这涉及到膳食组成的调整,以及减少影响膳食矫正妨碍因素,如食物份额的大小等等。

(2)通过增加有计划的身体活动和日常活动,来增加能量消耗。

(3)通过减少静坐不动的行为,来增加能量消耗。

(4)对有关不良饮食和活动行为或习惯的矫正。

(5)在行为改变过程中有全家的参与。

7. 行为干预的任务

行为学干预的中心任务是膳食和身体活动的变化,以及家庭的作用。这样的行为学矫正应采取适于不同年龄的方式。一般可分为以下3期。

(1)婴幼儿及学龄前期儿童:应大力提倡母乳喂养。正确掌握科学育儿原则,不提前添加辅食,避免过度喂养。2岁及2岁以上儿童应提供家庭平衡膳食。应鼓励多样化食品,儿童应自己要求食物,而不是仅仅被动地吃食物。幼儿期和学龄前期是一个积极的健康行为的学习期,应经常鼓励他们的健康行为。但不能奢望年幼儿童能自我监督。

(2)学龄期儿童:父母仍然应该控制进入家庭的食物,但是他们不能完全控制儿童在外面吃什么。父母应保证孩子吃早餐,仍然鼓励孩子主动要求食物而不是被动地吃食物。鼓励孩子玩耍和寻找玩伴。家庭应控制供应垃圾食品、不采用食物奖励方法,以及限制电脑、电子游戏和看电视的时间是重要策略。让孩子参与需要花费体力的家务劳动,也是增加体力活动的有效方式。这一年龄段的孩子应自我监督行为改变,使用日记或图表。

(3)青春期少年:除家庭用餐外,他们有更多的自由进食机会。青少年需要参与食物选择和制作。他们应负责自我监督,虽然作为一个群体,他们可能执行这一任务并不理想,但是家庭应该提供各种机会让他们参与。家庭应该赞扬他们对健康食物的选择,并应避免对不太健康的食物选择大惊小怪,而是善意的提醒。父母和医生应该认识到青少年正在不断成熟,但是对他们的行为仍需要有所限制和设定界限。在青少年有足够信心控制其体重之前,他们需要在生活的其他方面获得信心。

总之,在体重管理中,习惯的改变被认为是重要的,简单的适合年龄的行为矫正方法应该融入到任何肥胖儿童的体重管理项目中。其要点是必须先分析孩子个体特征的危险行为,然后进行有针对性的矫正,才能真正起到作用。

8. 2～12岁肥胖儿童防治的具体框架

(1)认知:家庭要预防孩子体重过重,应该掌握一定的基础知识。其中心内容是围绕培养孩子良好的生活习惯,也就是培养孩子健康的生活方式。孩子的生活包括吃、喝、玩、乐,要掌握好家庭平衡膳食的组织原则及实施方法,以及孩子良好饮食习惯及不良膳食行为的表现,并了解家庭活动项目。同时还应了解孩子的生活习惯与健康的关系;与超重的关系,并了解超重孩子可能出现的并发症及其危害性。

(2)家庭管理:好的家庭管理策略是控制孩子体重成功的关键。家庭管理的基本态度是基于爱心,把孩子作为朋友。以表扬鼓励为手段,善意提出建议或要求。不要随便总结孩子的缺点,更不要当着外人面数落孩子的不足,须保护孩子自尊、自信,使孩子保持心理健康。家庭管理是一门实用技能并有技巧性的学问,应掌握家庭膳食及运动行为管理方法;家庭平衡膳食的烹调知识和技能;根据医生建议落实超重膳食处方;提高全家运动意识;安排家庭运动的内容和时间;根据医生建议落实运动处方;控制孩子坐着娱乐消遣的时间;掌握纠正不良膳食行为的对策。

(3)落实措施:在控制孩子体重过程中一定要制定个体化的计划。不同的超重孩子可能有着不同的原因。家长应针对孩子主要的不良生活习惯,提出切实可行的方案,要抓紧落实。不要把对超重孩子的行为矫正看作是孩子一个人的事情,父母的以身作则可以起到榜样的作用,而且重点放在落实全家人建立健康生活方式上面。

(4)检查效果:超重孩子在行为矫正期间最好每半个月或1个月称重一次,以判断矫正的效果。观察孩子的主要不良膳食行为是否已经有所改变,是否故态复萌。孩子运动行为和意识是否加强,是否减少坐着娱乐的时间。

9. 肥胖儿童膳食改变的方案

超重肥胖的体重控制,要通过改变膳食结构、增加身体活动、行为矫正,以及父母参与来实现。这里介绍的是膳食改变,也就是肥胖体重控制三大环节中的第一环节。膳食改变方案一般可分以下3种不同层次。

(1)日常膳食矫正的方案:将孩子平时的膳食结构调整为平衡膳食,是超重肥胖儿童基本的膳食。

（2）低能量平衡膳食：这种低能量膳食有助于体重的控制，是超重肥胖儿童阶段性膳食。这两种方案属于一般膳食矫正方案。

（3）极低能量膳食：是非常规的体重管理策略，属于特殊膳食矫正方案。大多数情况应该仅仅在具有肥胖特殊专科的三级医疗机构进行，并进行合理评估、制定治疗计划和多学科支持。

10. 成功控制体重的具体措施

（1）每天正常三餐，绝不少吃任何一餐；

（2）吃饭时绝不看电视或做任何事情；

（3）试着将食物慢慢咀嚼 20 次以上；

（4）每餐八分饱，不吃得太撑；

（5）吃饭不配饮料，饭后 1 小时内不喝任何液态食物；

（6）主食宜干不宜稀，宜粗细搭配；

（7）饭后马上刷牙漱口；

（8）吃蔬菜比吃肉多；

（9）用水果代替果汁等甜饮料及甜食；

（10）不吃高能量低营养食物，限制吃甜食、糖果等零食；

（11）少吃油炸、油酥等高油脂食物及勾芡食物；

（12）养成两餐之间多喝白开水的习惯；

（13）嘴馋时先喝水或选择低热能食物；

（14）不吃宵夜，睡前 3 小时不吃东西；

（15）少吃速食；

（16）父母尽量与孩子共同进餐；

（17）饭后适度走动，每天至少走路 30 分钟，或多利用爬楼梯机会；

（18）周末不要总是呆在家里，安排一次户外活动，如短途旅行、球类活动等；

（19）每天看电视和玩电脑不超过 1 小时；

（20）常照镜子，多称体重。

五、小儿厌食症

厌食是许多疾病的常见症状之一，提示消化功能的紊乱，在小儿时期很常见。小儿厌食症是指小儿较长时间食欲不振，甚至拒食的一种常见病。其原因常是多方面的，主要是由于两种病理生理因素：一种是局部或全身疾病的影响，导致消化系统的紊乱；另一种是中枢神经系统的影响，因为人体内外环境各种刺激对中枢神经的影响，会导致对消化功能调节的失衡。

1. 病因

常见的病因有：①胃肠道疾病，如急慢性胃炎、消化性溃疡、急慢性肝炎、慢性肠炎、各种原因的腹泻及长期便秘；消化道变态反应，以及某些易引起胃肠道刺激的药物，如红霉素、磺胺类药物等。②全身器质性疾病，如结核病及其他慢性感染。③环境气温过高，或生病发烧。④锌或铁缺乏。⑤长期摄取无盐饮食。⑥维生素 A、维生素 D 中毒。⑦不良饮食习惯。⑧活动太少，或睡眠太晚等。其中不良饮食习惯是目前多数儿童厌食的主要原因。不良饮食习惯的形成与许多因素有关，大致包括家庭管理策略不合理，喂养不当，摄食行为偏离，食物种类偏差，缺乏有效对策，缺乏组织家庭平衡膳食基本知识等等。

2. 诊断

在诊断方面，厌食是儿科常遇到的主诉。要仔细问清是否确系厌食。有些家长过分机械地要求小儿进食，遇到食量变化较大或偏食时，便误解为厌食。要从病史、体检和必要的化验检查各方面深入调查研究，排除消化系统疾患和全身性疾病对消化道的不良影响，还要研究小儿的家庭和学校环境，有无影响进食习惯的因素。要详细询问家庭喂养的具体方法。要了解有代表性的近期喂养实例，对照婴幼儿喂养原则，或平衡膳食的基本食物结构以及合理膳食制度的要求，发现喂养不当及饮食行为不合理的具体表现，并结合孩子目前营养状况，给予合理的综合干预措施，其中包括膳食行为矫正的指导。

3. 危害

厌食儿童由于喂养不当、家庭管理不善、挑食偏食等不良饮食习惯、疾病，以及不合理作息制度、缺乏活动或锻炼、睡眠不佳或太晚等原因，不能从饮食中获得足够的能量和营养素，尤其是蛋白质，从而引起消瘦、生长发育落后、体重和身高都低于同年龄小儿，同时还可伴有多种维生素和矿物质的缺乏，导致身体虚弱有病，如维生素 A、B 族维生素和维生素 C，铁、锌、钙等的缺乏而引起贫血、佝偻病、干眼病等，这就是所谓的营养不良。长期的厌食症可导致严重的营养不良和体力衰弱。

4. 治疗

应正确诊断病因和治疗原发病。厌食情况如长期得不到改善，可导致严重的营养不良和体力衰弱。在对症治疗方面，着重恢复小儿的消化功能，主要应用中西医结合方法、针灸疗法及捏脊疗法。对不良饮食行为导致的厌食儿童可采取以下措施。

（1）有关婴幼儿喂养基本原则与实施方法的指导。让家长掌握不同月龄婴幼儿的喂养方法；

（2）指导组织家庭平衡膳食，以及纠正挑食偏食、贪吃零食等不良饮食习惯，指导家庭进行膳食管理的策略及具体方法；

（3）根据孩子膳食史，以及必要的化验结果，有针对性地补充部分维生素及矿物质，如 B 族维生素、维生素 C、钙、铁或锌等；

（4）要求家长做到食物多样化，菜谱经常更新，按比例吃各营养性食品组，注意适量摄入高能量食物,考虑孩子的体质特点,口味适合儿童喜欢的味道,建立合理膳食制度,以及健康的生活方式。

思考题

1. 喂养不当的原因按其性质分为哪三方面的问题?
2. 喂养不足的原因有哪些?
3. 如何避免人工喂养和混合喂养的婴儿喂养过度?
4. 婴儿容易回奶的原因有哪些?如何避免?
5. 引起婴儿便秘的原因有哪些?
6. 肠绞痛引起婴儿哭闹的特点是什么?
7. 如何判断腹泻婴儿是否需要就医?
8. 腹泻婴儿的饮食要注意哪些?
9. 维生素 D 缺乏性佝偻病的骨骼改变有哪些?
10. 如何预防佝偻病?
11. 铁吸收的促进因素和不利因素是什么?
12. 缺铁性贫血的表现是什么?
13. 缺铁性贫血如何进行饮食治疗?
14. 营养不良的原因是什么?
15. 如何治疗儿童营养不良?
16. 肥胖的危害有哪些?
17. 儿童体重管理的策略是什么?
18. 为什么家长在儿童体重控制中发挥着关键作用?
19. 不同年龄段儿童行为干预的重点是什么?
20. 成功控制体重的具体措施有哪些?
21. 小儿厌食症的常见原因有哪些?
22. 如何治疗小儿厌食症?

第九章
婴幼儿生长发育及其营养状况评估

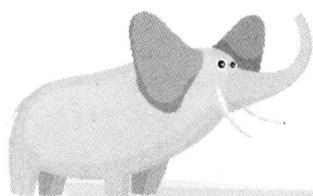

★ **学习要点：**

1. 掌握婴幼儿体格发育主要指标及测量方法；
2. 掌握婴幼儿生长发育常用评估方法；
3. 掌握不同月龄婴幼儿膳食调查方法；
4. 掌握婴幼儿常见营养不良体征及其意义。

第一节　婴幼儿体格发育的主要指标及测量方法

儿童生长发育是指小儿从胚胎期开始到成人期，体格、精神、神经系统形态和功能发展的过程。婴幼儿的生长是指整个身体或某些器官的增长，婴幼儿的发育则表示身体功能的成熟程度。生长是量变，表现为形体的增大、增长和增重；发育是质变，表现为身体或某些器官功能的演进，即机体组织结构的功能成熟过程。二者关系密切，相互依存、相互制约、相互促进、相互影响。有健康的机体组织结构，才能发挥完美的功能。通过生活实践，机体发挥生活功能，显示旺盛的生命活力，同时又促进了其本身的生长发育。婴幼儿生长发育的速率在不同年龄阶段的表现虽然不一样，但有共同的规律。从胚胎形成到出生，从出生到发育逐步成熟是不同阶段的连续生长发育过程，其规律是年龄愈小、生长发育愈快，以后则减慢，直至停止。婴儿出生后的前 6 个月是生长发育最快时期，后 6 个月内速度变慢，以后生长速度再逐渐缓慢下来。

一个生长发育各方面都健康的小儿，其体重、身高必须按规律地增长，形态随年龄而转变，精神面貌也必须随年龄有相应的发展，而且很少生病，精神愉快，反应灵活。婴幼儿生长发育的形态测量以体重、身高（长）、头围、胸围和上臂围等为主要指标。根据《散居儿童保健工作常规》，婴幼儿生长发育的体格检查应按月定期进行：1 岁以内的婴儿每 3 个月 1 次，1～3 岁幼儿每年 2 次。各地情况也有不同。一般来说，出生后前 6 个月，每月测量 1

次,后 6 个月每 2～3 个月测量 1 次,以后每年 2 次。对儿童生长发育要做好记录,并进行分析比较。对生长发育指标低于或高出正常范围的婴幼儿,尤其是发现两次测量出现明显变化的婴幼儿,要进行认真分析,找出原因,并采取相应的有效措施。

除了形态指标外,还可测量生理功能指标,涉及骨骼、肌肉系统的基本指标,如肺活量,为呼吸系统的基本指标;脉搏和血压,为循环系统的基本指标。下面逐一介绍有关的体格测量指标。

一、体重

1. 儿童体重增长规律

体重是全身各部分重量的总和,是反映婴幼儿身体总体营养状况最易获得的指标。可用于判断健康水平,也是计算小儿营养素和热能需求的依据,以及临床上计算药物剂量和输液量的主要依据。婴幼儿体重增长有一定规律,体重不足或增长缓慢、停滞提示营养不良或有慢性疾病。体重增长过快,超出一般规律,应检查是否内分泌有问题,或喂养过度导致肥胖。

正常婴儿出生时的体重平均为 3 千克,前 3 个月平均每月增加 800～1 000 克,3～6 个月平均每月增加 500～600 克,后半年平均增加 250～300 克。到 1 岁时约为 10 千克,男孩略重于女孩。

2～10 岁小儿体重的估算方法:

$$体重(千克)=年龄(岁)\times 2+8$$

2. 测量方法

体重测量前,被测小儿宜空腹,应先排大小便,然后脱去鞋、袜、帽子和外衣,仅穿背心和短裤,去尿布。称重时要注意安全,冬天应调节好室温,以防测量时着凉。婴儿取卧位,1～3 岁小儿取坐位,年长儿取立位。注意双手自然下垂,不摇动,不接触其他物体,以免影响准确读数。

使用杠杆式体重计,最大载重量为 50 千克,新生儿的测量读数精确到 10 克,婴幼儿的测量读数精确到 50 克。记录时以千克为单位,记录至小数点后二位。操作时量具要校正至"零"点。

二、身长或身高

1. 儿童身长(高)增长规律

身高是代表头、脊柱及下肢长的总和。3 岁以下孩子躺着测量,称为身长;3 岁以上孩子站着测量,称为身高。

足月新生儿出生时身长平均 50 厘米,第一年增长最快约 25 厘米,1 岁时为 75 厘米。第二年平均增长 10 厘米,到青春期前,平均每年增长 5～7 厘米。进入青春期出现第二次身高快速增长,男孩每年增加 9～10 厘米,女孩每年增加 8～9 厘米。

$$2～10 岁估算身高(长)＝年龄×5＋75(厘米)$$

2. 测量方法

3 岁以下儿童卧于标准测量床,要求头板与量板垂直成直角,足板的活动度应小于 0.5 厘米。小儿面部向上,脱去帽、袜、鞋,穿单衣,两耳在同一水平线,头接触顶板并固定。测量者站在被测量者右边,左手按住双膝使腿伸直,右手移动足板使接触足底。读取量板两侧数字应一致,精确度为 0.1 厘米。

3 岁以上可用身长计或将皮尺定在墙上测量。枕部、双肩、臀及足跟应紧靠身长计或墙壁。要求幼儿直立、双眼前视,两侧耳廓上缘与眼眶下缘连成一水平线,胸部稍挺起,腹部微后收,两臂自然下垂,手心贴腿,脚跟靠拢,脚尖分开约 60 度。测量者手扶滑板使之轻轻向下滑动,直至滑板与头顶恰好相接触。读数精确到小数点后一位。

三、头围

1. 儿童头围增长规律

头围的大小间接反映出颅骨及脑的发育。出生后头 2 年头围增加迅速,新生儿头围平均 34 厘米,6 个月平均 42 厘米,1 岁时约为 46 厘米,2 岁时约为 48 厘米。以后头围增加缓慢,5 岁时头围为 52 厘米(成人为 54 厘米)。头围过小,为头小畸形;过大可能为脑积水或其他疾病。

2. 测量方法

小儿取卧位、座位或立位。测量者位于小儿右侧,用左手拇指将软尺零点固定于头部的右侧及眉弓上缘处,软尺从头部右侧绕过枕骨粗隆最高处,经左眉弓上缘再回到零点。读数以厘米为单位,记录至小数点后一位。要注意软尺应该不能拉伸没有弹性,测量时应紧贴皮肤,左右对称,梳辫子的女孩应先将辫子解开放松。

四、胸围

1. 儿童胸围增长规律

胸围代表肺、胸廓及胸部肌肉的发育状况。新生儿时胸围 32 厘米,比头围小 1～2 厘米。一般在 12～18 个月时,胸围与头围相接近,以后胸围超过头围。1 岁以前婴儿如果营养状况良好,胸围可以提前超过头围。胸围发育与体育活动有很大关系,从小经常锻炼的儿童,其胸围发育良好。

2. 测量方法

3岁以下小儿取卧位,3岁以上小儿取立位(不能取座位)。测量时小儿双手自然下垂,两眼平视前方。测量者位于小儿右侧,用左手拇指将专用软尺零点固定在小儿右侧胸前乳头下缘,右手拉软尺绕经右侧背后,以两肩胛骨下角缘为准,再绕至左侧乳头下缘后回到零点,取平静呼气和吸气时的平均数,读数精确到小数点后一位。

五、坐高

3岁以下小儿使用卧式身长板。小儿脱去鞋袜、帽子和外衣,仰卧于身长量床的底板中线上,两耳在同一水平。助手固定小儿头部,使头顶接触头板。测量者位于小儿右侧,左手提起小儿双腿,使小儿膝关节屈曲成直角,同时使骶骨紧贴底板,大腿与底板垂直。测量者右手移动足板使其压紧臀部,注意两侧刻度读数一致。测量读数以厘米为单位,记录到小数点后一位。

3岁以上小儿使用立式身高坐高计。小儿脱去鞋袜、帽子和外衣,坐在坐高计的坐板上,骶部紧靠量柱,上身坐直,两大腿伸直面与身躯成直角,与地面平行。膝关节屈曲成直角,足尖向前,两脚平踏在地面。胸部稍挺起,腹部微后收,枕部、肩部和背部紧靠量柱,将滑板轻轻移下,平落于头顶,读数以厘米为单位,记录到小数点后一位。

六、上臂围

1. 生长规律

上臂围反映上臂肌肉、皮下脂肪及骨骼发育的综合状况,能间接反映婴幼儿的营养状况。1岁以内臂围增加迅速,1~5岁间增加1~2厘米。在无条件进行体重及身高测量地区,可以通过臂围测量观察5岁以下儿童的营养状况。上臂围>13.5厘米为营养好,12.5~13.5厘米为营养中等,<12.5厘米为营养不良。

2. 测量方法

两上肢自然放平或下垂,取左上臂肩峰至尺骨鹰嘴突起连线的中点,然后将专用软尺轻贴皮肤绕臂一周,读数精确到小数点后一位。

七、皮下脂肪

小儿取卧位或立位。测量者用左手拇指及食指,在小儿锁骨中线与肚脐水平线相交处的腹壁,两指尖的距离为3厘米,沿左右方向捏起皮肤和皮下脂肪,即皮褶与躯干长轴相平行,右手提量具(皮褶厚度测量卡尺)进行测量。测量时误差不超过0.5厘米。此项测量有一定难度,应经过专门培训,在同一人群中测量时宜由专人负责,两次对比调查最好为同一个测量者。

八、囟门

新生儿头颅有五块骨板拼接而成，由软骨相衔接。后囟是由 1 块枕骨和 2 块顶骨构成的三角形间隙，一般在出生后 6～8 周闭合。前囟是由 2 块额骨和 2 块顶骨构成的菱形间隙，出生时斜径为 1.5～2 cm。生后数月内随头围的增大而变大，6 个月后缩小，一般 12～18 个月逐渐闭合。过早闭合或超过 18 个月未闭合均为异常。

头围的大小、囟门关闭的早晚在某种程度上与脑的发育及疾病影响有关。囟门关闭过晚，易造成头围过大。头顶部的前囟门呈菱形，如菱形对边中点的连线大于或等于 3 厘米，可判断为大，多见于脑积水、佝偻病等；囟门关闭过早，易造成头围过小，多见于大脑发育障碍、小头畸形等。前囟门饱满或隆起紧张、波动增强可见于各种原因的颅内压增高。前囟门凹陷可见于脱水或重度营养不良。

第二节　婴幼儿生长发育的评价方法

一、评价小儿生长发育的 3 个指标及其 3 种评估方法

在评定小儿体格发育水平时，常依据其各项体格测量指标数值，与同性别、同年龄组的正常值来比较。常用的观察指标包括：从年龄看体重、从年龄看身高，以及从身高看体重 3 个指标。这就是通常所指的年龄别体重（WFA）、年龄别身高（身长，HFA）以及身高别体重（WFH）。每一个指标都有 3 种不同的统计学方法来评估生长发育水平，它们是：百分位数法、中位数百分比法，以及中位数标准差单位法（Z 分法）。所以，理论上儿童体格生长发育的评估标准共有 9 种不同的参考标准。例如：WFA 的百分位数法、WFA 的中位数百分比法，以及 WFA 的 Z 分法；其余两个指标也可以类推。但在实际应用中，常用的是 7 种标准，即 WFA 的百分位数法和 Z 分法，HFA 的百分位数法和 Z 分法，以及 WFH 的百分位数法、Z 分法和中位数百分比法。

每种方法的正常值都有性别差异，男女有不同的结果。对于儿童肥胖的判断，除了用上述方法外，最近世界卫生组织建议可采用一个新指标，即体质指数（BMI）。其判断可采用百分位数法，或推荐的超重、肥胖及消瘦界值点。BMI 的计算方法为：体重除以两次身高（千克/米²）。

在构建百分位曲线时，要注意这 3 项指标的人群调查数据分布，尤其是体重及身高别体重的数据分布，在统计学范畴并不属于正态分布，而是偏态分布。因此不适宜采用平均数的概念，而应采用中位数，在百分位数法中以 P50（读作第 50 百分位）来表示。而且要注意

其标准差的含义,它不是均数的标准差,而是中位数的标准差,两者数值不同。

二、3种评价指标的特点及意义

1. 年龄别体重(WFA)

这项指标以年龄来看体重。大多数情况下,体重随年龄而上升。但是由于未考虑身高对体重的影响,一些身材偏高或偏矮的婴幼儿,体重就偏在百分位的两端,但按照其身高来看,可能仍然是身材匀称的。这个指标通常用来评估儿童体重是否不足或严重不足,但通常不用它来判断儿童体重超重或肥胖。世界卫生组织建议,采用年龄别体重的标准差单位法(Z分法),以P50-2个标准差,或-3个标准差,表示低体重。这是一个流行病学指标,来评估某一群体,如幼儿园、小学或某些年龄段儿童中的低体重分布情况,反映他们的营养状况。

该指标的缺点是不能用来识别过去的营养状况。在应用时,高瘦儿童该指标正常时,还需结合身高别体重指标予以进一步评估,以发现早期营养不良的存在。矮胖儿童该指标正常时,也需结合身高别体重指标明确超重、肥胖程度,以利于作具体指导。

2. 年龄别身高(HFA)

这项指标以年龄来看身高。大多数情况下,身高随年龄而增长。一般来说,年龄别身高的数据分布较接近正态,身高过低或过高的儿童人数分布大致相当。这个指标可以发现同年龄中身材矮小者,可能与长期营养不良或者多病有关。但是儿童身材高却很少发现问题,除非过高或内分泌紊乱。世界卫生组织建议,采用年龄别身高的标准差单位法(Z分法),以P50-2个标准差,或-3个标准差,表示生长迟缓。这是一个流行病学指标,来评估某一群体,如幼儿园、小学或某些年龄段儿童的生长迟缓分布情况,反映他们的营养状况。

这项指标是识别过去营养不良的重要依据。所谓过去营养不良,包括既往慢性营养不良史、先天营养不足和父母的遗传因素。暂时的营养不足,不会影响骨骼的生长;长期的营养不足,才能使生长迟缓。据研究,对营养不良儿童增加膳食营养,需要1年左右时间,才能在该指标上有明显反映。

3. 身高别体重(WFH)

这项指标是以身高来看体重,与年龄无关。该指标反映目前营养状况很敏感,而且不同国家同一身高的中位数值非常接近,民族、地区的差异对其影响较小。因此世界卫生组织推荐该指标作为国际间或国内不同地区间进行营养状况比较的依据。

体重和身高的相对比例可以反映出体型的匀称程度。因此该指标可用于消瘦、超重和肥胖的评估。消瘦通常由于近期的疾病或食物短缺导致体重严重下降,当然,也可能是长期的营养不良或疾病。世界卫生组织建议,采用身高别体重的标准差单位法(Z分法),以P50-2个标准差,或-3个标准差,来表示消瘦。这是一个流行病学指标,可评估某一群体，如幼儿园、小学或某些年龄段儿童的消瘦分布情况，反映他们的营养状况。

体重偏高意味着能量过剩而导致的超重或肥胖。将个体所测得的体重，与同性别、同身高的 P50（理想体重）相比，可用于判断个体的超重或肥胖，P50 的 110%～120% 为超重，P50 的 120%～130% 为轻度肥胖，P50 的 130%～150% 为中度肥胖，超过或等于 P50 的 150% 为重度肥胖；同样也可以用于个体消瘦的判断，P50 的 90%～80% 为轻度消瘦，P50 的 80%～70% 为中度消瘦，小于 P50 的 70% 为重度消瘦。这种方法是以占 P50 的百分比多少来判断，故称之为中位数百分比法。目前可用于个体的判断。

一般来说，2 岁以下小儿身长的测量误差较大，对该年龄段小儿的应用要谨慎一些。身高别体重百分位数法一般应用于 11.5 岁以下儿童，所以只能应用于托幼机构幼儿和小学生超重、肥胖和消瘦的评估。超过此年龄的儿童可应用体质指数百分位数法。

三、百分位曲线及其意义

评价婴幼儿的身高、体重，需要有科学的"尺度"，这就是常用的体格发育评估标准，有时也称之为参考值。由于调查的数据分布不同，正态分布的可以用平均值及其标准差来表示。对偏态分布的资料可采用百分位数法，它也可应用于正态分布资料的分析。婴幼儿的体重、身高以及身高别体重数据分布均为偏态资料。因此，要选用百分位数法。目前可以应用电脑软件来构建百分位曲线。其经典方法是 LMS 方法，是由英国伦敦大学健康研究所的 Tim Cole 教授建立的，由英籍华裔女学者潘博士编制软件程序。编者曾与他们有 3 年合作研究，应用 LMS 方法构建了上海 0～18 岁儿童体格发育评估参考值（3 种指标 3 种方法），同时也完成了上海 2～18 岁体质指数百分位参考值及超重肥胖界值点。该软件构建的百分位曲线具有曲线光滑流畅、与调查数据匹配良好的特点。不管采用何种方法来构建百分位曲线，凡构建出扭曲的百分位曲线则是不合格的。

采用 LMS 方法构建百分位曲线，可以由编制者自行选择任意条百分位线，一般选 7 条或 9 条百分位曲线，它们是：P3、P5、P10、P20、P50、P80、P90、P95、P97（如需 7 条则少 P3、P97）。也有选 5 条（P3、P10、P50、P90、P97）或 3 条（P5、P50 和 P95，或 P3、P50 和 P97）。百分位曲线有性别差异。需要在百分位曲线图上查某一个宝宝的身高或体重在曲线上的位置，首先要同性别，男孩要用男童百分位图，女孩要用女童百分位图，因为男童的平均测量数据要高于女童，而且他们生长类型略有性别差异。

在评定小儿体格发育水平时，常依据其本身各项指标数值与同性别、同年龄组（或同身高）的中位数比较，与中位数相差在一定限度内是属于正常范围，超出一定限度，常伴有病理现象。一般认为介于中位数上下相差不超过 2 个中位数标准差，尚属正常，若超过两个标准差，即应进一步作体格检查，以寻找原因。这个限度在不同国家之间略有不同，差别不大。英国的限度选择在 P2 与 P98 之间，我国选择在 P3 与 P97 之间。这意味着在 100 位孩子中仅有 4 名（英国标准）或 6 名（中国标准）落在上下限度之外。

用年龄别身高百分位数法为例,简单地解释百分位原理和应用方法,例如将一组 100 个性别相同、年龄相同的小儿按其身长由矮至高排列起来。P50 意味着有 50 位小儿的身高比它高,有 50 位小儿的身高比它矮,处在中间位置,称之为中位数。从 P3 到 P10、P20、P50、P80、P90、P97,身高的测量值逐渐升高。同理,体重也有百分位曲线,头围也有百分位曲线(5 岁以下)。应用时,将某一小儿的体格测量值,在同性别、同年龄的生长曲线图上,查找到该测量值在图中的具体位置。只要不落在 P3 或 P97 外,都可以认为是正常的。有些缺乏经验的儿保医生,当某小儿的体格测量数据落在 P20 或 P80 之外时,就判断其为不达标,这是不正确的。设想根据这种判断方法,100 位小儿将有 40 名被排除在正常之外,这在正常经济社会中是不会发生的,也违背了百分位数法的设计初衷。体重百分位曲线 P50 的概念不是标准,而是处于中间位置的中位数,可以称之为理想体重。身高百分位曲线 P50,也不能称之为身高标准,可称之为理想身高。某一儿童身高或体重的测量值,比理想值(P50)高或低都不能立即判断为不达标,只有落在 P3 或 P97 外时才可以判断有问题,可以进一步以身高别体重或体质指数百分位标准来评估。

四、百分位曲线图的种类和应用

1. 有关体重、身高的百分位曲线

构建百分位数曲线图是评估儿童体格发育最重要的工作。不仅百分位数法的各条百分位曲线,如 P3、P50、P97 可供实际应用,而且百分位数法求得的 P50,也是中位数百分比法,以及中位数标准差单位法的基础。世界卫生组织推出的体格发育评估标准表,包括年龄别体重、年龄别身高、身高别体重 3 项指标,显示出的数据包括:P3、P5、P10、P20、P50、P80、P90、P95、P97,及 P50±1 标准差、P50±2 标准差、P50±3 标准差。因此,男女各有 6 种体格评估标准,采用的方法是百分位数法及中位数标准差单位法(Z 分法)。

根据体重 P50,可以计算出占 P50 的不同百分比值,包括:70%、80%、90%、110%、120%、130%、150%。这就是中位数百分比法。可以分别计算出年龄别体重、年龄别身高、身高别体重的各项百分比值,但实际应用的主要是身高别体重百分比法,可应用于消瘦和超重肥胖的个体或群体评估。详见本章身高别体重一节所述。

0～6 岁婴幼儿的体格评估百分位曲线图,在实际应用中,一般可采用以下一些百分位曲线图:

第一,年龄范围 0～1 岁,年龄采用月龄,间隔为 1 个月,男女婴年龄别体重(kg)、年龄别身长(cm)百分位曲线图。图上由 3 条曲线组成:P3、P50 和 P97。见图 9-1～9-4。

第二,年龄范围 1～6 岁,年龄采用的是年,间隔为半岁。男女童年龄别体重(kg)、年龄别身高(cm)百分位曲线。图上由 3 条曲线组成:P3、P50 和 P97。见图 9-5～9-8。

(所有构图资料均来自上海交通大学附属儿童医院营养研究室蒋一方研究小组采集的上海市区调研数据。)

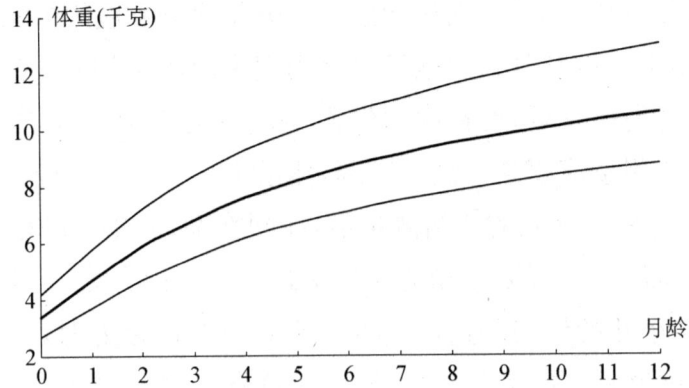

图9-1　0～1岁男婴年龄别体重百分位曲线图

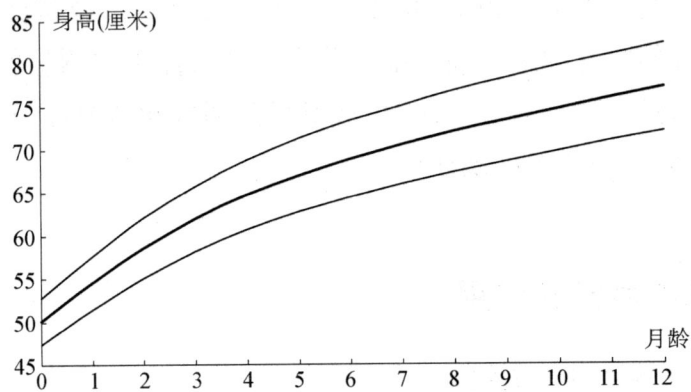

图9-2　0～1岁男婴年龄别身长百分位曲线图

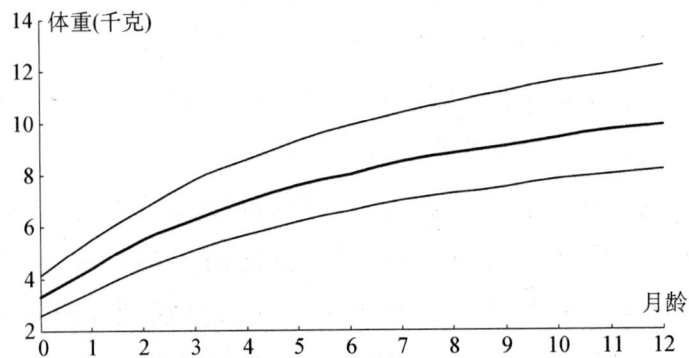

图9-3　0～1岁女婴年龄别体重百分位曲线图

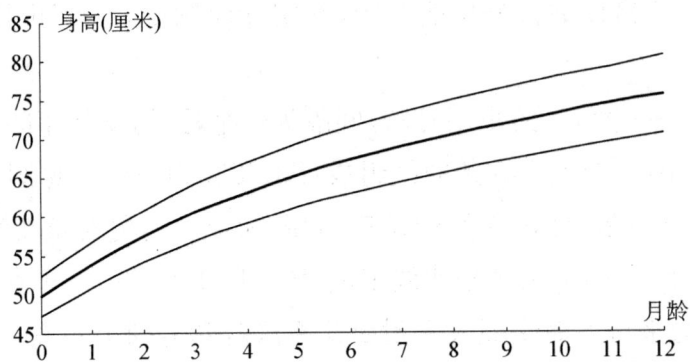

图9-4　0～1岁女婴年龄别身长百分位曲线图

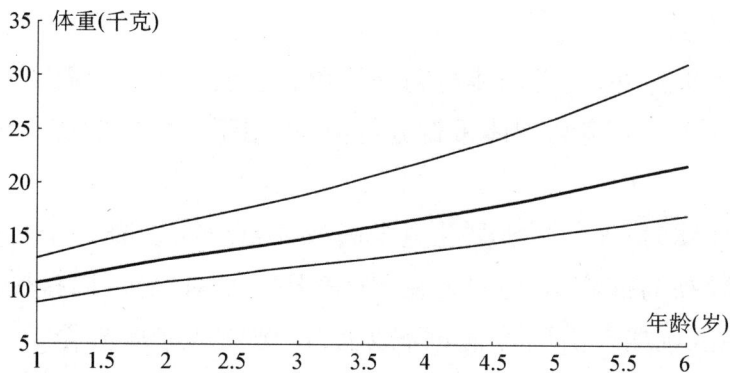

图 9-5　1～6 岁男童年龄别体重百分位曲线图

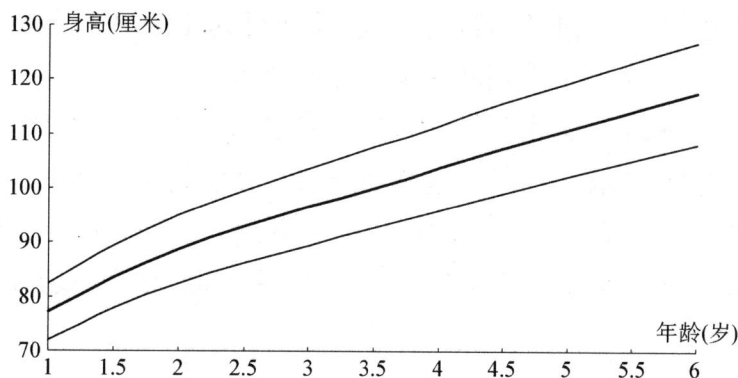

图 9-6　1～6 岁男童年龄别身高百分位曲线图

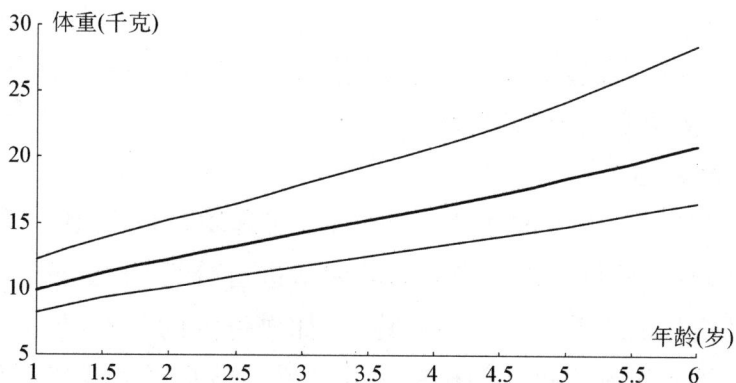

图 9-7　1～6 岁女童年龄别体重百分位曲线图

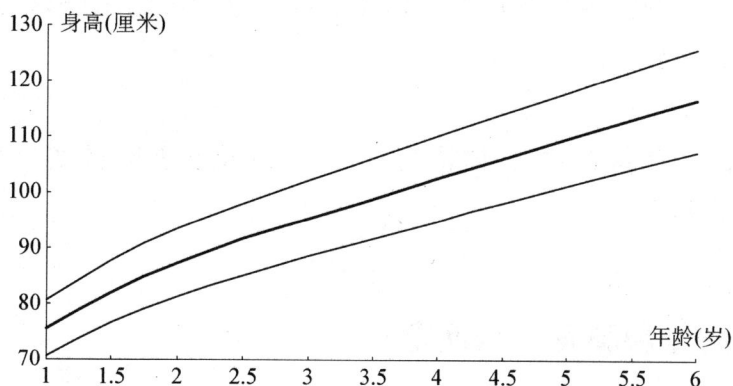

图 9-8　1～6 岁女童年龄别身高百分位曲线图

2. 其他百分位曲线

除了上述的 2 个指标外,还可构建身高别体重、头围、腰围、上臂围等的百分位曲线。本书附录里登载了 0~11.5 岁身高别体重百分位值,可用于个体的肥胖与消瘦的评估。

3. 应用注意点

在应用百分位曲线时,先判断所测儿童身高或体重分布在哪一个百分位区域。尽管所在区域处于较低或较高的百分位,但只要在 P3 和 P97 之间,是可以接受的。重要的是前后两次测量结果,所在区域如果出现明显下降或上升,例如从 P95 降至 P80,或从 P20 上升至 P50,都要认真分析其原因,下降者要考虑是否由于饮食控制、身体活动增加、不合理饮食行为、疾病因素或其他原因,要针对具体情况予以处理。上升者也要同样分析,是疾病恢复、营养改善,还是喂养过度、不合理饮食行为所致,要针对具体情况来处理。托幼机构儿童可应用身高别体重的百分比法标准来判断超重肥胖或消瘦。

有一种评估方法是采用 3 个指标综合作营养评价,设定在 P20、P80 之间定为中,低于 P20 为低,高于 P80 为高的指标分界线,这种划分与百分位数法的基本概念相混淆。增加了许多假阳性率,尤其是判断肥胖小儿却被认定为营养优,是不合适的。不管是群体或是个体体格发育评估,都应遵照目前推荐的几种评估方法来判断,如本章所述。

第三节 对小儿的营养调查

一个完整的营养调查,应包括膳食调查、体格营养状况检查及实验室检查 3 个部分。对小儿的营养调查可以从两个层面来进行。

1. 对群体作营养评估

通常在托幼机构对小儿进行群体营养调查时,膳食质量可采用称重法、记账法及问询法。现在可应用电脑营养软件对机构膳食的质和量进行分析(非全日制托幼机构需要家庭的配合)。并对托幼机构的小儿进行实验室检查,如血色素的化验(根据具体情况可以增加化验项目如锌、血清铁),以确定该托幼机构小儿缺铁性贫血的发生率。结合对该机构所有小儿的体格检查,发现正常小儿的百分比,以及营养不良、超重或肥胖小儿的发生率,这样对该托幼机构整体小儿的营养状况有了客观的了解。将三者结果联系起来综合分析,便于找出不足的原因,加以改进。

2. 对个体作营养评估

它也包括个体的膳食营养评估、体格发育评估,以及必要时作实验室检查。本节重点介绍婴幼儿膳食营养调查。

一、婴幼儿膳食质量和膳食行为调查

0~3 岁婴幼儿跨越了两个不同的喂养阶段:0~2 岁的科学育儿指导,以及 2 岁以上家庭平衡膳食指导。0～2岁的膳食调查，以询问法为主。主要围绕"5个喂"来提问，母乳摄入量的调查可以采用称重法，配方奶量则可采取记账法。如何喂是调查婴幼儿膳食质量的关键，如何喂的原理是指导喂什么、何时喂及何处喂。而喂养人的职责是落实科学喂养的核心。能否掌握科学育儿的4条原则，是询问的重点。现将该年龄段（月龄）婴幼儿分成：0～4、4～6、6～8及8～12共4个阶段，按照3种不同喂养方式，把膳食特点、常见问题及对策详细列入表9-1至表9-4，以便了解喂养中应注意的膳食特点、可能发生的问题和对策。

表9-1 0～4个月龄婴儿膳食调查

喂养方式	膳食特点	常见问题	对策
母乳喂养	全天母乳摄入量计算法：可采用称重法，对喂乳前后婴儿称重各1次，一日3～4次，连续4～7天，求得每次摄入的奶量（哺乳后重量减去哺乳前重量）。求出一日3～4次的平均数，乘上全天总次数，即为全天奶量	（1）母乳量不足 （2）没有补充维生素D （3）提前添加辅食 （4）母乳授乳方法不当 （5）开奶太晚 （6）每晚没有把母乳吸空 （7）没有与孩子有目光交流和语言鼓励	正确母乳喂养方法指导
人工喂养	采用记账法，记录全天配方奶总量。选择适合该月龄的配方奶。如用鲜奶喂养，要掌握新生儿期正确调配方法，如用全脂奶粉喂养，要掌握正确调配方法	（1）总量过多或不足 （2）配制奶液太浓 （3）用奶瓶喂孩子的方法不当 （4）提前添加辅食 （5）喝奶间隔时间太短或太长 （6）鲜奶或全脂奶粉调配浓度不正确 （7）选用不适合婴儿的食品喂养，如豆奶、麦乳精 （8）没有与孩子有目光交流和语言鼓励	正确人工喂养方法指导
混合喂养	采取恰当的喂养方式，母乳不足时用补授法，乳母上班或外出时用代授法	（1）补授法婴儿没有先喝母乳后喝配方奶 （2）全天配方奶量过多 （3）当母乳量丰沛时，没有减少配方奶量或改为纯母乳喂养 （4）与孩子没有目光交流和语言鼓励	正确混合喂养方法指导

表9-2 4～6个月龄婴儿膳食调查

喂养方式	膳食特点	常见问题	对策
母乳喂养	继续母乳喂养。炎热季节可以供应少量白开水，继续补充维生素D或鱼肝油	（1）提前添加辅食 （2）未补充维生素D或鱼肝油 （3）母乳量不足时未及时添加配方奶	正确母乳喂养方法指导
人工喂养	开始添加辅食。掌握辅食添加7个字原则，掌握辅食添加正确顺序，要按月龄添加。掌握各类辅食制作方法。注意辅食的营养密度和能量密度	（1）未掌握辅食添加原则，如一开始就添加量太多，没尝试过的食物与尝试过的食物一起喂等 （2）未掌握辅食添加正确顺序，如5月龄前加蛋黄，水果在蔬菜前添加等 （3）辅食制作方法不合理，如未用植物油煸炒蔬菜泥等 （4）辅食量过多，影响喝配方奶 （5）用蛋黄补铁，未提供含铁米粉 （6）重复补充鱼肝油和钙 （7）提供甜食太多，如糖粥，果汁加糖 （8）未用勺子喂 （9）吃辅食无固定座位 （10）未采用或不熟练应用应答式的喂养方法	科学育儿4条基本原则指导：及时、营养充足、恰当、个体化原则
混合喂养	开始添加辅食，继续混合喂养辅食添加知识同上如断奶，继续提供配方奶		

表9-3　6～8个月龄婴儿膳食调查

喂养方式	膳食特点	常见问题	对策
母乳喂养	开始添加辅食,考虑停夜奶	(1) 只喝母乳,不吃或仅吃少量辅食 (2) 母乳不足时未添加配方奶 (3) 辅食添加的原则和顺序出现问题 (4) 继续提供夜奶	科学育儿4条基本原则指导:及时、营养充足、恰当、个体化原则
人工喂养	学习咀嚼和吞咽的关键时期。学会制作高质量辅食,并逐渐减少配方奶量。逐步建立一天三餐三点的饮食模式。后期可提供手指食品	(1) 未提供高质量菜粥或烂面条 (2) 未提供或仅少量提供蔬菜 (3) 孩子不愿意咀嚼食物 (4) 食不定时,饮食次数过多 (5) 提供夜奶 (6) 强制式喂养,或哄骗式喂养方式 (7) 奶量太多,仅少量辅食 (8) 自行补充不适宜的营养保健品,如健脑补品、牛初乳 (9) 辅食太咸,或缺植物油 (10) 未采用或不熟练应用应答式的喂养方法 (11) 无固定进餐座位	
混合喂养	学习咀嚼和吞咽的关键时期。可考虑断母乳,改喝配方奶。学会制作高质量辅食,并逐渐减少配方奶量。逐步建立一天三餐三点的饮食模式。后期可提供手指食品		

表9-4　8～12个月龄婴儿膳食调查

喂养方式	膳食特点	常见问题	对策
母乳喂养	一般情况可断奶,改喝配方奶;如母乳多可继续喂。学会制作高质量辅食。逐步建立一天三餐三点的饮食模式。可提供手指食品。除喝母乳外,辅食制作要求同下面所述	(1) 以母乳为主,辅食添加量很少或不加,俗称奶痨,即营养不良 (2) 仍提供夜奶 (3) 不爱吃辅食 (4) 未提供高质量菜粥或烂面条 (5) 母乳减少时未及时补充配方奶 (6) 表9-3问题依存	科学育儿4条基本原则指导:及时、营养充足、恰当、个体化原则。对照"5个喂"的要求,逐一予以改进
人工喂养	膳食结构合理。每天喝奶、吃主食、吃水果、荤素搭配合理,能按比例供应各类食品,尝试多样化食物。经常提供豆制品,每天1只蛋。膳食少糖、少盐、不加调味品。逐渐让婴儿自己进食,培养良好的进食习惯。注意饮食卫生。有固定进餐座位,用人性化喂养方法管理。养成三餐三点饮食模式。不提供软饮料	(1) 配方奶量不足或过多 (2) 提供荤菜量过多或不足 (3) 不吃蔬菜或甚少 (4) 吃吃玩玩,不专心 (5) 水果量太大,影响吃正餐 (6) 提供不适宜小儿的食物 (7) 未建立三餐三点饮食模式,或晚睡太迟,午睡太长 (8) 正餐吃得少,提供零食多 (9) 喂养人未学会行为矫正的方法	
混合喂养	如断母乳,则同人工喂养法	(10) 表9-3问题依存	

　　对多数幼儿来说,1岁以后就都纳入一天三餐三点的饮食模式,就不再按3种不同喂养方式论述。1岁阶段的膳食营养调查重点,是膳食的合理结构,以及膳食行为的询问,见表9-5。2岁以上喂养指导跨入一个新的阶段,主要是家庭平衡膳食的指导,见表9-6。指导

原则与 2 岁前不同,其原则是食物多样化、按比例吃、适量和个体化原则,重点以"如何吃"为指导中心。"如何吃"讲的是科学吃的原则和方法,是"吃什么"的总纲。提出 4 条基本原则的目的,是为了保证家庭组织的膳食具有合理的膳食结构,保证幼儿膳食的营养全面和平衡,以及能量平衡,以促进宝宝健康成长。此阶段还要强调一个"管"字。家庭膳食质量及膳食行为的管理对膳食营养至关重要。这涉及两个层面上的问题:一方面是家庭能否提供平衡膳食,另一方面是即使家庭能提供平衡膳食,但由于幼儿的不良饮食习惯而未能摄入餐桌上所提供的合理营养,因此家庭膳食行为的管理是十分重要的。

表 9-5　12～24 个月龄婴儿膳食调查

膳食特点	常见问题	对策
此阶段是向餐桌食品过渡阶段。宜选择新鲜、清洁、营养丰富、易消化的食物,组成由粮食组、蔬菜组、水果组、荤菜组和奶及奶制品、豆奶及豆制品构成的合理膳食结构。注意食物的能量密度和营养密度的调整。采用适宜的烹调方式,单独加工制作膳食。应在良好环境下愉快进餐,重视良好饮食习惯的培养。合理安排零食,鼓励儿童多做游戏和活动,避免消瘦和肥胖。保证适当的室外活动和日光照射时间,以获得适量维生素 D,促进钙磷代谢。严格餐具消毒,确保饮食安全卫生,避免肠胃道疾病发生。学会不良饮食行为矫正对策,以及人性化膳食管理的方法	(1) 食无定质、定量 (2) 食无定时 (3) 食无定座 (4) 不爱咀嚼 (5) 食物种类少,未达到每天 10～15 种多样化的要求 (6) 挑食偏食,膳食结构不合理,或荤菜多蔬菜少或恰好相反,或主食少,或奶量过少或过多,或水果多或少等,未按食谱设计要求,按比例吃 (7) 提供不合理保健品 (8) 用橄榄油代替大豆油等烹调油(前者以单不饱和脂肪酸为主,后者以多不饱和脂肪酸为主) (9) 表 9-4 问题依存	科学育儿 4 条基本原则指导:及时、营养充足、恰当、个体化原则。对照"5 个喂"的要求,逐一予以改进

表 9-6　24～36 个月龄婴儿膳食调查

膳食特点	常见问题	对策
提供家庭平衡膳食。按照组织家庭平衡膳食 4 条基本原则:食物多样化、按比例吃各营养性食品组食品、对高能量食品要适量节俭和针对个体具体情况的个体化原则,以保证家庭膳食结构合理。对每一条原则都要落实具体实施措施,如采用三管齐下落实食物多样化,每天食物品种达 15～20 种,按照一日食谱设计要求,提供适量的各营养性食品组的食品,荤素搭配合理、不少吃主食、用油不宜多。当存在不良饮食习惯时,要会使用行为矫正方法。对体重偏低或偏高的幼儿,既要掌握适量原则,又要注意足量热能及营养素的供应。对幼儿目前的营养状况、活动量及体质情况要落实好个体化原则。菜肴要美味可口,花色品种经常翻新,注意适量供应富含膳食纤维食品。该年龄段可以喝新鲜牛奶,经常提供豆制品、奶酪、及富钙食品	(1) 不懂得何谓家庭平衡膳食 (2) 对平衡膳食组织原则略知一二 (3) 缺乏平衡膳食落实具体措施 (4) 不喜欢吃健康食品,如蔬菜、豆制品、鸡蛋等 (5) 喜欢吃不健康食品,如洋快餐、软饮料、甜食、冷饮等 (6) 边吃边玩、边吃边看电视 (7) 体重异常,超重或消瘦 (8) 吃饭慢,或厌食 (9) 不懂得行为矫正的策略和方法 (10) 强制式或哄骗式喂养,或放牧式喂养 (11) 经常提供与孩子体质相矛盾的食物,如经常向内热体质孩子提供热性食品 (12) 表 9-5 问题依存	有关组织家庭平衡膳食的 4 条基本原则及实施方法的指导。对不良嗜好、挑食偏食等行为偏差的矫正方法的指导。加强家庭膳食管理方法的指导

婴幼儿膳食营养调查，离不开对喂养人或其家庭的询问，故常见问题及其对策应包括家庭和婴幼儿两个方面。在前面的各表中可清晰地看到此结果。

此外，个体膳食质量调查，可应用电脑营养软件来分析。采用询问法，将幼儿3～7天中所摄入的所有食物通过回忆（或逐日记录）分别列出，包括每种食物的种类、数量，包括每次小吃、烹调油、加的蔗糖等等，然后输入电脑营养分析软件进行分析。将可获得以下一些数据：

（1）一天平均摄入总能量。可计算出其能量供应和推荐的能量摄入量的百分比。

（2）一天平均蛋白质、碳水化合物、脂肪摄入量，并进一步计算出三大营养物质的提供热能比，推荐的蛋白质对能量的供应为15％，碳水化合物为50％～55％，脂肪为30％～35％，并计算出三大营养物质的重量比：蛋白质：脂肪：碳水化合物＝1：0.9：4.6。将实际计算结果与之相比较，可知三大物质供能是否合理。

（3）计算出三餐的能量比例，推荐的早餐占全部能量的25％、午餐占35％、晚餐占30％，早点加午点占10％。实际计算结果与之相比较，可知三餐供能是否合理。

（4）计算出来自荤菜和豆制品的优质蛋白质量，并计算出它们占总蛋白质摄入量的比例。推荐的优质蛋白质所占比例不低于50％为合适。

（5）可以获得常量和微量营养素的摄入量，如钙、铁、锌及维生素的摄入量，如维生素B_1、维生素B_2、维生素C等。与相关的生化测定数据比较，判断是否存在供应不足。

尽管电脑分析结果可以提供较为全面的信息，但由于回忆法或记账法所得食物重量会有很大的随意性，也可能忘记某种食物，对重量的估算，就是有经验的人往往也难做到精确。因此该结果实际意义不大。而且电脑对膳食行为缺乏分析，所以，膳食询问调查的现实意义远高于所谓的电脑咨询，除非采用称重法。

二、常见的营养不良体征及其意义

1. 常见的营养不良体征

营养不足或有营养素缺乏病时可通过血液、尿液的化验来判断，也可以从体格检查发现。营养素缺乏病体征往往是几种同时存在，一种营养素缺乏病体征的急慢性表现也会同时并存。缺乏病体征大多不是特异性的，不同的疾病可能引起相似的反应，因此营养评估，要结合膳食营养调查、体格评估以及生化检验作综合判断。

儿童的营养问题表现不一，有轻有重，有简单有复杂，应该区别对待。儿童营养问题大致上有4种表现：①急性营养不良，表现为身高基本正常，但体重明显偏轻，呈不同程度的消瘦。②慢性营养不良，表现为身高和体重都不达标，呈现明显的生长迟缓和消瘦。③身高体重基本达标或略有不足，但出现一些营养素缺乏的临床症状和体征，如缺铁、缺锌、缺钙、缺乏维生素A、维生素B_1、维生素B_2等。④肥胖儿童，其表现有高胖型、身高正常肥胖型及矮胖型。缺乏病能较早地从孩子的外部体征表现出来，因此可较早地发现儿童可能存在营养或健康问题。一般可通过眼睛观察，或体检的资料来发现。只要喂养人在生活中仔细观察孩子，便可能早发现、早就医，早康复，收到事半功倍的效果。下面介绍孩子营养不良时常见征候并分析其可能的原因。

（1）体重减轻或增重缓慢。孩子本来胖乎乎的脸瘦削下来，躯体和四肢的皮下脂肪变薄了，甚至摸起来似乎皮肤下面就是骨头，或者较长时期内孩子体重增加不明显或几乎不增重。

（2）身高增长缓慢，或者较长时期内孩子身高增长不明显或几乎不增长。

分析：上述两项可能与蛋白质、能量、钙、磷的缺乏有关。

（3）面色苍白或萎黄，或颜色不健康。皮肤弹性差，多皱纹，或有较严重皮肤损害，如奶癣或者皮肤粗糙，出现细小的丘疹，摸上去像鸡皮疙瘩，或出现凹陷性水肿，或有皮下出血点，甚至出现"乌青块"。

分析：可能与铁、锌、维生素 C、B 族维生素缺乏有关。

（4）头发无光泽、脆而枯，或者头发稀少，或枕部脱发，或出现白发，或甚至出现斑脱。

分析：可能与缺铁，或维生素 A、维生素 D 有关。

（5）视力出现问题。在昏暗的光线下视物不清，或眼睛干燥，经常眨眼，眼结膜干燥，随着眼球的活动出现褶皱，或眼睛容易疲劳。

分析：可能与缺乏维生素 A 有关。

（6）出牙迟，或乳牙掉后出新牙迟，囟门闭合迟、走路迟、说话迟，头发长得慢、少或迟。

分析：可能与维生素 D 缺乏，或中医讲的五迟症有关。

（7）鼻子或牙龈出血，尤其在刷牙时或天气干燥时经常发生。

分析：可能与缺乏维生素 C 有关。

（8）头颅骨形状异常，呈方颅或乒乓头（发生于 6 月龄以前），胸廓外形呈鸡胸或漏斗胸，脊柱后凸和侧弯（发生于 6～12 月龄），出现"X"形腿或"O"形腿（发生于 1 岁后）。

分析：可能与维生素 D 缺乏，钙、磷代谢异常有关。

（9）食欲不振，或味觉减退，或有异食癖如吃泥土、纸张或墙壁灰等，或有神经性厌食。

分析：可能与缺锌有关。

（10）嘴唇、眼结膜、口腔黏膜颜色苍白。手指甲血色差，压迫后血色恢复慢，或呈现舟状，或凹陷，或有白斑。经常头晕、注意力不集中。

分析：可能与缺铁有关。

（11）经常出现口角炎、唇炎、口腔炎，地图舌、舌肿胀，消化能力差，可出现恶心、呕吐、腹痛、腹泻和便秘交替的症状。

分析：可能与缺乏维生素 B_2 或其他 B 族维生素有关。

（12）精神萎靡，对周围事物反应差，表情淡漠，不愿说话，不喜欢活动，或烦躁不安，或时时哭吵，易激惹，精神紧张，失眠，肌肉无力。睡眠时头部多汗，睡眠中时有惊跳或突然啼哭,易醒。或食欲不振、下肢无力、麻木、疲乏感,并有消化系统症状,皮肤异样感等。

分析:可能与缺乏维生素 B_1 或烟酸,或其他 B 族维生素有关。

2. 小儿有了营养问题怎么办

父母发现小儿有了营养问题,有两个原则要掌握。第一,孩子有病应该带孩子去看医生。切莫自己代替医生的职责,去给孩子买药、保健品或补品等。这样做的结果,常常会与父母的初衷相违背,而且还可能引发出新的问题,如微量元素过量、性早熟等。第二,应该找对有关医生。现代医学科学发展很快,就儿科而言,已分成许多专科,如呼吸、消化、心血管、神经内科、内分泌、新生儿、血液、营养、遗传等。有营养问题的小儿,应该去看营养专科,如有的医院未开设营养专科,可向医院预检处询问后,去看相近的专科,如儿童保健专科等。

小儿有了营养问题去看医生,医生主要解决正确诊断及有效治疗问题,还会给父母提出有关建议。父母要积极参与,例如有些营养问题可能与喂养不当、母乳量不足、儿童的不良饮食习惯、家庭不合理膳食、生活作息安排不当或缺乏运动等因素有关。父母可在医生指导下,采取科学的育儿方法,改进和提高喂养技巧,改善乳母营养,增加母乳分泌;纠正小儿挑食偏食等不良饮食习惯,避免让小儿贪吃或乱吃零食;提高组织家庭平衡膳食的能力和技巧,向孩子提供合理营养;改变不合理作息制度,保证小儿有足够的睡眠和活动时间,建立健康生活方式。此外,父母还应提高烹调技艺,食谱经常翻新,提供适合小儿喜欢的菜肴口味,如糖醋味、茄汁味、红烧味等;还要认真学习营养知识,了解不同年龄小儿心理活动特点。父母应将这些细节贯彻落实在日常生活之中。这些工作做好了,有利于改善小儿营养状况。如做不好,会影响孩子的治疗效果。

三、实验室检查

营养评估的实验室检查以营养生化检验为主。通过生物化学方法分析血液、尿液中营养素的含量及其他有机成分,查明是否存在营养素缺乏。如营养素摄入不足时间较短、程度较轻时,往往不出现明显的缺乏病体征,通过化验则可作出客观的判断,有利于及时采取措施。生化检验也用于了解营养改善后机体恢复程度。微量营养素补充后,一般间隔 1～3 月进行复查。时间间隔不宜太短。

生化检验的标本通常为血液或尿液,也可采集头发、指甲来进行分析。血液一般采集静脉血,目前有常量及微量血液分析法。尿液以收集一昼夜的为好,但较难做到,也可以用 4 小时负荷尿检测尿中营养素或其代谢物含量。检测内容有血液中的蛋白质、维生素、无机盐以及尿中的无机盐。尿液也可以进行维生素负荷试验分析。下面列出儿保常用医学检验项目参考值,详见表 9-7、表 9-8 和表 9-9。

表9-7　临床血液学检验参考值

项　目	参考值
血红蛋白(Hb)	110～160 g/L
红细胞总数(RBC)	$(3.50～5.50)×10^{12}$/L
白细胞总数(WBC)	$(4.0～10.0)×10^9$/L
血细胞比容	37%～50%
红细胞平均容积(MCV)	80～100 fl
红细胞平均血红蛋白量(MCH)	26～34 Pg
红细胞平均血红蛋白浓度(MCHC)	310～370 g/L
血小板总数	$(100～300)×10^9$/L
网织红细胞	0.5%～1.5%

表9-8　人体营养生化血液指标判断标准及参考值

检查项目	标本	正常值	不足
血红蛋白	全血		
初生儿		180～190 g/L	<180 g/L
6个月～		110 g/L	<110 g/L
7～14岁		120 g/L	<120 g/L
总蛋白	血浆	55 g/L	<55 g/L
	血清	60～80 g/L	
白蛋白	血清	35～55 g/L	
球蛋白	血清	20～30 g/L	
前白蛋白	血清	194 mg/L(免疫扩散法)	
	血清	304±56 mg/L(比浊法测定)	
铁蛋白	血清		
新生儿		25～200 μg/L	
1个月		200～600 μg/L	
2～5个月		50～200 μg/L	
6个月～15岁		7～140 μg/L	
碱性磷酸酶	血清	(Boskansky法)	
婴儿		<30 U	
儿童		5～14 U	
钙总量	血清	2.2～2.70 mmol/L	
磷	血清	1.45～1.78 mmol/L	
铁	血清		
新生儿		17.90～44.75 μmol/L	
婴儿		7.16～17.90 μmol/L	
儿童		8.95～21.48 μmol/L	

续　表

检查项目	标本	正常值	不足
锌	血清	10.7～22.95 μmol/L	13.76～10.7 μmol/L
	红细胞	184～199 μmol/L	
维生素 A	血清	1.05 μmol/L	0.7～1.05 μmol/L
维生素 C	血浆	23～85 μmol/L	
维生素 D			
1,25-羟 D_3	血清	62～156 pmol/L	
25-羟 D_3	血浆	35～200 nmol/L	
胡萝卜素	血清	1.49～7.4 μg/L	

表 9-9　人体营养生化尿液指标判断标准及参考值

检查项目	标本	正常值
钙	24 小时尿	
婴儿		<1.0 mmol/L
儿童		<0.2 mmol/L
锌	24 小时尿	2.3～18.4 μmol/L
维生素 C	尿	>56.8 μmol/24 h
硫胺素	尿	>0.163 μmol/24 h
核黄素	尿	>0.330 μmol/24 h

思考题

1. 婴幼儿的体格发育的主要指标有哪些？

2. 儿童体重、身高(身长)、头围、胸围和囟门的发育规律是什么？

3. 评价儿童体格发育的指标有几个？各有何用途？

4. 儿童体格发育在统计学上有几种评估方法？

5. 何谓百分位数法、中位数百分比法以及中位数标准差单位法？

6. 应用何种体格发育指标来评估群体儿童的低体重、生长迟缓和消瘦？如何评估？

7. 应用何种体格发育指标来评估个体儿童的消瘦和肥胖？如何评估？

8. 如何应用百分位曲线来评估个体生长发育状况？

9. 一个完整的儿童营养调查由几个部分所组成？

10. 应用电脑营养软件对集体儿童膳食质量进行调查,可获得哪些方面的信息？

11. 0～4 个月龄的膳食特点及常见问题有哪些？

12. 4～6 个月龄的膳食特点及常见问题有哪些？

13. 6～8 个月龄的膳食特点及常见问题有哪些？

14. 8～12 个月龄的膳食特点及常见问题有哪些？

15. 12～24 个月龄的膳食特点及常见问题有哪些？

16. 24～36 个月龄的膳食特点及常见问题有哪些？

17. 常见的营养不良体征有哪些？有何意义？

18. 营养生化检验的目的是什么？

19. 常用血液和尿液营养生化检验项目有哪些？

操作题

一、体重的测量

1. 操作条件

1)杠杆式体重计和站立式磅秤各一具;2)纸和笔;3)大、小穿衣娃娃各一个;4)室温计。

2. 操作内容:利用提供条件,完成给不同年龄的婴幼儿测量体重的操作。

3. 操作要求

1)能够安定婴儿的情绪;2)能够完成两种称重工具的体重测量;3)读数正确;4)能够注意操作环境;5)动作规范;6)口述测量婴幼儿体重的意义。

4. 建议规定用时:10 分钟。

二、给 1 岁的孩子测量身长

1. 操作条件

1)硬面厚书 2 本;2)软皮尺一把;3)玩具若干;4)纸和笔;5)穿衣服娃娃一个;6)桌子一张;7)室温计一个。

2. 操作内容:利用提供条件,完成测量身长的操作。

3. 操作要求

1)能够安定婴儿的情绪;2)能够完成 1 岁儿童的身长测量;3)读数正确;4)动作规范;5)口述测量婴幼儿身长或身高的意义。

4. 建议规定用时:10 分钟。

三、测量胸围

1. 操作条件

1)小椅子一把;2)软皮尺一把;3)玩具若干;4)纸和笔;5)穿衣服幼儿教学模型一个;6)室温计一个。

2. 操作内容:利用提供条件,完成测量胸围的操作。

3. 操作要求

1)能够安定婴儿的情绪;2)能够完成测量过程;3)读数正确;4)动作规范;5)能够注意操作环境;6)口述常用的三个体格发育评估指标及三种评估方法。

4. 建议规定用时:10 分钟。

四、测量头围

1. 操作条件

1)小椅子一把;2)软皮尺一把;3)玩具若干;4)纸和笔;5)婴儿教学模型一个;6)婴儿坐椅。

2. 操作内容:利用提供条件,完成给婴儿测量头围的操作。

3. 操作要求

1)能够安定婴儿的情绪;2)能够完成测量过程;3)读数正确;4)动作规范;5)口述百分位曲线的评估方法,通常评估儿童体格发育的百分位标准有哪些。

4. 建议规定用时:10分钟。

五、测量上臂围

1. 操作条件

1)小椅子一把;2)软皮尺一把;3)玩具若干;4)纸和笔;5)穿衣服幼儿教学模型一个;6)室温计一个。

2. 操作内容:利用提供条件,完成给幼儿测量上臂围的操作。

3. 操作要求

1)能够安定婴儿的情绪;2)能够完成测量过程;3)读数正确;4)动作规范;5)口述测量上臂围有何实用的意义。

4. 建议规定用时:10分钟。

食物的"温凉谱"是将不同属性食物,按五个食品组分别列出清单,便于查阅。

1. 粮食组

温热性——面粉、高粱、糯米及其制品。

寒凉性——荞麦、小米、大麦、青稞、绿豆及其制品。

平性——大米、籼米、玉米、红薯、赤豆及其制品。

2. 蔬菜组：

温热性——扁豆、青菜、黄芽菜、芥菜、香菜、辣椒、韭菜、韭芽、南瓜、蒜苗、蒜薹、塌棵菜、大蒜、大葱、生姜、熟藕、熟白萝卜。

寒凉性——芹菜、冬瓜、生白萝卜、苋菜、黄瓜、苦瓜、生藕、茄子、丝瓜、茭白、茨菇、紫菜、金针菜(干品)、海带、竹笋、冬笋、菊花菜、蓬蒿菜、马兰头、土豆、绿豆芽、菠菜、油菜、蕹菜、莴笋。

平性——卷心菜、蕃茄、豇豆、四季豆、芋艿、鸡毛菜、花菜、绿花菜(花椰菜)、黑木耳、刀豆、银耳、山药、草头、松子仁、芝麻、胡萝卜、洋葱头、蘑菇、香菇、蚕豆、花生、毛豆、黄豆、黄豆芽、白扁豆、豌豆。

3. 水果组

温热性——荔枝、龙眼、桃子、大枣、杨梅、核桃、杏子、桔子、樱桃。

寒凉性——香蕉、西瓜、梨、柑子、橙子、柿子、鲜百合、甘蔗、柚子、山楂、芒果、猕猴桃、金桔、罗汉果、桑葚、杨桃、香瓜、生菱角、生荸荠。

平性——苹果、葡萄、柠檬、乌梅、枇杷、橄榄、花红、李子、酸梅、海棠、菠萝、石榴、无花果、熟菱角、熟荸荠、无花果。

4. 动物性食品组

温热性——羊肉、狗肉、黄鳝、河虾、海虾、雀肉、鹅蛋、猪肝。

寒凉性——鸭肉、兔肉、河蟹、螺蛳肉、田螺肉、马肉、菜蛇、牡蛎肉、鸭蛋、蛤蚌。

平性——猪肉、鹅肉、鲤鱼、青鱼、鲫鱼、鲢鱼、甲鱼、泥鳅、海蜇、乌贼鱼、鸡血、鸡蛋、鸽蛋、鹌鹑肉、鹌鹑蛋、鳗鱼、鲥鱼。黄花鱼、带鱼、鱼翅、鲍鱼、海参、燕窝。

5. 奶及奶制品、大豆及大豆制品组

温热性——奶酪。

寒凉性——牛奶。

平性——豆奶、豆制品。

6. 其他食品

1）干果类：温热性——栗子、核桃、葵花子、荔枝、桂圆。

平性——花生、莲子、芡实、榧子、榛子、松子、百合、银杏、大枣、南瓜子、西瓜子、芝麻、橄榄。

2）调味品：温热性——红曲、酒、醋、酒酿、红糖、饴糖、芥末、茴香、花椒、胡椒、桂花、红茶、咖啡。

寒凉性——酱、玫瑰花、琼脂、豆豉、食盐、绿茶。

平性——白糖、蜂蜜、可可。

一、0~6岁男女孩年龄别体重百分位值

上海市 0~6 岁男孩年龄别体重百分位标准

年龄	P3	P10	P20	P50	P80	P90	P97	−3SD	−2SD	−1SD	1SD	2SD	3SD
0个月	2.7	2.9	3.1	3.4	3.8	4.0	4.2	2.2	2.6	3.0	3.8	4.3	4.7
1个月	3.7	4.0	4.3	4.7	5.2	5.4	5.8	3.2	3.7	4.2	5.3	5.8	6.4
2个月	4.7	5.1	5.3	5.9	6.5	6.8	7.2	4.1	4.6	5.2	6.6	7.3	8.1
3个月	5.5	5.9	6.2	6.8	7.5	7.9	8.4	4.8	5.4	6.1	7.6	8.5	9.4
4个月	6.2	6.6	6.9	7.6	8.3	8.7	9.3	5.4	6.1	6.8	8.5	9.4	10.4
5个月	6.7	7.2	7.5	8.2	9.0	9.4	10.0	5.9	6.6	7.4	9.1	10.2	11.3
6个月	7.1	7.6	8.0	8.7	9.5	10.0	10.6	6.4	7.0	7.8	9.7	10.8	12.0
7个月	7.5	8.0	8.3	9.1	10.0	10.4	11.1	6.7	7.4	8.2	10.1	11.3	12.6
8个月	7.8	8.3	8.7	9.5	10.3	10.9	11.6	7.0	7.7	8.5	10.5	11.7	13.1
9个月	8.1	8.6	9.0	9.8	10.7	11.2	12.0	7.3	8.0	8.8	10.9	12.2	13.6
10个月	8.4	8.9	9.3	10.1	11.0	11.6	12.4	7.5	8.3	9.1	11.2	12.5	14.1
11个月	8.6	9.1	9.5	10.4	11.3	11.9	12.7	7.7	8.5	9.4	11.5	12.9	14.5
1岁	8.8	9.3	9.7	10.6	11.6	12.2	13.0	7.9	8.7	9.6	11.8	13.2	14.9
1岁2个月	9.2	9.7	10.2	11.1	12.1	12.7	13.6	8.3	9.1	10.0	12.3	13.8	15.6
1岁4个月	9.5	10.1	10.5	11.5	12.6	13.2	14.2	8.6	9.4	10.4	12.8	14.4	16.3
1岁6个月	9.8	10.4	10.8	11.8	13.0	13.6	14.6	8.9	9.7	10.7	13.2	14.9	16.9
1岁8个月	10.1	10.7	11.2	12.2	13.4	14.1	15.1	9.2	10.0	11.0	13.6	15.3	17.5
1岁10个月	10.4	11.0	11.5	12.5	13.7	14.5	15.6	9.4	10.3	11.3	14.0	15.8	18.1
2岁	10.7	11.3	11.8	12.9	14.1	14.9	16.0	9.7	10.6	11.6	14.4	16.3	18.7
2岁3个月	11.1	11.7	12.2	13.3	14.7	15.5	16.7	10.0	10.9	12.0	15.0	17.0	19.6
2岁6个月	11.4	12.1	12.6	13.8	15.2	16.1	17.4	10.4	11.3	12.4	15.5	17.7	20.5
2岁9个月	11.8	12.5	13.0	14.3	15.7	16.7	18.1	10.7	11.7	12.8	16.1	18.4	21.5
3岁	12.2	12.9	13.5	14.7	16.3	17.3	18.8	11.0	12.0	13.3	16.6	19.1	22.5
3岁3个月	12.6	13.3	13.9	15.2	16.9	17.9	19.5	11.4	12.4	13.7	17.2	19.9	23.6
3岁6个月	12.9	13.7	14.3	15.8	17.5	18.6	20.4	11.7	12.8	14.1	17.9	20.8	24.9
3岁9个月	13.3	14.1	14.8	16.3	18.1	19.3	21.2	12.1	13.2	14.5	18.5	21.6	26.2

年龄	P3	P10	P20	P50	P80	P90	P97	−3SD	−2SD	−1SD	1SD	2SD	3SD
4 岁	13.7	14.6	15.2	16.8	18.8	20.0	22.1	12.4	13.6	15.0	19.2	22.6	27.6
4 岁 3 个月	14.1	15.0	15.7	17.3	19.4	20.8	23.0	12.8	14.0	15.4	19.9	23.5	29.2
4 岁 6 个月	14.5	15.4	16.2	17.9	20.1	21.6	24.0	13.1	14.4	15.9	20.6	24.6	31.0
4 岁 9 个月	14.9	15.9	16.7	18.5	20.9	22.4	25.1	13.5	14.8	16.4	21.4	25.7	32.9
5 岁	15.4	16.3	17.2	19.1	21.6	23.3	26.2	13.8	15.2	16.9	22.2	26.9	35.0
5 岁 3 个月	15.8	16.8	17.7	19.7	22.4	24.2	27.4	14.2	15.6	17.4	23.0	28.1	37.2
5 岁 6 个月	16.2	17.3	18.2	20.4	23.2	25.2	28.6	14.6	16.0	17.9	23.9	29.4	39.5
5 岁 9 个月	16.6	17.8	18.8	21.0	24.1	26.2	29.9	14.9	16.4	18.4	24.8	30.8	42.0
6 岁	17.1	18.3	19.3	21.7	25.0	27.2	31.2	15.3	16.9	18.9	25.7	32.2	44.6

上海市 0~6 岁女孩年龄别体重百分位标准

年龄	P3	P10	P20	P50	P80	P90	P97	−3SD	−2SD	−1SD	1SD	2SD	3SD
0 个月	2.6	2.8	3.0	3.3	3.7	3.9	4.1	2.3	2.6	2.9	3.7	4.2	4.6
1 个月	3.5	3.8	4.0	4.4	4.9	5.1	5.5	3.1	3.5	3.9	5.0	5.6	6.2
2 个月	4.4	4.7	4.9	5.5	6.0	6.3	6.7	3.8	4.3	4.9	6.1	6.8	7.6
3 个月	5.1	5.5	5.7	6.3	6.9	7.3	7.8	4.5	5.0	5.6	7.0	7.9	8.8
4 个月	5.7	6.1	6.4	7.0	7.7	8.1	8.6	5.0	5.6	6.3	7.8	8.7	9.7
5 个月	6.2	6.6	6.9	7.6	8.3	8.7	9.3	5.5	6.1	6.8	8.4	9.4	10.5
6 个月	6.6	7.0	7.4	8.0	8.8	9.2	9.9	5.9	6.5	7.2	9.0	10.0	11.2
7 个月	7.0	7.4	7.7	8.5	9.3	9.7	10.4	6.2	6.9	7.6	9.4	10.5	11.8
8 个月	7.3	7.7	8.1	8.8	9.6	10.1	10.8	6.5	7.2	7.9	9.8	11.0	12.3
9 个月	7.5	8.0	8.4	9.1	10.0	10.5	11.2	6.8	7.5	8.2	10.2	11.4	12.8
10 个月	7.8	8.3	8.6	9.4	10.3	10.8	11.6	7.0	7.7	8.5	10.5	11.7	13.1
11 个月	8.0	8.5	8.9	9.7	10.6	11.1	11.9	7.2	7.9	8.7	10.8	12.1	13.6
1 岁	8.2	8.7	9.1	9.9	10.9	11.4	12.2	7.4	8.1	9.0	11.1	12.4	14.0
1 岁 2 个月	8.6	9.1	9.5	10.4	11.4	12.0	12.8	7.8	8.5	9.4	11.6	13.0	14.6
1 岁 4 个月	9.0	9.5	9.9	10.8	11.8	12.4	13.3	8.1	8.9	9.8	12.0	13.5	15.3
1 岁 6 个月	9.3	9.8	10.2	11.2	12.2	12.9	13.8	8.4	9.2	10.1	12.5	14.0	15.8
1 岁 8 个月	9.6	10.1	10.6	11.5	12.6	13.3	14.2	8.6	9.5	10.4	12.9	14.5	16.4
1 岁 10 个月	9.8	10.4	10.9	11.9	13.0	13.7	14.7	8.9	9.7	10.7	13.3	14.9	17.0
2 岁	10.1	10.7	11.2	12.2	13.4	14.1	15.2	9.2	10.0	11.0	13.7	15.4	17.5
2 岁 3 个月	10.6	11.2	11.7	12.7	14.0	14.7	15.8	9.5	10.4	11.5	14.3	16.1	18.4
2 岁 6 个月	11.0	11.6	12.1	13.3	14.6	15.4	16.5	9.9	10.9	12.0	14.9	16.8	19.3
2 岁 9 个月	11.4	12.1	12.6	13.8	15.2	16.0	17.3	10.3	11.3	12.4	15.4	17.5	20.2
3 岁	11.8	12.5	13.1	14.3	15.7	16.6	18.0	10.7	11.7	12.8	16.0	18.2	21.1
3 岁 3 个月	12.2	12.9	13.5	14.8	16.3	17.2	18.7	11.0	12.0	13.3	16.6	19.0	22.0
3 岁 6 个月	12.5	13.3	13.9	15.2	16.9	17.8	19.4	11.3	12.4	13.7	17.2	19.7	23.0
3 岁 9 个月	12.9	13.7	14.3	15.7	17.4	18.4	20.1	11.6	12.8	14.1	17.8	20.4	23.9

年龄	P3	P10	P20	P50	P80	P90	P97	−3SD	−2SD	−1SD	1SD	2SD	3SD
4 岁	13.3	14.1	14.7	16.2	18.0	19.1	20.8	12.0	13.1	14.5	18.4	21.2	25.0
4 岁 3 个月	13.6	14.5	15.2	16.7	18.6	19.7	21.6	12.3	13.5	14.9	19.0	22.0	26.1
4 岁 6 个月	14.0	14.9	15.6	17.2	19.2	20.4	22.4	12.6	13.9	15.4	19.6	22.8	27.3
4 岁 9 个月	14.4	15.3	16.1	17.8	19.9	21.2	23.3	13.0	14.3	15.8	20.3	23.8	28.7
5 岁	14.8	15.8	16.6	18.4	20.6	22.0	24.3	13.3	14.7	16.3	21.1	24.8	30.1
5 岁 3 个月	15.3	16.3	17.1	19.0	21.3	22.8	25.3	13.7	15.1	16.8	21.8	25.8	31.7
5 岁 6 个月	15.7	16.8	17.6	19.6	22.1	23.7	26.3	14.1	15.5	17.3	22.6	26.9	33.4
5 岁 9 个月	16.2	17.2	18.2	20.2	22.9	24.6	27.4	14.5	16.0	17.8	23.5	28.1	35.2
6 岁	16.6	17.7	18.7	20.9	23.7	25.5	28.5	14.8	16.4	18.3	24.3	29.2	37.0

二、0～6 岁男女孩年龄别身高百分位值

上海市 0～6 岁男孩年龄别身高百分位标准

年龄	P3	P10	P20	P50	P80	P90	P97	−3SD	−2SD	−1SD	1SD	2SD	3SD
0 个月	47.4	48.3	48.9	50.1	51.3	51.9	52.8	45.8	47.2	48.7	51.5	52.9	54.4
1 个月	51.5	52.4	53.2	54.6	55.9	56.7	57.7	49.6	51.3	52.9	56.2	57.9	59.5
2 个月	55.1	56.2	57.0	58.6	60.2	61.0	62.1	53.0	54.9	56.7	60.5	62.3	64.2
3 个月	58.2	59.4	60.3	62.0	63.7	64.6	65.8	55.9	57.9	60.0	64.0	66.1	68.1
4 个月	60.7	62.0	62.9	64.8	66.6	67.5	68.8	58.3	60.4	62.6	66.9	69.1	71.3
5 个月	62.8	64.1	65.1	67.0	68.9	69.9	71.3	60.2	62.5	64.8	69.3	71.6	73.8
6 个月	64.5	65.9	66.9	68.9	70.9	71.9	73.4	61.9	64.2	66.6	71.3	73.6	76.0
7 个月	66.0	67.5	68.5	70.6	72.6	73.7	75.1	63.3	65.7	68.1	73.0	75.4	77.9
8 个月	67.4	68.9	70.0	72.1	74.2	75.3	76.8	64.6	67.1	69.6	74.6	77.1	79.6
9 个月	68.6	70.2	71.3	73.4	75.6	76.7	78.3	65.8	68.3	70.9	76.0	78.6	81.1
10 个月	69.8	71.4	72.5	74.7	76.9	78.1	79.7	66.9	69.5	72.1	77.4	80.0	82.6
11 个月	71.0	72.6	73.7	76.0	78.2	79.4	81.0	68.0	70.7	73.3	78.7	81.3	84.0
1 岁	72.1	73.7	74.9	77.2	79.5	80.7	82.3	69.0	71.7	74.5	79.9	82.6	85.4
1 岁 2 个月	74.1	75.8	77.1	79.5	81.8	83.1	84.8	71.0	73.8	76.6	82.3	85.1	88.0
1 岁 4 个月	76.1	77.8	79.1	81.6	84.1	85.4	87.1	72.8	75.7	78.7	84.5	87.5	90.4
1 岁 6 个月	77.9	79.7	81.0	83.6	86.1	87.5	89.3	74.5	77.5	80.5	86.6	89.6	92.7
1 岁 8 个月	79.5	81.4	82.8	85.4	88.1	89.4	91.3	76.0	79.2	82.3	88.6	91.7	94.8
1 岁 10 个月	81.1	83.0	84.4	87.1	89.9	91.3	93.2	77.5	80.7	83.9	90.4	93.6	96.8
2 岁	82.5	84.5	85.9	88.7	91.5	93.0	95.0	78.8	82.1	85.4	92.1	95.4	98.7
2 岁 3 个月	84.4	86.5	88.0	90.9	93.8	95.3	97.4	80.6	84.0	87.5	94.3	97.8	101.2
2 岁 6 个月	86.2	88.3	89.9	92.9	95.9	97.4	99.6	82.2	85.8	89.3	96.4	100.0	103.6
2 岁 9 个月	87.9	90.1	91.7	94.7	97.8	99.4	101.6	83.8	87.4	91.1	98.4	102.1	105.7

年龄	P3	P10	P20	P50	P80	P90	P97	−3SD	−2SD	−1SD	1SD	2SD	3SD
3岁	89.5	91.7	93.4	96.6	99.7	101.4	103.6	85.2	89.0	92.8	100.3	104.1	107.9
3岁3个月	91.1	93.4	95.1	98.3	101.6	103.3	105.6	86.7	90.6	94.5	102.2	106.1	110.0
3岁6个月	92.7	95.0	96.8	100.1	103.5	105.3	107.6	88.2	92.2	96.2	104.1	108.1	112.1
3岁9个月	94.3	96.7	98.5	102.0	105.4	107.2	109.6	89.7	93.8	97.9	106.0	110.1	114.2
4岁	95.9	98.4	100.2	103.8	107.3	109.1	111.6	91.2	95.4	99.6	108.0	112.1	116.3
4岁3个月	97.5	100.1	102.0	105.6	109.1	111.1	113.7	92.7	97.0	101.3	109.9	114.2	118.5
4岁6个月	99.1	101.8	103.7	107.4	111.1	113.0	115.7	94.2	98.6	103.0	111.8	116.2	120.6
4岁9个月	100.7	103.4	105.4	109.2	113.0	114.9	117.6	95.7	100.2	104.7	113.7	118.2	122.7
5岁	102.3	105.0	107.1	110.9	114.8	116.8	119.5	97.2	101.7	106.3	115.5	120.1	124.7
5岁3个月	103.8	106.6	108.7	112.6	116.6	118.6	121.4	98.6	103.3	107.9	117.3	122.0	126.7
5岁6个月	105.3	108.2	110.3	114.3	118.3	120.4	123.3	100.0	104.7	109.5	119.1	123.8	128.6
5岁9个月	106.8	109.7	111.8	115.9	120.0	122.2	125.1	101.3	106.2	111.1	120.8	125.7	130.5
6岁	108.2	111.2	113.4	117.5	121.7	123.9	126.8	102.7	107.6	112.6	122.5	127.4	132.4

上海市 0～6 岁女孩年龄别身高百分位标准

年龄	P3	P10	P20	P50	P80	P90	P97	−3SD	−2SD	−1SD	1SD	2SD	3SD
0个月	47.2	48.0	48.6	49.8	50.9	51.5	52.3	45.7	47.1	48.4	51.1	52.4	53.8
1个月	50.9	51.8	52.5	53.8	55.1	55.8	56.7	49.1	50.7	52.2	55.4	56.9	58.5
2个月	54.1	55.2	56.0	57.5	59.0	59.7	60.8	52.2	53.9	55.7	59.2	61.0	62.8
3个月	56.9	58.1	58.9	60.6	62.2	63.0	64.2	54.7	56.7	58.6	62.5	64.4	66.4
4个月	59.2	60.5	61.4	63.1	64.9	65.8	67.0	56.9	59.0	61.0	65.2	67.3	69.4
5个月	61.2	62.5	63.5	65.3	67.1	68.1	69.4	58.7	60.9	63.1	67.5	69.7	71.9
6个月	62.9	64.3	65.3	67.2	69.1	70.1	71.5	60.4	62.6	64.9	69.5	71.7	74.0
7个月	64.4	65.9	66.9	68.9	70.8	71.9	73.3	61.8	64.2	66.5	71.2	73.5	75.9
8个月	65.8	67.3	68.3	70.4	72.4	73.5	74.9	63.1	65.6	68.0	72.8	75.2	77.6
9个月	67.1	68.6	69.7	71.8	73.9	74.9	76.4	64.4	66.8	69.3	74.3	76.7	79.2
10个月	68.3	69.9	71.0	73.1	75.2	76.3	77.9	65.5	68.0	70.6	75.6	78.2	80.7
11个月	69.5	71.0	72.2	74.4	76.5	77.7	79.2	66.6	69.2	71.8	77.0	79.5	82.1
1岁	70.6	72.2	73.4	75.6	77.8	79.0	80.6	67.6	70.3	72.9	78.2	80.9	83.5
1岁2个月	72.7	74.4	75.6	77.9	80.2	81.5	83.1	69.7	72.4	75.2	80.7	83.4	86.2
1岁4个月	74.7	76.4	77.7	80.1	82.5	83.8	85.5	71.5	74.4	77.3	83.0	85.8	88.7
1岁6个月	76.6	78.4	79.7	82.1	84.6	85.9	87.7	73.3	76.2	79.2	85.1	88.1	91.0
1岁8个月	78.3	80.1	81.5	84.0	86.6	88.0	89.8	74.9	77.9	81.0	87.1	90.1	93.2
1岁10个月	79.9	81.8	83.2	85.8	88.4	89.8	91.7	76.4	79.5	82.7	88.9	92.1	95.2
2岁	81.4	83.3	84.7	87.4	90.1	91.5	93.5	77.8	81.0	84.2	90.6	93.8	97.1
2岁3个月	83.4	85.4	86.8	89.6	92.4	93.9	95.9	79.7	83.0	86.3	92.9	96.3	99.6
2岁6个月	85.2	87.3	88.8	91.7	94.5	96.0	98.1	81.4	84.8	88.2	95.1	98.5	101.9
2岁9个月	87.0	89.1	90.6	93.6	96.5	98.1	100.2	83.0	86.5	90.1	97.1	100.6	104.2

年龄	P3	P10	P20	P50	P80	P90	P97	−3SD	−2SD	−1SD	1SD	2SD	3SD
3 岁	88.6	90.8	92.4	95.4	98.5	100.1	102.2	84.6	88.2	91.8	99.1	102.7	106.3
3 岁 3 个月	90.2	92.5	94.1	97.2	100.4	102.0	104.2	86.1	89.8	93.5	101.1	104.7	108.4
3 岁 6 个月	91.8	94.1	95.8	99.0	102.2	103.9	106.2	87.5	91.4	95.2	102.8	106.6	110.5
3 岁 9 个月	93.4	95.8	97.5	100.8	104.1	105.8	108.2	89.0	92.9	96.9	104.7	108.6	112.6
4 岁	95.0	97.4	99.2	102.6	106.0	107.7	110.2	90.5	94.5	98.5	106.6	110.6	114.7
4 岁 3 个月	96.6	99.1	100.9	104.4	107.9	109.7	112.2	92.0	96.1	100.2	108.5	112.7	116.8
4 岁 6 个月	98.2	100.8	102.6	106.2	109.8	111.6	114.2	93.5	97.7	101.9	110.4	114.7	118.9
4 岁 9 个月	99.8	102.4	104.3	108.0	111.6	113.6	116.2	94.9	99.3	103.6	112.3	116.7	121.0
5 岁	101.4	104.1	106.0	109.8	113.5	115.5	118.1	96.4	100.9	105.3	114.2	118.7	123.1
5 岁 3 个月	103.0	105.7	107.7	111.5	115.4	117.4	120.1	97.9	102.4	107.0	116.1	120.6	125.2
5 岁 6 个月	104.5	107.3	109.3	113.3	117.2	119.2	122.0	99.3	103.9	108.5	117.9	122.6	127.2
5 岁 9 个月	106.0	108.8	110.9	115.0	119.0	121.1	123.9	100.7	105.4	110.2	119.7	124.5	129.3
6 岁	107.4	110.3	112.5	116.6	120.7	122.8	125.7	102.0	106.9	111.7	121.5	126.3	131.2

三、0～11.5 岁身高别体重百分位值

据国际上的有关规定,身高别体重标准只适用于 0～11.5 岁。这里介绍的身高别体重诊断表,是根据上海市儿童医院营养研究室蒋一方研究小组以 1999 年 5 月全市 12 个区近 61 000 名 0～11.5 岁儿童的身高体重测定值为依据,在 2005 年研制出的身高别体重参考值。诊断表列出了 2～11.5 岁男女青少年儿童在不同身高时相应的体重参考值,以及肥胖和消瘦的体重范围。我们可以根据孩子的身高和体重,从表中查看体重是正常,还是肥胖或者消瘦。该表列出的诊断标准如下:凡等于理想体重的 110%、120%、130% 可诊断为超重、轻度肥胖及中度肥胖。

①～⑤区(90%～110%)　　　　　　　　　　体重正常

⑤～⑥区(110%～120%)　　　　　　　　　　超重
⑥～⑦区(120%～130%)　　　　　　　　　　轻度肥胖
⑦～⑧区(130%～150%)　　　　　　　　　　中度肥胖
>⑧区(≥150%)　　　　　　　　　　　　　　重度肥胖

①～②区(85%～90%)　　　　　　　　　　　偏轻
②～③区(80%～90%)　　　　　　　　　　　轻度消瘦
③～④区(70%～80%)　　　　　　　　　　　中度消瘦
<④区(<70%)　　　　　　　　　　　　　　重度消瘦

　　如何具体操作呢？首先,要根据性别来查男表或女表。现举例说明,有一男孩身高130厘米,体重34千克,可先从男孩的身高别体重参考表中查到身高为130厘米时的参考值为28.0千克,因此可得知他的体重较重,应查参考值的右边。在身高130厘米这一行,34千克是介于区间⑥和⑦之间,由此可知该男孩为轻度肥胖。再另举一例说明,一女孩身高为140厘米,体重为24千克,从身高一栏中查到140厘米时的理想体重为32.6千克,可得知她的体重较轻,应查参考值的左边,24千克是介于区间③和④之间,由此可知该女孩为中度消瘦。

上海市区0～11.5岁男童身高别体重参考表(一)

区间	④	③	②	①	参考值中位数	⑤	⑥	⑦	⑧
身高(cm)	70%	80%	85%	90%		110%	120%	130%	150%
51	2.6	3.0	3.1	3.3	3.7	4.1	4.4	4.8	5.5
52	2.8	3.2	3.4	3.6	4.0	4.4	4.8	5.2	6.0
53	3.0	3.4	3.6	3.8	4.3	4.7	5.1	5.5	6.4
54	3.2	3.6	3.9	4.1	4.5	5.0	5.4	5.9	6.8
55	3.4	3.9	4.1	4.3	4.8	5.3	5.8	6.3	7.2
56	3.6	4.1	4.3	4.6	5.1	5.6	6.1	6.6	7.6
57	3.8	4.3	4.6	4.8	5.4	5.9	6.5	7.0	8.1
58	4.0	4.5	4.8	5.1	5.7	6.2	6.8	7.4	8.5
59	4.2	4.8	5.1	5.4	6.0	6.5	7.1	7.7	8.9
60	4.4	5.0	5.3	5.6	6.2	6.9	7.5	8.1	9.4
61	4.6	5.2	5.5	5.9	6.5	7.2	7.8	8.5	9.8
62	4.8	5.4	5.8	6.1	6.8	7.5	8.2	8.9	10.2
63	5.0	5.7	6.0	6.4	7.1	7.8	8.5	9.2	10.6
64	5.2	5.9	6.3	6.6	7.4	8.1	8.8	9.6	11.1
65	5.4	6.1	6.5	6.9	7.6	8.4	9.2	9.9	11.5
66	5.5	6.3	6.7	7.1	7.9	8.7	9.5	10.3	11.9
67	5.7	6.5	7.0	7.4	8.2	9.0	9.8	10.6	12.3
68	5.9	6.7	7.2	7.6	8.4	9.3	10.1	11.0	12.7
69	6.1	6.9	7.4	7.8	8.7	9.6	10.4	11.3	13.0
70	6.2	7.1	7.6	8.0	8.9	9.8	10.7	11.6	13.4
71	6.4	7.3	7.8	8.2	9.2	10.1	11.0	11.9	13.7
72	6.6	7.5	8.0	8.5	9.4	10.3	11.3	12.2	14.1
73	6.7	7.7	8.2	8.7	9.6	10.6	11.5	12.5	14.4
74	6.9	7.9	8.4	8.9	9.8	10.8	11.8	12.8	14.8
75	7.0	8.1	8.6	9.1	10.1	11.1	12.1	13.1	15.1
76	7.2	8.2	8.7	9.3	10.3	11.3	12.3	13.4	15.4
77	7.3	8.4	8.9	9.4	10.5	11.5	12.6	13.6	15.7
78	7.5	8.6	9.1	9.6	10.7	11.8	12.8	13.9	16.1
79	7.6	8.7	9.3	9.8	10.9	12.0	13.1	14.2	16.4
80	7.8	8.9	9.4	10.0	11.1	12.2	13.3	14.4	16.7
区间	④	③	②	①		⑤	⑥	⑦	⑧

上海市区 0～11.5 岁男童身高别体重参考表（二）

区间	④	③	②	①	参考值 中位数	⑤	⑥	⑦	⑧
身高（cm）	70%	80%	85%	90%		110%	120%	130%	150%
81	7.9	9.0	9.6	10.2	*11.3*	12.4	13.6	14.7	17.0
82	8.1	9.2	9.8	10.4	*11.5*	12.7	13.8	15.0	17.3
83	8.2	9.4	10.0	10.5	*11.7*	12.9	14.1	15.2	17.6
84	8.3	9.5	10.1	10.7	*11.9*	13.1	14.3	15.5	17.9
85	8.5	9.7	10.3	10.9	*12.1*	13.3	14.5	15.8	18.2
86	8.6	9.9	10.5	11.1	*12.3*	13.6	14.8	16.0	18.5
87	8.8	10.0	10.7	11.3	*12.5*	13.8	15.0	16.3	18.8
88	8.9	10.2	10.8	11.5	*12.7*	14.0	15.3	16.6	19.1
89	9.1	10.4	11.0	11.7	*13.0*	14.3	15.6	16.9	19.5
90	9.2	10.6	11.2	11.9	*13.2*	14.5	15.8	17.1	19.8
91	9.4	10.7	11.4	12.1	*13.4*	14.8	16.1	17.4	20.1
92	9.6	10.9	11.6	12.3	*13.7*	15.0	16.4	17.7	20.5
93	9.7	11.1	11.8	12.5	*13.9*	15.3	16.7	18.1	20.8
94	9.9	11.3	12.0	12.7	*14.1*	15.5	17.0	18.4	21.2
95	10.1	11.5	12.2	12.9	*14.4*	15.8	17.3	18.7	21.6
96	10.2	11.7	12.4	13.2	*14.6*	16.1	17.6	19.0	21.9
97	10.4	11.9	12.7	13.4	*14.9*	16.4	17.9	19.3	22.3
98	10.6	12.1	12.9	13.6	*15.1*	16.7	18.2	19.7	22.7
99	10.8	12.3	13.1	13.9	*15.4*	17.0	18.5	20.0	23.1
100	11.0	12.5	13.3	14.1	*15.7*	17.3	18.8	20.4	23.5
101	11.2	12.8	13.6	14.4	*16.0*	17.6	19.2	20.8	23.9
102	11.4	13.0	13.8	14.6	*16.2*	17.9	19.5	21.1	24.4
103	11.6	13.2	14.1	14.9	*16.5*	18.2	19.9	21.5	24.8
104	11.8	13.5	14.3	15.2	*16.8*	18.5	20.2	21.9	25.3
105	12.0	13.7	14.6	15.4	*17.2*	18.9	20.6	22.3	25.7
106	12.2	14.0	14.8	15.7	*17.5*	19.2	21.0	22.7	26.2
107	12.5	14.2	15.1	16.0	*17.8*	19.6	21.3	23.1	26.7
108	12.7	14.5	15.4	16.3	*18.1*	19.9	21.7	23.6	27.2
109	12.9	14.8	15.7	16.6	*18.5*	20.3	22.2	24.0	27.7
110	13.2	15.1	16.0	16.9	*18.8*	20.7	22.6	24.5	28.2
区间	④	③	②	①		⑤	⑥	⑦	⑧

上海市区 0～11.5 岁男童身高别体重参考表(三)

区间	④	③	②	①	参考值 中位数	⑤	⑥	⑦	⑧
身高(cm)	70%	80%	85%	90%		110%	120%	130%	150%
111	13.4	15.3	16.3	17.3	19.2	21.1	23.0	24.9	28.8
112	13.7	15.6	16.6	17.6	19.6	21.5	23.5	25.4	29.3
113	14.0	15.9	16.9	17.9	19.9	21.9	23.9	25.9	29.9
114	14.2	16.3	17.3	18.3	20.3	22.4	24.4	26.4	30.5
115	14.5	16.6	17.6	18.6	20.7	22.8	24.9	26.9	31.1
116	14.8	16.9	18.0	19.0	21.1	23.2	25.4	27.5	31.7
117	15.1	17.2	18.3	19.4	21.5	23.7	25.9	28.0	32.3
118	15.4	17.6	18.7	19.8	22.0	24.2	26.4	28.6	33.0
119	15.7	17.9	19.1	20.2	22.4	24.7	26.9	29.1	33.6
120	16.0	18.3	19.4	20.6	22.9	25.2	27.4	29.7	34.3
121	16.3	18.7	19.8	21.0	23.3	25.7	28.0	30.3	35.0
122	16.7	19.0	20.2	21.4	23.8	26.2	28.6	30.9	35.7
123	17.0	19.4	20.6	21.8	24.3	26.7	29.1	31.6	36.4
124	17.3	19.8	21.1	22.3	24.8	27.2	29.7	32.2	37.1
125	17.7	20.2	21.5	22.7	25.3	27.8	30.3	32.8	37.9
126	18.0	20.6	21.9	23.2	25.8	28.4	30.9	33.5	38.7
127	18.4	21.1	22.4	23.7	26.3	28.9	31.6	34.2	39.5
128	18.8	21.5	22.8	24.2	26.9	29.5	32.2	34.9	40.3
129	19.2	21.9	23.3	24.7	27.4	30.2	32.9	35.6	41.1
130	19.6	22.4	23.8	25.2	28.0	30.8	33.6	36.4	42.0
131	20.0	22.9	24.3	25.7	28.6	31.4	34.3	37.1	42.9
132	20.4	23.3	24.8	26.3	29.2	32.1	35.0	37.9	43.8
133	20.9	23.8	25.3	26.8	29.8	32.8	35.8	38.7	44.7
134	21.3	24.3	25.9	27.4	30.4	33.5	36.5	39.6	45.7
135	21.8	24.9	26.4	28.0	31.1	34.2	37.3	40.4	46.6
136	22.2	25.4	27.0	28.6	31.8	35.0	38.1	41.3	47.7
137	22.7	26.0	27.6	29.2	32.5	35.7	39.0	42.2	48.7
138	23.2	26.6	28.2	29.9	33.2	36.5	39.8	43.2	49.8
139	23.8	27.1	28.8	30.5	33.9	37.3	40.7	44.1	50.9
140	24.3	27.8	29.5	31.2	34.7	38.2	41.6	45.1	52.0
区间	④	③	②	①		⑤	⑥	⑦	⑧

上海市区 0～11.5 岁男童身高别体重参考表(四)

区间	④	③	②	①	参考值中位数	⑤	⑥	⑦	⑧
身高(cm)	70%	80%	85%	90%		110%	120%	130%	150%
141	24.8	28.4	30.1	31.9	*35.5*	39.0	42.6	46.1	53.2
142	25.4	29.0	30.8	32.6	*36.3*	39.9	43.5	47.1	54.4
143	26.0	29.7	31.5	33.4	*37.1*	40.8	44.5	48.2	55.6
144	26.5	30.3	32.2	34.1	*37.9*	41.7	45.5	49.3	56.9
145	27.1	31.0	32.9	34.9	*38.7*	42.6	46.5	50.4	58.1
146	27.7	31.7	33.7	35.6	*39.6*	43.6	47.5	51.5	59.4
147	28.3	32.4	34.4	36.4	*40.5*	44.5	48.5	52.6	60.7
148	28.9	33.1	35.1	37.2	*41.3*	45.5	49.6	53.7	62.0
149	29.5	33.8	35.9	38.0	*42.2*	46.4	50.6	54.9	63.3
150	30.2	34.5	36.6	38.8	*43.1*	47.4	51.7	56.0	64.6
151	30.8	35.2	37.4	39.6	*44.0*	48.4	52.8	57.2	66.0
152	31.4	35.9	38.1	40.4	*44.9*	49.4	53.8	58.3	67.3
153	32.0	36.6	38.9	41.2	*45.8*	50.3	54.9	59.5	68.6
154	32.7	37.3	39.7	42.0	*46.7*	51.3	56.0	60.7	70.0
155	33.3	38.1	40.4	42.8	*47.6*	52.3	57.1	61.8	71.3
156	33.9	38.8	41.2	43.6	*48.5*	53.3	58.2	63.0	72.7
157	34.6	39.5	42.0	44.4	*49.4*	54.3	59.2	64.2	74.1
158	35.2	40.2	42.7	45.2	*50.3*	55.3	60.3	65.4	75.4
159	35.8	40.9	43.5	46.1	*51.2*	56.3	61.4	66.5	76.8
160	36.5	41.7	44.3	46.9	*52.1*	57.3	62.5	67.7	78.1
区间	④	③	②	①		⑤	⑥	⑦	⑧

上海市区 0～11.5 岁女童身高别体重参考表(一)

区间	④	③	②	①	参考值中位数	⑤	⑥	⑦	⑧
身高(cm)	70%	80%	85%	90%		110%	120%	130%	150%
51	2.6	2.9	3.1	3.3	*3.7*	4.0	4.4	4.8	5.5
52	2.8	3.2	3.4	3.6	*4.0*	4.4	4.8	5.2	5.9
53	3.0	3.4	3.6	3.8	*4.2*	4.7	5.1	5.5	6.4
54	3.2	3.6	3.8	4.1	*4.5*	5.0	5.4	5.9	6.8
55	3.4	3.8	4.1	4.3	*4.8*	5.3	5.8	6.2	7.2
56	3.5	4.1	4.3	4.6	*5.1*	5.6	6.1	6.6	7.6
57	3.7	4.3	4.5	4.8	*5.3*	5.9	6.4	6.9	8.0
58	3.9	4.5	4.8	5.1	*5.6*	6.2	6.7	7.3	8.4
59	4.1	4.7	5.0	5.3	*5.9*	6.5	7.1	7.7	8.8
60	4.3	4.9	5.2	5.5	*6.2*	6.8	7.4	8.0	9.2

区间	④	③	②	①	参考值中位数	⑤	⑥	⑦	⑧
身高(cm)	70%	80%	85%	90%		110%	120%	130%	150%
61	4.5	5.1	5.5	5.8	6.4	7.1	7.7	8.4	9.6
62	4.7	5.4	5.7	6.0	6.7	7.4	8.0	8.7	10.1
63	4.9	5.6	5.9	6.3	7.0	7.7	8.4	9.1	10.4
64	5.1	5.8	6.1	6.5	7.2	7.9	8.7	9.4	10.8
65	5.2	6.0	6.4	6.7	7.5	8.2	9.0	9.7	11.2
66	5.4	6.2	6.6	7.0	7.7	8.5	9.3	10.1	11.6
67	5.6	6.4	6.8	7.2	8.0	8.8	9.6	10.4	12.0
68	5.7	6.6	7.0	7.4	8.2	9.0	9.9	10.7	12.3
69	5.9	6.8	7.2	7.6	8.4	9.3	10.1	11.0	12.7
70	6.1	6.9	7.4	7.8	8.7	9.5	10.4	11.3	13.0
71	6.2	7.1	7.6	8.0	8.9	9.8	10.7	11.6	13.3
72	6.4	7.3	7.7	8.2	9.1	10.0	10.9	11.8	13.7
73	6.5	7.5	7.9	8.4	9.3	10.3	11.2	12.1	14.0
74	6.7	7.6	8.1	8.6	9.5	10.5	11.4	12.4	14.3
75	6.8	7.8	8.3	8.8	9.7	10.7	11.7	12.7	14.6
76	7.0	8.0	8.5	9.0	9.9	10.9	11.9	12.9	14.9
77	7.1	8.1	8.6	9.1	10.1	11.2	12.2	13.2	15.2
78	7.2	8.3	8.8	9.3	10.3	11.4	12.4	13.4	15.5
79	7.4	8.4	9.0	9.5	10.5	11.6	12.7	13.7	15.8
80	7.5	8.6	9.1	9.7	10.7	11.8	12.9	14.0	16.1
区间	④	③	②	①		⑤	⑥	⑦	⑧

上海市区0～11.5岁女童身高别体重参考表(二)

区间	④	③	②	①	参考值中位数	⑤	⑥	⑦	⑧
身高(cm)	70%	80%	85%	90%		110%	120%	130%	150%
81	7.7	8.8	9.3	9.8	10.9	12.0	13.1	14.2	16.4
82	7.8	9.0	9.5	10.1	11.2	12.3	13.4	14.6	16.8
83	7.9	9.1	9.6	10.2	11.4	12.5	13.6	14.8	17.0
84	8.1	9.2	9.8	10.4	11.6	12.7	13.9	15.0	17.3
85	8.2	9.4	10.0	10.6	11.8	13.0	14.1	15.3	17.7
86	8.4	9.6	10.2	10.8	12.0	13.2	14.4	15.6	18.0
87	8.5	9.8	10.4	11.0	12.2	13.4	14.7	15.9	18.3
88	8.7	9.9	10.6	11.2	12.4	13.7	14.9	16.2	18.7
89	8.9	10.1	10.8	11.4	12.7	13.9	15.2	16.5	19.0
90	9.0	10.3	11.0	11.6	12.9	14.2	15.5	16.8	19.3

区间	④	③	②	①	参考值中位数	⑤	⑥	⑦	⑧
身高(cm)	70%	80%	85%	90%		110%	120%	130%	150%
91	9.2	10.5	11.2	11.8	13.1	14.4	15.8	17.1	19.7
92	9.4	10.7	11.4	12.0	13.4	14.7	16.1	17.4	20.1
93	9.5	10.9	11.6	12.3	13.6	15.0	16.3	17.7	20.4
94	9.7	11.1	11.8	12.5	13.9	15.3	16.6	18.0	20.8
95	9.9	11.3	12.0	12.7	14.1	15.5	17.0	18.4	21.2
96	10.1	11.5	12.2	12.9	14.4	15.8	17.3	18.7	21.6
97	10.3	11.7	12.4	13.2	14.6	16.1	17.6	19.0	22.0
98	10.4	11.9	12.7	13.4	14.9	16.4	17.9	19.4	22.4
99	10.6	12.1	12.9	13.7	15.2	16.7	18.2	19.7	22.8
100	10.8	12.4	13.1	13.9	15.5	17.0	18.5	20.1	23.2
101	11.0	12.6	13.4	14.2	15.7	17.3	18.9	20.5	23.6
102	11.2	12.8	13.6	14.4	16.0	17.6	19.2	20.8	24.0
103	11.4	13.0	13.9	14.7	16.3	17.9	19.6	21.2	24.5
104	11.6	13.3	14.1	14.9	16.6	18.3	19.9	21.6	24.9
105	11.8	13.5	14.4	15.2	16.9	18.6	20.3	22.0	25.3
106	12.0	13.8	14.6	15.5	17.2	18.9	20.6	22.4	25.8
107	12.3	14.0	14.9	15.8	17.5	19.3	21.0	22.8	26.3
108	12.5	14.3	15.2	16.1	17.8	19.6	21.4	23.2	26.8
109	12.7	14.5	15.4	16.3	18.2	20.0	21.8	23.6	27.2
110	13.0	14.8	15.7	16.7	18.5	20.4	22.2	24.1	27.8
区间	④	③	②	①		⑤	⑥	⑦	⑧

上海市区 0～11.5 岁女童身高别体重参考表(三)

区间	④	③	②	①	参考值中位数	⑤	⑥	⑦	⑧
身高(cm)	70%	80%	85%	90%		110%	120%	130%	150%
111	13.2	15.1	16.0	17.0	18.8	20.7	22.6	24.5	28.3
112	13.4	15.4	16.3	17.3	19.2	21.1	23.0	24.9	28.8
113	13.7	15.7	16.7	17.6	19.6	21.6	23.5	25.5	29.4
114	13.9	15.9	16.9	17.9	19.9	21.9	23.9	25.9	29.9
115	14.2	16.2	17.2	18.2	20.3	22.3	24.3	26.4	30.4
116	14.5	16.5	17.6	18.6	20.7	22.7	24.8	26.9	31.0
117	14.7	16.8	17.9	18.9	21.0	23.1	25.2	27.4	31.6
118	15.0	17.1	18.2	19.3	21.4	23.6	25.7	27.9	32.2
119	15.3	17.5	18.6	19.7	21.8	24.0	26.2	28.4	32.8
120	15.6	17.8	18.9	20.0	22.2	24.5	26.7	28.9	33.4

区间	④	③	②	①	参考值中位数	⑤	⑥	⑦	⑧
身高(cm)	70%	80%	85%	90%		110%	120%	130%	150%
121	15.9	18.1	19.3	20.4	22.7	24.9	27.2	29.5	34.0
122	16.2	18.5	19.6	20.8	23.1	25.4	27.7	30.0	34.6
123	16.5	18.8	20.0	21.2	23.5	25.9	28.2	30.6	35.3
124	16.8	19.2	20.4	21.6	24.0	26.4	28.8	31.2	36.0
125	17.1	19.6	20.8	22.0	24.4	26.9	29.3	31.8	36.7
126	17.4	19.9	21.2	22.4	24.9	27.4	29.9	32.4	37.4
127	17.7	20.2	21.5	22.8	25.3	27.8	30.4	32.9	38.0
128	18.1	20.6	21.9	23.2	25.8	28.4	31.0	33.5	38.7
129	18.4	21.0	22.4	23.7	26.3	28.9	31.6	34.2	39.5
130	18.8	21.4	22.8	24.1	26.8	29.5	32.2	34.8	40.2
131	19.1	21.8	23.2	24.6	27.3	30.0	32.8	35.5	41.0
132	19.5	22.3	23.7	25.1	27.9	30.7	33.5	36.3	41.9
133	19.9	22.7	24.1	25.6	28.4	31.2	34.1	36.9	42.6
134	20.2	23.1	24.6	26.0	28.9	31.8	34.7	37.6	43.4
135	20.7	23.6	25.1	26.6	29.5	32.5	35.4	38.4	44.3
136	21.1	24.1	25.6	27.1	30.1	33.1	36.1	39.1	45.2
137	21.5	24.6	26.1	27.6	30.7	33.8	36.8	39.9	46.1
138	21.9	25.0	26.6	28.2	31.3	34.4	37.6	40.7	47.0
139	22.3	25.5	27.1	28.7	31.9	35.1	38.3	41.5	47.9
140	22.8	26.1	27.7	29.3	32.6	35.9	39.1	42.4	48.9
区间	④	③	②	①		⑤	⑥	⑦	⑧

上海市区0~11.5岁女童身高别体重参考表(四)

区间	④	③	②	①	参考值中位数	⑤	⑥	⑦	⑧
身高(cm)	70%	80%	85%	90%		110%	120%	130%	150%
141	23.2	26.6	28.2	29.9	33.2	36.5	39.8	43.2	49.8
142	23.7	27.1	28.8	30.5	33.9	37.3	40.7	44.0	50.8
143	24.1	27.6	29.3	31.0	34.5	37.9	41.4	44.8	51.7
144	24.6	28.2	29.9	31.7	35.2	38.7	42.2	45.8	52.8
145	25.1	28.7	30.5	32.3	35.9	39.5	43.1	46.7	53.9
146	25.6	29.3	31.1	32.9	36.6	40.3	43.9	47.6	54.9
147	26.2	29.9	31.8	33.7	37.4	41.1	44.9	48.6	56.1
148	26.7	30.5	32.4	34.3	38.1	41.9	45.7	49.5	57.2
149	27.2	31.0	33.0	34.9	38.8	42.7	46.6	50.4	58.2
150	27.7	31.7	33.7	35.6	39.6	43.6	47.5	51.5	59.4

续　表

区间	④	③	②	①	参考值中位数	⑤	⑥	⑦	⑧
身高(cm)	70%	80%	85%	90%		110%	120%	130%	150%
151	28.3	32.3	34.3	36.4	*40.4*	44.4	48.5	52.5	60.6
152	28.8	32.9	34.9	37.0	*41.1*	45.2	49.3	53.4	61.7
153	29.3	33.5	35.6	37.7	*41.9*	46.1	50.3	54.5	62.9
154	29.8	34.1	36.2	38.3	*42.6*	46.9	51.1	55.4	63.9
155	30.4	34.7	36.9	39.1	*43.4*	47.7	52.1	56.4	65.1
156	30.9	35.4	37.6	39.8	*44.2*	48.6	53.0	57.5	66.3
157	31.5	36.0	38.3	40.5	*45.0*	49.5	54.0	58.5	67.5
158	32.0	36.6	38.8	41.1	*45.7*	50.3	54.8	59.4	68.6
159	32.6	37.2	39.5	41.9	*46.5*	51.2	55.8	60.5	69.8
160	33.1	37.8	40.2	42.6	*47.3*	52.0	56.8	61.5	71.0
区间	④	③	②	①		⑤	⑥	⑦	⑧

后 记

　　童年早期充足的营养,可确保宝宝生命之初有健康开端,也可充分发挥每一位宝宝生长潜能,满足快速生长发育所需。从出生到2岁,是促进宝宝理想生长、健康以及行为发育的关键窗口。这个年龄段的特点表现在:可出现生长摇摆、某些微量营养素缺乏,以及某些童年期常见疾病如腹泻、贫血等。而在儿童2岁以后,就很难逆转早期发生的生长迟缓。因此,要确保向喂养者提供婴幼儿最佳喂养的合适指南。本教材的宗旨就是提供0～3岁科学育儿的系统知识与实用技能。

　　0～3岁喂养指导比较复杂,喂养难度主要表现在年龄跨度大。从营养学角度看,0～3岁婴幼儿经历了3个主要变化:①摄食行为从出生时单纯的喝,逐步发展为吃;食物的质地从液态逐步发展为泥糊状、半固态到固态;②情感发育从懵懂无知,逐步发展为个性的显现,尤其是饮食习惯的养成;③动作发育从出生时的睡卧,逐步发展到会坐、爬、站、走、跑。科学育儿要针对孩子的这些变化作出相应的阶段性指导。

　　首先,基于婴幼儿摄食行为的变化,把0～3岁划分为两个阶段:0～2岁的科学育儿指导,及2～3岁(实际上可延伸至成人)的家庭平衡膳食指导。0～2岁的饮食指导主要讲授科学育儿的"5个喂",即喂什么、如何喂、谁来喂、何时喂及何处喂。其中喂养人的职责,即人性化喂养方法是落实其他"4个喂"的保证,是科学育儿执行者必须学会的知识。在喂养技巧方面,"如何喂"是其他"3个喂"的总纲。在实际操作中,要落实科学育儿的4个原则:及时、营养充足、恰当及个体化原则。2岁后的饮食指导需向家庭餐桌食品过渡,主要强调家庭平衡膳食的组织原则及实施方法,以保证膳食结构的合理性。在实际操作中,要落实"4个吃":即吃什么、如何吃、何时吃及何处吃。同样,"如何吃"所讲授的平衡膳食原则与方法,即多样化、按比例吃、适量及个体化原则,是落实科学吃的依据。"如何吃"是统摄其余"3个吃"的总纲。知识的重点是掌握不同月龄宝宝科学配膳的知识与技能。

　　其次,随着孩子长大,强调膳食科学管理是重要的。在家庭膳食管理一章里,详细介绍了良好饮食习惯培养、不良行为的矫正对策,以及文明用餐等行为的管理策略与方法。它是宝宝膳食行为和家庭营养环境管理的重要指导。知识重点是掌握膳食管理在孩子健康生活中的应用,以及行为矫正的策略与方法。

　　第三,随着宝宝动作的发育,逐步建立一日三餐三点的饮食模式,并相应地建立宝宝合理的生活作息制度,处理好孩子的吃、玩和睡的关系,以便与学龄前儿童生活平稳衔接。在本教材中通过膳食营养学的核心——合理膳食结构作为桥梁,介绍了婴儿期的辅食种类与膳食结构,以及向家庭平衡膳食结构逐步演变的进程,使两阶段的育儿指导动态地联系在一起。其知识的重点是理解0～3岁膳食质量演变的内部规律,以及饮食模式建立的重要性。

本教材对婴幼儿常见喂养问题作了较为系统的介绍,总结了喂养不当的三方面原因。对常见的营养性疾病如佝偻病、缺铁性贫血、营养不良、厌食症以及肥胖症等也作了全面阐述。在营养评估章节里,对各类评估指标作了分析,介绍了营养评估的方法。其中重点是掌握婴幼儿体格评估与膳食营养评估的方法。

本教材详细介绍了各类辅食制作以及烹饪学知识与技能,从简单的辅食加工,到高质量辅食的制作,再发展到家庭餐桌食品。宝宝的食物加工制作只有在相应的理论指导下,才能适应宝宝发育的不同阶段,提供合理的营养,满足他们生长发育所需。其知识的重点是掌握不同年龄儿童的食物制作技能,以及全天食谱设计。

本教材共分九章,并有附录,从不同侧面系统讲述了科学育儿的最新实用知识,以及操作技能。是幼儿教师、保育人员、保健工作者、儿科医生,以及所有年轻家庭人员的实用参考书。本书参编人员有林钟芳、贺永琴、乔芳玲、史静敏、徐燕及居美芳。主编的意图是让孩子们吃得科学、吃得愉快、健康成长。为纪念恩师——我国已故最早的儿童营养专家苏祖斐教授,铭记老师"把科学育儿知识泽被千家万户"的教诲,本人尽可能将国内外的最新知识整合在教材中,其中也有本人多年的教学经验与研究成果。但限于本人学识水平,不足之处在所难免,诚望有识之士不吝指教。

蒋一方

医学硕士、主任医师

营养学研究员

2011 年 6 月

图书在版编目（CIP）数据

0~3 岁婴幼儿营养与喂养/蒋一方主编. —上海：复旦大学出版社，2011.6（2025.8 重印）
（复旦卓越·全国 0~3 岁婴幼儿早期教育系列教材）
ISBN 978-7-309-07314-0

Ⅰ.0…　Ⅱ.蒋…　Ⅲ.①婴幼儿-儿童营养-幼儿师范学校-教材
②婴幼儿-哺育-幼儿师范学校-教材　Ⅳ.①R153.2②R174

中国版本图书馆 CIP 数据核字（2010）第 097161 号

0~3 岁婴幼儿营养与喂养
蒋一方　主编
责任编辑/肖　英　王　瀛

复旦大学出版社有限公司出版发行
上海市国权路 579 号　邮编：200433
网址：fupnet@ fudanpress.com　http://www.fudanpress.com
门市零售：86-21-65102580　　团体订购：86-21-65104505
出版部电话：86-21-65642845
常熟市华顺印刷有限公司

开本 890 毫米×1240 毫米　1/16　印张 13.25　字数 338 千字
2011 年 6 月第 1 版
2025 年 8 月第 1 版第 13 次印刷

ISBN 978-7-309-07314-0/R · 1153
定价：29.80 元